D1722139

J. Heisel / J. Jerosch
Rehabilitation nach Hüft- und Knieendoprothese

Die Reihe REHABILITATION fasst das klinisch relevante und aktuelle Wissen zu unterschiedlichen Themen der medizinischen Rehabilitation zusammen. Ziele der Rehabilitation sind die Prävention und Behandlung chronifizierender Erkrankungen sowie die Förderung der Leistungsfähigkeit und gesellschaftlichen Partizipation der Betroffenen. Herausgeber der Reihe REHABILITATION ist Prof. Dr. Michael Linden (Berlin).

J. Heisel / J. Jerosch

Rehabilitation nach Hüft- und Knieendoprothese

Mit 213 Abbildungen und 67 Tabellen

Deutscher Ärzte-Verlag Köln

Professor Dr. med. Dr. h.c. mult. Jürgen Heisel
Fachkliniken Hohenurach
Immanuel-Kant-Str. 31
72574 Bad Urach

Professor Dr. med. Dr. h.c. Jörg Jerosch
Johanna-Etienne-Krankenhaus
Klinik für Orthopädie und Orthopädische
Chirurgie
Am Hasenberg 46
41462 Neuss

ISBN 978-3-7691-0532-2

aerzteverlag.de

Bibliografische Information der Deutschen Nationalbibliothek
Die Deutsche Nationalbibliothek verzeichnet diese Publikation in der Deutschen Nationalbibliografie; detaillierte bibliografische Daten sind im Internet über http://dnb.d-nb.de abrufbar.

Die Wiedergabe von Gebrauchsnamen, Handelsnamen, Warenbezeichnungen usw. in diesem Werk berechtigt auch ohne besondere Kennzeichnung nicht zu der Annahme, dass solche Namen im Sinne der Warenzeichen- oder Markenschutz-Gesetzgebung als frei zu betrachten wären und daher von jedermann benutzt werden dürften.

Wichtiger Hinweis:
Die Medizin und das Gesundheitswesen unterliegen einem fortwährenden Entwicklungsprozess, sodass alle Angaben immer nur dem Wissensstand zum Zeitpunkt der Drucklegung entsprechen können.
Die angegebenen Empfehlungen wurden von Verfassern und Verlag mit größtmöglicher Sorgfalt erarbeitet und geprüft. Trotz sorgfältiger Manuskripterstellung und Korrektur des Satzes können Fehler nicht ausgeschlossen werden.
Der Benutzer ist aufgefordert, zur Auswahl sowie Dosierung von Medikamenten die Beipackzettel und Fachinformationen der Hersteller zur Kontrolle heranzuziehen und im Zweifelsfall einen Spezialisten zu konsultieren.
Der Benutzer selbst bleibt verantwortlich für jede diagnostische und therapeutische Applikation, Medikation und Dosierung.
Verfasser und Verlag übernehmen infolgedessen keine Verantwortung und keine daraus folgende oder sonstige Haftung für Schäden, die auf irgendeine Art aus der Benutzung der in dem Werk enthaltenen Informationen oder Teilen davon entstehen.
Das Werk ist urheberrechtlich geschützt. Jede Verwertung in anderen als den gesetzlich zugelassenen Fällen bedarf deshalb der vorherigen schriftlichen Genehmigung des Verlages.

Copyright © 2007 by
Deutscher Ärzte-Verlag GmbH
Dieselstraße 2, 50859 Köln

Umschlagkonzeption: Hans Peter Willberg
und Ursula Steinhoff
Titelgrafik: Eva Kroll
Satz: Plaumann, 47807 Krefeld
Druck/Bindung: Bercker, 47623 Kevelaer

5 4 3 2 1 0 / 620

Widmung

Dem Mitbegründer der modernen Hüftendoprothetik – Professor Dr. med. Dr. h.c. Heinz Mittelmeier – zum 80. Geburtstag.

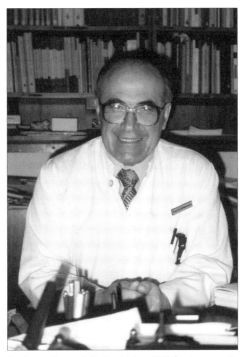

Professor Dr. med. Dr. h.c. Heinz Mittelmeier, emeritierter Ordinarius für Orthopädie der Universität des Saarlandes, Homburg/Saar

Geleitwort

Patienten mit degenerativen Gelenkerkrankungen, die sich für die Implantation einer Hüft- oder Kniegelenksendoprothese entscheiden, leiden in der Regel vor der Operation unter erheblichen Schmerzen und Einschränkungen der Gelenkfunktion. Die Patienten sind in ihren Alltagsaktivitäten eingeschränkt oder von Einschränkungen bedroht. Gelingt es, diesen Patienten langfristig ein weitgehend schmerzfreies und selbstständiges Leben zu ermöglichen, so trägt dies entscheidend zu einer verbesserten Lebensqualität bei. Denn Lebensqualität hängt – nicht nur im Alter – ganz entscheidend von Mobilität und Selbstständigkeit im Alltag ab. In diesem Kontext kann die Implantation eines künstlichen Hüft- oder Kniegelenkes als einer der großen Erfolge der Medizin der letzten Dekaden angesehen werden.

Bei inzwischen mehr als 144 000 Hüfterstimplantationen und fast 119 000 Knieerstimplantationen in Deutschland pro Jahr, entstehen erhebliche Kosten nicht nur durch die Operation, sondern auch durch die Rehabilitation. Die Gestaltung der Behandlung nach Hüft- und Kniegelenksendoprothesen ist also nicht nur für den einzelnen Patienten, sondern auch sozioökonomisch ein relevantes Thema.

Derzeit werden etwa 60% der Patienten nach der Implantation der Prothese in einer stationären oder ambulanten Rehabilitationseinrichtung weiterbehandelt. Hauptziele der Rehabilitation sind die Unterstützung des Heilungsprozesses durch intensive therapeutische Maßnahmen, die Vermeidung von Komplikationen durch dem Genesungsprozess angepasste Wiederaufnahme der Alltagsaktivität, aber auch die Vorbereitung des Patienten auf den adäquaten Umgang mit der Endoprothese im Alltag und damit letztlich die Verbesserung der Teilhabe in Alltag, Beruf und Gesellschaft.

Bei Patienten, denen ein künstliches Hüft- oder Kniegelenk implantiert wurde, sinkt die Aufenthaltsdauer im Akutkrankenhaus seit Einführung der DRGs deutlich. Viele Patienten werden daher früher in stationäre Rehabilitationseinrichtungen verlegt oder ambulanten Rehabilitationszentren zugewiesen. Die durch diese Entwicklungen entstehenden neuen Herausforderungen für die Versorgungskette sind ein wichtiges Thema in dem vorliegenden Buch und machen es besonders aktuell.

Dem Deutschen Ärzte-Verlag ist es gelungen, für dieses Buchprojekt zwei Autoren mit großer Expertise sowohl im Bereich der operativen Versorgung als auch der Rehabilitation zu gewinnen. Deren Erfahrung in der Versorgung von mehreren Tausend Patienten bildet die Basis für ein praxisnah geschriebenes Buch, das den in der Rehabilita-

tion tätigen Ärzten und Therapeuten sehr
wichtige und detaillierte Informationen für
die tägliche Arbeit liefert.

Zur weiteren Verbesserung der Langzeitergebnisse des Zusammenwirkens von opera-
tivem Eingriff und Rehabilitation kann dieses Buch sicherlich einen wichtigen Beitrag
leisten.

Ich wünsche ihm daher eine weite Verbreitung und interessierte Leser.

Freiburg, im April 2007
Wilfried H. Jäckel

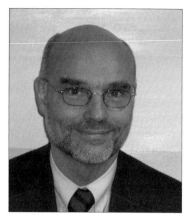

Prof. Dr. Wilfried H. Jäckel
Direktor der Abteilung Qualitäts-
management und Sozialmedizin,
Universitätsklinikum Freiburg
Ärztlicher Direktor der Rheumaklinik
Bad Säckingen

Vorwort

Die hier vorliegende Monographie stellt vor allem unsere eigenen Erfahrungen mit der Endoprothetik von Hüft- und Kniegelenk über zwischenzeitlich weit mehr als 20 Jahre zusammen, wobei das wesentliche Augenmerk der optimierten postoperativen Frührehabilitation gilt. Grundlage hierfür waren mehr als eine Dekade beruflicher Tätigkeiten an renommierten orthopädischen Universitätskliniken (Homburg/Saar, Düsseldorf und Münster), des Weiteren zwischenzeitlich fast 13 Jahre an einer der größten deutschen orthopädischen Rehabilitationskliniken (Bad Urach) mit jährlich über 5600 stationär behandelten Patienten, davon über 1500 nach endoprothetischem Hüft- und über 500 nach endoprothetischem Knieersatz, sowie einer großen orthopädischen Akutabteilung in Neuss mit modernster Operationstechnik und jährlichem Output von mehr als 500 Patienten mit Hüft- bzw. Kniealloarthroplastik.

Unser Dank gilt zunächst *Prof. Dr. med. Wilfried H. Jäckel*, Leiter der Abteilung für Qualitätsmanagement und Sozialmedizin der Universität in Freiburg, für den primären gedanklichen Anstoß zu dieser Monographie. Dank auch an unsere ärztlichen Mitarbeiter *Dr. Thomas Drabiniok*, *Dr. Johannes Theil* sowie *Dr. Richard Hensinger*, die uns beim Zusammentragen der Bilddokumentation ganz wesentlich unterstützt haben. Frau *Claudia Randecker* und Frau *Katrin Salzer*, beide wertvolle Mitarbeiterinnen in meinem Bad Uracher Chefarztsekretariat, haben mich vor allem bei der Niederschrift der einzelnen Textabschnitte wesentlich unterstützt. Dem *Deutschen Ärzte-Verlag* sei gedankt für die saubere Drucklegung und technisch schöne Aufmachung des Lehrbuches, insbesondere Frau *Irmgard Käsbauer* und Frau *Silke Laudenberg* für die erfolgreiche Zusammenarbeit.

Nicht zuletzt gilt unser besonderer Dank unseren toleranten *Ehefrauen Antje* und *Monika*, die in den letzten Monaten oft zurückstehen mussten.

Bad Urach und Neuss, im Frühjahr 2007
Jürgen Heisel und Jörg Jerosch

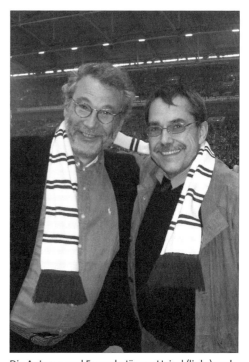

Die Autoren und Freunde Jürgen Heisel (links) und Jörg Jerosch (rechts) in der Schalke-Arena in Gelsenkirchen beim Bundesligafußball

Abkürzungsverzeichnis

a.-p. –   anterior-posterior
ADL –   Activities of daily living (*engl.*), Aktivitäten des täglichen Lebens
AHB –   Anschlussheilbehandlung
BB –   Bewegungsbad
BB –   Blutbild
BMI –   Body-Mass-Index (*engl.*)
BSG –   Blut(körperchen)senkungsgeschwindigkeit (Entzündungsparameter)
BWK –   Brustwirbelkörper
BWS –   Brustwirbelsäule
CPM –   Continuous passive motion (*engl.*); funktionelle Behandlung auf motorisierter Bewegungsschiene
CRP –   C-reaktives Protein (Entzündungsparameter)
CT –   Computertomogramm, Computertomographie
DRG –   Diagnosis Related Groups
ET –   Einzeltherapie
FBA –   Finger-Boden-Abstand
FBL –   funktionelle Bewegungslehre
GdB –   Grad der Behinderung
HV –   Heilverfahren
Hz –   Hertz
i.a. –   intraartikulär
i.m. –   intramuskulär
i.v. –   intravenös
ICP –   infantile Zerebralparese
ISG –   Iliosakralgelenk (Kreuz-/Darmbeingelenk)
kHz –   Kilohertz
kp –   Kilopond
Lig. –   Ligamentum (*lat.*), Band
LWK –   Lendenwirbelkörper
LWS –   Lendenwirbelsäule
M. –   musculus (*lat.*), Muskel
mA –   Milliampère
MdE –   Minderung der Erwerbsfähigkeit
MHz –   Megahertz
µm –   Mikrometer
Mm. –   musculi (*pl.; lat.*) Muskeln
ms –   Millisekunde(n)
MTT –   Medizinische Trainingstherapie, gerätegestützte Krankengymnastik

N. –   nervus (*lat.*), Nerv
NMR – Nuclear magnetic resonance (*engl.*); Kernspintomogramm, Kernspintomographie
NSAR – nichtsteroidale Antiphlogistika
p.o. – per oral
pAVK – periphere arterielle Verschlusskrankheit
PNF – propriozeptive neuromuskuläre Fazilitation (krankengymnastische Technik)
s.c. – subkutan
SH – Schenkelhals
TEP – Totalendoprothese
TLA – therapeutische Lokalanästhesie
UAG – Unterarmgehstütze
ZNS – Zentralnervensystem

Inhaltsverzeichnis

A Allgemeiner Teil

1 Wichtige Grundlagen zur Anatomie und Pathologie

1.1 Hüftgelenk

Der **knöcherne Beckengürtel** verbindet unter statischen und funktionellen Gesichtspunkten das Rumpfskelett mit der freien unteren Gliedmaße; sein wichtigster funktioneller Bestandteil ist das Hüftgelenk (Articulatio coxae), gebildet aus dem Acetabulum des Hüftbeines und dem Oberschenkelkopf (Caput femoris). Die Gelenkpfanne wird durch eine faserknorpelige Gelenklippe (Labrum acetabulare) wesentlich vertieft, sodass mehr als die Hälfte des kugeligen Gelenkkopfes von der Pfanne umschlossen wird (sog. Nussgelenk; s. Abb. 1.1). Die feste, durch Bänder verstärkte **Hüftgelenkskapsel** ist die kräftigste des ganzen menschlichen Körpers; sie umfasst außer dem Schenkelkopf auch den größten Teil der Länge des Schenkelhalses (Collum femoris). Ihr Ansatzpunkt liegt ventral an der Linea intertrochanterica, dorsal reicht die Kapselgrenze weniger weit distalwärts. Hier umgibt sie mehr als die Hälfte der Länge des Collum femoris.

Alle **Verstärkungsbänder** der Hüftgelenkskapsel (Ligg. iliofemorale, pubofemorale et ischiofemorale) werden durch longitudinale und auch zirkuläre Faserzüge (Zona orbicularis) gebildet; sie sind mit der Kapselwand fest verwachsen. Von der Incisura acetabuli entspringt ein plattes, besonders gefäßreiches Band (Ligamentum capitis femoris) mit Insertion in der Fovea capitis femoris (s. Abb. 1.2).

Die **Muskeln des Beckengürtels** (s. Abb. 1.3) mit funktioneller Bedeutung für das Hüftgelenk werden differenziert in die ventrale und ausgesprochen kräftige dorsale Hüftmuskulatur und in die ventrale, mediale und dorsale Oberschenkelgruppe (s. Tab. 1.1).

Die **arterielle Blutgefäßversorgung** des knöchernen Acetabulums erfolgt in erster Linie durch den Ramus acetabularis aus der A. obturatoria, die des Hüftkopfes vor allem aus den Aa. circumflexa femoris medialis et lateralis (Äste der A. profunda femoris), die miteinander im Bereich der Zona orbicularis

Abb. 1.1: Knöcherne Anatomie des Hüftgelenkes (schematische Darstellung; Ventralansicht)

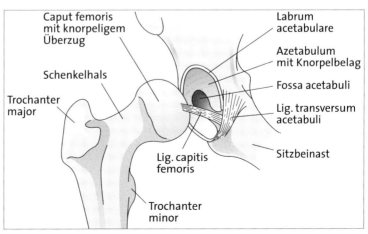

Caput femoris mit knorpeligem Überzug

Schenkelhals

Trochanter major

Trochanter minor

Lig. capitis femoris

Labrum acetabulare

Azetabulum mit Knorpelbelag

Fossa acetabuli

Lig. transversum acetabuli

Sitzbeinast

Tab. 1.1: Funktionell bedeutsame Muskulatur des Hüftgelenkes

Name des Muskels	Ursprung	Ansatz	Innervation	Funktionelle Bedeutung für das Hüftgelenk
Ventrale Hüftmuskulatur				
M. iliopsoas			Direkte Äste des Plexus lumbalis	Hüftbeugung (Hüftaußenrotation)
a) M. psoas major	12. BWK–4. LWK	Trochanter minor femoris		
b) M. iliacus	Fossa iliaca	Trochanter minor femoris		
c) M. psoas minor	12. BWK–1. LWK	Fascia iliaca, Eminentia iliopectinea		
Dorsale Hüftmuskulatur				
M. gluteus maximus	Dorsaler Anteil der Darmbeinschaufel	Tuberositas glutaea des Trochanter major	N. gluteus inferior	Streckung im Hüftgelenk (Abduktion, Adduktion, Außenrotation)
M. gluteus medius	Lateraler Anteil der dorsalen Darmbeinschaufel	Lateraler Anteil des Trochanter major	N. gluteus superior	Abduktion im Hüftgelenk (Innenrotation, Außenrotation)
M. gluteus minimus	Lateraler Anteil der dorsalen Darmbeinschaufel	Spitze des Trochanter major	N. gluteus superior	Abduktion im Hüftgelenk (Innenrotation)
M. piriformis	Innerer Anteil des Os sacrum	Spitze des Trochanter major	N. ischiadicus bzw. direkte Äste aus dem Plexus ischiadicus	Abduktion im Hüftgelenk (Außenrotation)
M. obturatorius internus	Innerer Umfang des Foramen obturatum	Fossa trochanterica femoris	Direkte Äste des Plexus sacralis	Außenrotation im Hüftgelenk
M. gemellus superior	Spina ischiadica	Sehne des M. obturatorius internus	Direkte Äste des Plexus sacralis	Außenrotation im Hüftgelenk
M. gemellus inferior	Tuber ischiadicum	Sehne des M. obturatorius internus	Direkte Äste des Plexus sacralis	Außenrotation im Hüftgelenk
M. quadratus femoris	Äußerer Rand des Tuber ischiadicum (Sitzbein)	Crista intertrochanterica femoris	N. ischiadicus	Außenrotation im Hüftgelenk (Adduktion)
M. tensor fasciae latae	Spina iliaca anterior superior	Tractus iliotibialis fasciae latae	N. gluteus superior	Flexion im Hüftgelenk (Adduktion)

Tab. 1.1: Fortsetzung

Name des Muskels	Ursprung	Ansatz	Innervation	Funktionelle Bedeutung für das Hüftgelenk
Ventrale Oberschenkelmuskulatur				
M. sartorius	Spina iliaca anterior superior	Medialer Rand der Tuberositas tibiae	N. femoralis	Flexion im Hüftgelenk (Abduktion, Außenrotation)
M. rectus femoris	Spina iliaca anterior inferior, Oberrand des Acetabulums	Gemeinsam mit den 3 Vastusmuskeln an der Patella und an der Tuberositas tibiae	N. femoralis	Flexion im Hüftgelenk
Dorsale Oberschenkelmuskulatur				
M. biceps femoris (caput longum)	Tuber ischiadicum	Caput fibulae	N. tibialis	Extension im Hüftgelenk
M. semitendinosus	Tuber ischiadicum	Innerer und medialer Anteil der Tuberositas tibiae	N. tibialis	Extension im Hüftgelenk
M. semimembranosus	Tuber ischiadicum	Mediale Tibiakondyle	N. tibialis	Extension im Hüftgelenk
Mediale Oberschenkelmuskulatur				
M. pectineus	Pecten ossis pubis	Linea pectinea femoris	N. femoralis bzw. N. obturatorius	Adduktion im Hüftgelenk (Flexion, Außenrotation)
M. adductor longus	Grenze des Ramus superior und des Ramus inferior ossis pubis	Mittlerer Anteil der Linea aspera	N. obturatorius	Adduktion im Hüftgelenk (Flexion)
M. adductor magnus	Os ischii	Distaler Anteil der Linea aspera	N. obturatorius (N. tibialis)	Adduktion im Hüftgelenk (Flexion, Innenrotation)
M. adductor brevis	Oberer Schambeinanteil	Proximaler Anteil der Linea aspera	N. obturatorius	Adduktion im Hüftgelenk (Flexion, Außenrotation)
M. gracilis	Ramus inferior ossis pubis	Innerer Anteil der Tuberositas tibiae	N. obturatorius	Adduktion im Hüftgelenk
M. obturatorius externus	Äußerer Anteil des Foramen obturatum	Fossa trochanterica femoris	N. obturatorius	Außenrotation im Hüftgelenk (Flexion)

anastomosieren; ihre Endäste sind als funktionelle Endarterien aufzufassen. Von untergeordneter Bedeutung für die arterielle Hüftkopfversorgung ist das Gefäß des Lig. capitis femoris.

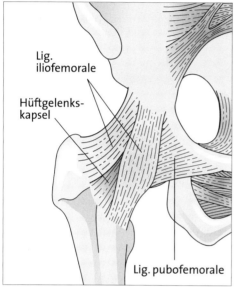

Abb. 1.2: Bandstrukturen des Hüftgelenkes (schematische Darstellung; Ventralansicht)

Trotz der Vielachsigkeit eines Nussgelenkes ist der **funktionelle Bewegungsausschlag des Hüftgelenkes** limitiert. Eingeschränkt ist in erster Linie die Dorsalextension durch das kräftige, die Statik der aufrechten Haltung mitsichernde Lig. iliofemorale: Das Ausmaß der physiologischen Überstreckung aus der Null-Linie heraus beträgt etwa 10–20°. Die Flexion ist bei einem normalgewichtigen Individuum bis ungefähr 130°, die Abduktion bis 45° sowie die Adduktion bis 30° möglich. Die Rotation kann bei gestreckter Hüfte in Bauchlage sowie bei 90° gebeugtem Hüft- und Kniegelenk in Rückenlage überprüft werden. Im ersten Fall beträgt die Drehung nach außen etwa 40–50°, die nach innen 30–40°; beim zweiten Untersuchungsgang ist das Hüftgelenk 40–45° nach außen und 30–35° nach innen zu rotieren.

Die meisten **krankhaften Störungen des Hüftgelenkes** können einem bestimmten Lebensalter zugeordnet werden. Im *Kleinkindesalter* steht die kongenitale Hüftluxation, im *Kindesalter* die Koxitis fugax und der M.

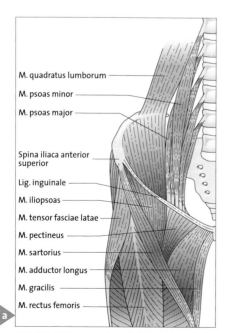

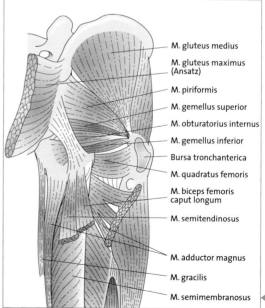

Abb. 1.3: Hüftumspannende Muskulatur (schematische Darstellung) **a)** Ventralansicht **b)** Dorsalansicht

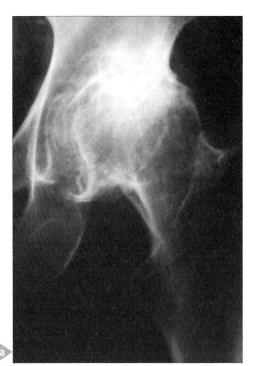

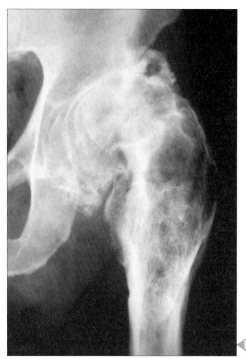

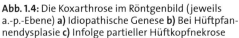

Abb. 1.4: Die Koxarthrose im Röntgenbild (jeweils a.-p.-Ebene) **a)** Idiopathische Genese **b)** Bei Hüftpfannendysplasie **c)** Infolge partieller Hüftkopfnekrose

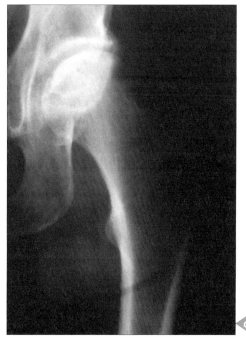

Perthes, im *Jugendalter* die Epiphyseolysis capitis femoris im Vordergrund. Degenerative Veränderungen mit entsprechenden klinischen Beschwerdebildern beruhen einerseits auf einem physiologischen Alterungsprozess, andererseits auch auf einer Störung der Gelenkkongruenz als Folge einer Dysplasie – bzw. von Wachstumsstörungen der Schenkelhalsregion (Coxa vara bzw. valga) – oder aber auf einer posttraumatischen Fehlverheilung azetabulärer oder von Schenkelhalsfrakturen.

Zunehmend häufiger wird im *mittleren Lebensalter* die aseptische (partielle) Hüftkopfnekrose infolge eines Knocheninfarktes beobachtet. Altersunabhängig sind Gelenkdestruktionen entzündlicher Genese wie bei Erkrankungen aus dem rheumatischen Formenkreis, aber auch als metastatische Absiedlung eines häufiger unspezifischen, seltener spezifischen Prozesses mit dann rascher Progredienz. Letztendlich bleiben Stoffwech-selstörungen (Gicht, Hämatochromatose, M. Wilson u.a.m.) zu erwähnen, die ebenfalls zu einer schädlichen Affektion der Hüfte führen können (s. Abb. 1.4).

1.2 Kniegelenk

Das Kniegelenk als anatomisch größte bewegliche knöcherne Verbindung des menschlichen Körpers übernimmt im täglichen Leben wichtige statische Aufgaben, ist aber auch für die Dynamik der Fortbewegung von grundlegender Bedeutung. Die anatomische Beinachse (Winkel zwischen Femur und Tibia unter axialer Belastung) liegt bei etwa 6–7° valgus.

Unter funktionellen Gesichtspunkten handelt es sich um ein sog. Drehwinkelgelenk (Trochlogynglimus) mit von vorne nach hinten wandernder „Scharnier"-Achse im Zuge der Knieflexionsbewegung. Eine knöcherne Führung ist kaum gegeben, da die Oberschenkelrollen eine völlig andere Formgebung aufweisen als der Schienbeinkopf. Diese Inkongruenz wird teilweise ausgeglichen durch die beiden zwischenliegenden medialen und lateralen **Menisken** (halbmond- bzw. halbkreisförmig). Die radförmigen Femurkondylen mit der Fossa intercondylaris besitzen unterschiedliche Krümmungsradien (sie sind anterior schwächer gekrümmt als posterior, was zum typischen Rollgleiten bei der Kniebeugung führt). Die Tibiakonsole ist innen und außen eher flach geformt mit mittiger Eminentia intercondy-

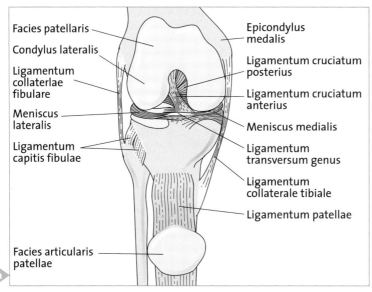

Facies patellaris
Condylus lateralis
Ligamentum collaterlae fibulare
Meniscus lateralis
Ligamentum capitis fibulae
Facies articularis patellae

Epicondylus medalis
Ligamentum cruciatum posterius
Ligamentum cruciatum anterius
Meniscus medialis
Ligamentum transversum genus
Ligamentum collaterale tibiale
Ligamentum patellae

a

Abb. 1.5: Knöcherne und ligamentäre Anatomie des Kniegelenkes (schematische Darstellung) **a)** Ventralansicht **b)** Dorsalansicht

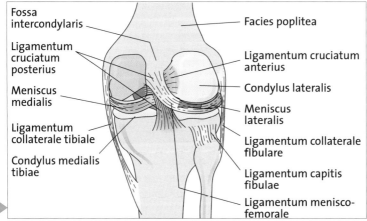

Fossa intercondylaris
Ligamentum cruciatum posterius
Meniscus medialis
Ligamentum collaterale tibiale
Condylus medialis tibiae

Facies poplitea
Ligamentum cruciatum anterius
Condylus lateralis
Meniscus lateralis
Ligamentum collaterale fibulare
Ligamentum capitis fibulae
Ligamentum meniscofemorale

b

Abb. 1.6: Knieumspannende Muskulatur (schematische Darstellung) **a)** Ventralansicht **b)** Dorsalansicht

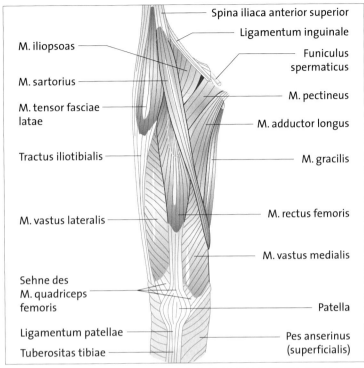

Spina iliaca anterior superior

Ligamentum inguinale

M. iliopsoas

Funiculus spermaticus

M. sartorius

M. pectineus

M. tensor fasciae latae

M. adductor longus

Tractus iliotibialis

M. gracilis

M. vastus lateralis

M. rectus femoris

M. vastus medialis

Sehne des M. quadriceps femoris

Patella

Ligamentum patellae

Pes anserinus (superficialis)

Tuberositas tibiae

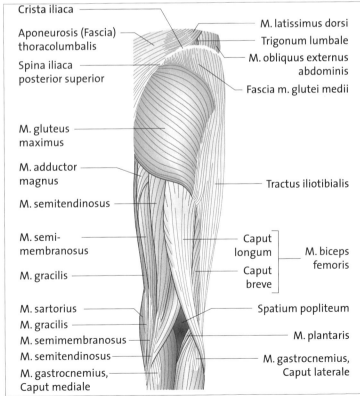

Crista iliaca

M. latissimus dorsi

Aponeurosis (Fascia) thoracolumbalis

Trigonum lumbale

M. obliquus externus abdominis

Spina iliaca posterior superior

Fascia m. glutei medii

M. gluteus maximus

M. adductor magnus

Tractus iliotibialis

M. semitendinosus

M. semimembranosus

Caput longum

M. biceps femoris

M. gracilis

Caput breve

M. sartorius

Spatium popliteum

M. gracilis

M. plantaris

M. semimembranosus

M. semitendinosus

M. gastrocnemius, Caput laterale

M. gastrocnemius, Caput mediale

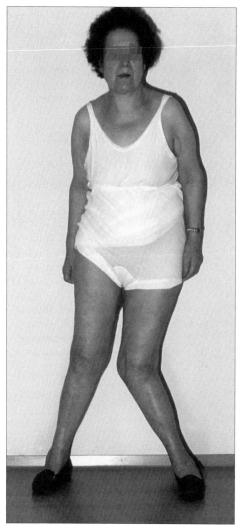

Abb. 1.7: Bilateraler valgischer Beinachsenfehler (rheumatoide Arthritis)

laris für die Ansatzpunkte der Kreuzbänder (s. Abb. 1.5). Die **Patella** liegt innerhalb der Quadrizepssehne als Sesambein, sie artikuliert in einem längsgerichteten Gleitlager der ventralen Femurrolle.

Das Kniegelenk ist einerseits bandgeführt mit rotationslimitierenden **Kreuzbändern**, die lediglich in Kniebeugung eine leichte Ein- und Auswärtsdrehung von insgesamt 30–40° erlauben. Zusätzlich besteht eine straffe mediale und laterale **Kollateralstabilisierung** mit maximaler Bandanspannung

in etwa 10° Flexionsstellung. Das normale Bewegungsspiel umfasst eine Streckung bis zur Null-Linie, bei Frauen ist teilweise eine leichte Überstreckung von 5–10° möglich; die Beugung gelingt in aller Regel bis etwa 140°. Zusätzlich besitzt das Kniegelenk eine ausgeprägte **muskuläre Stabilisation**: Für die Streckung ist der kräftige M. quadriceps femoris verantwortlich, für die Beugung die bilaterale ischiokrurale Muskulatur (medial die Mm. semimembranosus et semitendinosus, lateral der M. biceps femoris sowie der M. soleus) (s. Abb. 1.6).

Aufgrund der fast völlig fehlenden knöchernen Führung werden im täglichen Leben erhebliche Anforderungen an die ligamentäre Stabilisierung gestellt. Ein **vorzeitiger degenerativer Aufbrauchsschaden** im *jüngeren* und *mittleren Alter* beruht in den allermeisten Fällen auf einer direkten oder indirekten traumatischen Schädigung des femoralen und/oder tibialen Gelenkknorpels oder des Kapsel-/Bandapparates, teilweise sicherlich auch auf einer übermäßigen sportlichen Belastung mit häufiger Mikrotraumatisierung von kartilaginären und Meniskusstrukturen. Im *höheren Lebensalter* steht vor allem der meist varische Beinachsenfehler als Ursache für eine vorzeitige Arthroseentwicklung im Vordergrund, darüber hinaus eine nicht selten auftretende aseptische Knochennekrose der medialen Femurkondyle

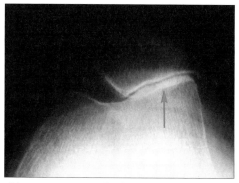

Abb. 1.9: Röntgen-Axialaufnahme der Kniescheibe mit ausgeprägter Arthrose im lateralen femoropatellaren Gelenksanteil (→)

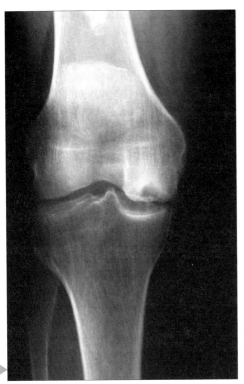

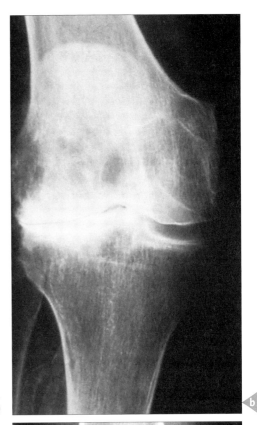

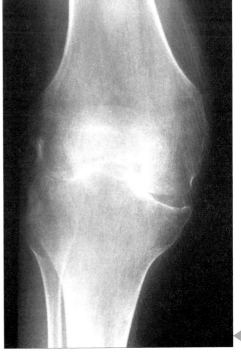

Abb. 1.8: Die Gonarthrose im Röntgenbild (jeweils a.-p.-Ebene): **a)** Mediale Kondylennekrose (M. Ahlbaeck) **b)** Lateral betont bei X-Beinfehlstellung **c)** Panarthritische Destruktion bei rheumatoider Arthritis

(M. Ahlbäck). Seltenere Ursachen sind Stoffwechselstörungen wie eine Chondrokalzinose oder eine Gicht (s. Abb. 1.7. u. 1.8).

Eine Sonderstellung nimmt das **femoropatellare Gelenk** ein, das im Sinne eines Hypomochlions für die Kraftübertragung vom Oberschenkel auf den Unterschenkel von grundlegender Bedeutung ist. Im Falle einer knöchernen Dysplasie der Kniescheibe (vor allem der medialen Facette bzw. des inneren femoralen Gleitlagers) kann es – bevorzugt bei valgischem Achsfehler des Beines – zu einer verstärkten lateralen Hyperkompression kommen, was dann ebenfalls vorzeitige Aufbraucherscheinungen dieses Gelenkabschnittes nach sich ziehen kann (s. Abb. 1.9).

2 Behandlungskonzepte bei Hüft- und Kniearthrosen

Degenerative Aufbrauchserscheinungen des Gelenkknorpels sind in vielen Fällen Ausdruck einer physiologischen Altersregression des bradytrophen Gewebes – bei mehr als 70% der über 60-Jährigen lassen sich radiologisch derartige Veränderungen nachweisen. Frauen sind häufiger betroffen als Männer – die Gelenke der unteren Extremität (v.a. Hüfte und Knie) sind infolge der verstärkten axialen Belastung im täglichen Leben bevorzugt in Mitleidenschaft gezogen.

Als wichtige Risikofaktoren für eine vorzeitige oder beschleunigte Entwicklung von Verschleißreaktionen der Gelenke gelten

- eine anlagebedingte mindere Qualität der Knorpelsubstanz,
- Beinachsenfehler,
- erhebliches Übergewicht,
- unfallbedingte Knorpeldestruktionen,
- extreme sportliche Überlastungen (durch sog. Mikrotraumen)
- entzündliche Gelenkdestruktionen (z.B. Erkrankungen aus dem rheumatischen Formenkreis, bakterielle Infektionen)
- Stoffwechselstörungen (z.B. Gicht) u.a.

2.1 Konservative Behandlungspalette

Die ärztliche Behandlung von Beschwerdebildern aufgrund degenerativer Veränderungen der Hüft- und Kniegelenke stellt primär eine Domäne der konservativen Orthopädie dar. Hier stehen im Vordergrund:

- die (bedarfsadaptierte) medikamentöse Analgesie/Antiphlogese, vor allem bei aktivierten Arthrosen und schmerzhaften Periarthropathien,
- eine intraartikuläre Kortikoid-Applikation (z.B. 40 mg Triamcinolon), vor allem bei synovialen Reizreaktionen mit Ergussbildung,
- physikalische Behandlungsstrategien wie Iontophorese, Interferenzstrom, Fangoanwendungen u.a., dies in erster Linie bei kapsulären Irritationen und Dysfunktionen der gelenkumspannenden Muskulatur,
- funktionelle krankengymnastische Behandlungseinheiten einschließlich gerätegestützter Verfahren zur Verbesserung der Gelenkbeweglichkeit und damit der Gesamtmobilität, der Kraftentfaltung der Muskulatur und zur Stabilisierung der Gelenkführung,
- eine adäquate Hilfsmittelversorgung (vor allem Einsatz eines kontralateralen Handstockes mit Griffhöhe in der Ebene des Handgelenkes; s. Kap. 11.6.4) zur Gelenkentlastung,
- (wenn möglich) eine Gewichtsreduktion mit Minderung der axialen Gelenkbelastung (wünschenswert wäre das Normalgewicht).

Ziel all dieser Behandlungsmaßnahmen ist das Erreichen einer subjektiv tolerierten Situation bzgl. Schmerz und Funktion. Ihre Durchführung erfolgt meist auf ärztliches Rezept unter **ambulanten** Bedingungen; in schweren Fällen – z.B. bei gegebener oder drohender erheblicher Beeinträchtigung der Leistungs- und Erwerbsfähigkeit – sollte über die Krankenkasse bzw. den Rentenversicherungsträger ein **stationäres** oder **teilstationäres Heilverfahren** beantragt werden. Unter diesen Bedingungen ist meist eine engmaschige Behandlungsfrequenz sowohl für aktive wie für passive Einzel- und Gruppenmaßnahmen möglich.

2.2 Gelenkerhaltende operative Eingriffe

Sind diese konservativen therapeutischen Maßnahmen nicht erfolgreich, so müssen operative, zunächst möglichst gelenkerhaltende Verfahren überlegt werden:

◢ Im Bereich des **Hüftgelenkes** stehen hier zunächst **arthroskopisch kontrollierte Eingriffe** mit Teilsynovektomie, Abtragung knorpeliger und knöcherner Randwülste, die Entfernung freier Körper, evt. auch eine Cheilotomie im Vordergrund. Gegebenenfalls können auch schenkelhalskorrigierende **Osteotomien** im Valgus- oder Varussinne mit konsekutiver Verbesserung der Gelenkzentrierung der Hüfte durchgeführt werden.
Eine **Arthrodese** kommt allenfalls noch bei putrider entzündlicher Destruktion in Betracht.

◢ Bei deutlichen degenerativen Veränderungen im Bereich des **Kniegelenkes** stehen zunächst wiederum vor allem **arthroskopisch kontrollierte Eingriffe** im Vordergrund mit Meniskusteilresektion, Knorpelshaving, partieller Synovektomie, evtl. Reizbohrungen des defekten Knorpelbelages nach Pridie u.a.; Knorpel-/Knochentransplantationen im Sinne einer Mosaikplastik sowie Chondrozyten-Transplantationen sind im Falle einer Panarthrose in aller Regel nicht indiziert, allenfalls bei eng lokalisierten Knorpeldefekten.

Besteht ein deutlicher Beinachsenfehler, so kommen suprakondylär bzw. infrakondylär korrigierende **Osteotomien** in Frage mit dem Ziel, die Trageachse der Extremität zum weniger stark geschädigten Gelenkkompartiment zu verlagern und damit eine Druckentlastung des hauptsächlich betroffenen Gelenkabschnittes zu erwirken (s. Abb. 2.1).
Auch hier spielt eine **Gelenkversteifung** in Funktionsstellung (10° Beugung) allenfalls bei bakteriell-entzündlicher Destruktion eine Rolle.

Sind die degenerativen Aufbrauchserscheinungen der Hüfte bzw. des Knies so weit fortgeschritten, dass ein gelenkerhaltenes Vorgehen nicht mehr sinnvoll erscheint, sind die subjektiven Beschwerdebilder persistierend und bedingen eine fortwährende Notwendigkeit der Gabe von Schmerzmitteln, bestehen auch nächtliche Beschwerden, ist ein fortwährender Einsatz einer entlastenden Gehhilfe erforderlich, liegen zunehmende Bewegungsdefizite vor, die durch angrenzende Körpergelenke (vor allem durch die untere Lendenwirbelsäule) kompensiert werden müssen, dann ist ein operativer Gelenkersatz mit Implantation einer Alloplastik zu überlegen. Aufgrund der zwischenzeitlich optimierten Operationstechnik – biomechanisch ausgeklügelter Implantate aus hoch verschleißfesten Biomaterialien und auch verbesserter Verankerung im Knochen – ist heutzutage von keiner wesentlichen Altersindikation mehr auszugehen. Dies bedeutet – unter Rückgriff auf den berühmten Ausspruch von Paracelsus: „Der Patient ist der Arzt und der Arzt ist sein Helfer" –, dass letztendlich das Beschwerdebild und das Funktionsdefizit des Patienten sowie dessen konservative Therapieresistenz die Indikation zum künstlichen Gelenksersatz bestimmen.

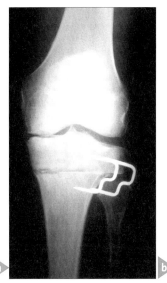
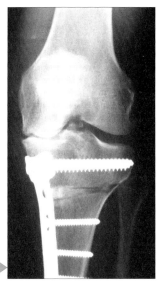
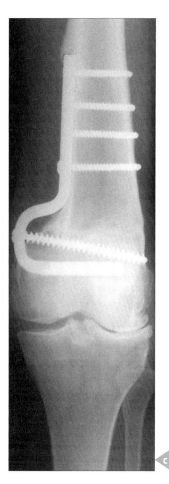

Abb. 2.1: Kniegelenksnahe Umstellungsosteotomien bei hemilateraler Gonarthrose **a)** Infrakondylär-valgisierend subtraktiv (mit Coventry-Klammer; lateraler Zugang) **b)** Infrakondylär-valgisierend additiv (mit winkelstabiler Platte; medialer Zugang) **c)** Suprakondylär-varisierend (mit Winkelplatte; medialer Zugang)

3 Geschichte der Gelenksendoprothetik – ein Überblick

Der künstliche endoprothetische Gelenkersatz gehört nach den gedeckten (arthroskopischen) Eingriffen inzwischen zu den häufigsten operativen Maßnahmen im Bereich der Haltungs- und Bewegungsorgane – durchgeführt an jeder Akutklinik und an vielen kleinen und mittleren fachärztlichen Belegabteilungen. Eine stetige Verbesserung der Implantatmaterialien sowie eine weitgehend standardisierte Operationstechnik sind für den weltweiten Siegeszug dieser segensreichen Methode verantwortlich.

3.1 Geschichte des künstlichen Hüftgelenksersatzes

Die Entwicklung des künstlichen Hüftgelenksersatzes begann in Berlin unter von Bergmann: Dessen Schüler *Themistokles Gluck* (s. Abb. 3.1) entwickelte um 1890 künstliche Gelenke aus Elfenbein, die er mit Collophonium im diaphysären Knochen verankerte. Aufgrund falscher Indikationsstellung (vor allem bei entzündlichen, hier tuberkulösen Gelenkveränderungen) sowie unzureichender Stabilisierung war dieses Vorgehen bereits sehr früh zum Scheitern verurteilt. Günstigere Verläufe zeigte dann erst die in

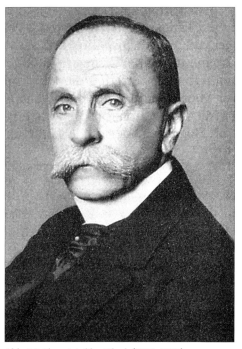

Abb. 3.1: Themistokles Gluck (1853–1942)

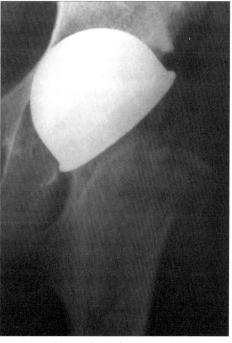

Abb. 3.2: Hüftkappe (rechts) nach Smith-Peterson im a.-p.-Röntgenbild

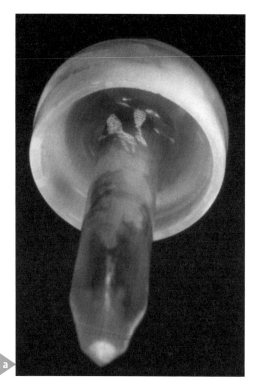

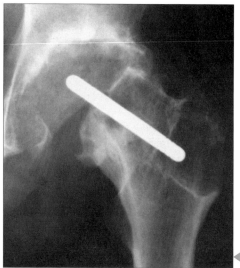

Abb. 3.3: Acrylharz-Hüftprothese der Gebrüder Judet **a)** Explantat **b)** Endoprothese in situ (a.-p.-Röntgenbild der rechten Hüfte)

den 20er und 30er Jahren des letzten Jahrhunderts eingeführte helmartige **Interpositionskappe** nach Smith-Peterson (gefertigt aus einer Kobalt-Chrom-Legierung; s. Abb. 3.2).

Nach dem zweiten Weltkrieg wurde von den Gebrüdern Judet ein künstlicher pilzförmiger Hüftkopfersatz aus Acrylharz (Plexiglas) propagiert (s. Abb. 3.3); auch hier war der weitere Verlauf geprägt durch eine hohe Quote an aseptischen Implantatlockerungen und -brüchen. Einen wesentlichen Fortschritt brachten dann die **Ganzmetall-Femurteilendoprothesen** aus Vitallium (Moore bzw. Thompson; s. Abb. 3.4). Die erste **Totalarthroplastik** wurde Ende der 1950er Jahre von McKee/Farrar vorgestellt (Gelenkpaarung Metall/Metall; s. Abb. 3.5).

Das „low friction principle" von Charnley (s. Abb. 3.6) mit Verwendung der Gleitpaarung Metall/Polyethylen (s. Abb. 3.7) sowie Verankerung der Endprothesenkomponenten im Knochen mit PMMA („Kno-

chenzement") revolutionierte Anfang der 1960er Jahre die Operationstechnik und führte schließlich zu einer weltweiten Verbreitung des alloplastischen Hüftgelenkersatzes. Später auftretende Langzeitprobleme der Gelenkpaarung Metall/Polyethylen mit vermehrtem Kunststoffabrieb und Ausbildung von Separationsgranulomen und konsekutiven Destruktionen des knöchernen Lagers (s. Kap. 5.1) waren viele Jahre Grund einer Altersindikation für den endoprothetischen Gelenkersatz: Er wurde auf Patienten jenseits des 60. Lebensjahres beschränkt.

Weitere wesentliche Meilensteine waren die Entwicklungen von Mittelmeier, der auf eine **zementfreie Implantatverankerung** zurückgriff, hier unter Ausnutzung des sog. Oberflächenvergrößerungsprinzips; gleichzeitig konnte er mit Einführung der Gelenkpaarung Keramik/Keramik das Abriebproblem wesentlich minimieren (s. Abb. 3.8 u. 3.9). Freeman und Wagner stellten darüber hinaus Mitte/Ende der 1970er Jahre erstmals

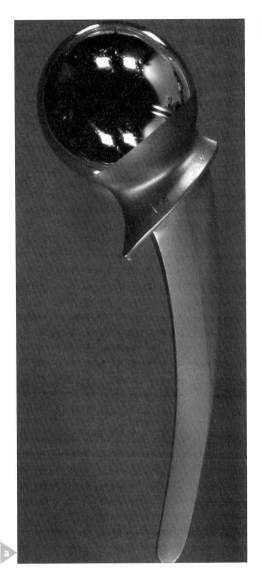

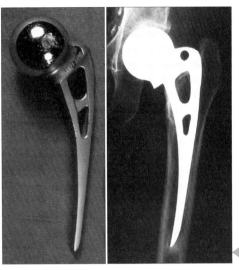

Abb. 3.4: Metallische Femurteilendoprothesen (Monoblock) **a)** Typ Thompson **b)** Typ Moore (links: Implantat; rechts: Endoprothese in situ im a.-p.- Röntgenbild)

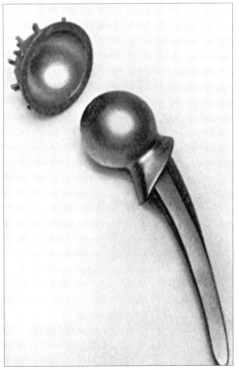

Double-cup-Prothesen mit Beschränkung der femoralen Komponente auf einen Oberflächenersatz vor (s. Tab. 3.1).

Abb. 3.5: Hüft-Totalendoprothese nach McKee-Farrar mit gleichzeitigem Ersatz von Hüftpfanne und Femurkopf (Gelenkkombination Metall/Metall)

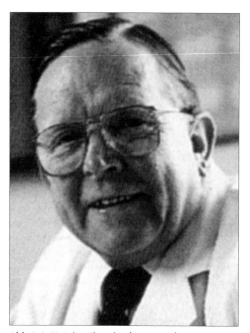

Abb. 3.6: Sir John Charnley (1911–1982)

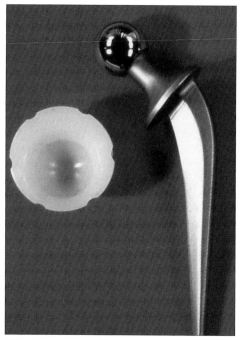

Abb. 3.7: Konventionelle zementierte Hüft-Totalen-doprothese (Monoblock) mit Gelenkkombination Metall/Polyethylen

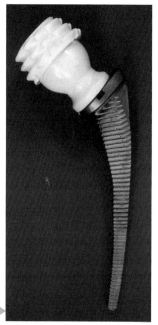
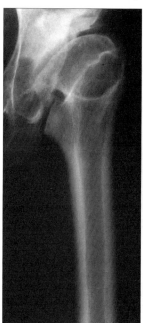
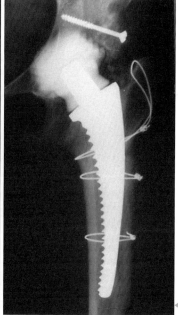

Abb. 3.8: Zementfreie modulare Hüftendoprothese nach Mittelmeier (Typ Autophor I) **a)** Implantate: koni-sche keramische Schraubpfanne, aufsteckbarer keramischer Hüftkopf mit variabler Halslänge, Stiel mit ho-rizontalen Tragrippen (Oberflächenvergrößerung) **b)** Röntgenverlauf im a.-p.-Strahlengang nach alloplasti-schem Gelenkersatz der linken Hüfte (mit Appositionspfannendachplastik bei Hüftdysplasie, Trochanter-osteotomie sowie proximaler Femurcerclage bei intraoperativer Schaftsprengung)

Tab. 3.1: Zeitliche Übersicht über die technische Entwicklung des alloplastischen Hüftgelenksersatzes (1890–1980)

Inaugurator	Modell	Jahr	Technische Besonderheiten	Problematik
Gluck	Kompletter Gelenksersatz aus Elfenbein	1890	Individuelle Fertigung; Verankerung mit Collophonium	Mangelnde Materialfestigkeit; mangelnde Stabilität in situ; hohe Infektionsquote
Smith-Peterson	Helmartige Interpositionskappe	Ca. 1920	Zunächst aus Bakelit (Kunststoff), später aus Kobalt-Chrom-Legierung (Vitallium)	Hohe Lockerungsquote; acetabuläre Destruktionen; knöcherne Resorptionen unterhalb der Kappe
Gebrüder Judet	Pilzförmiger Hüftkopfersatz mit kleinem Verankerungsstiel im Schenkelhals	1946	Herstellung aus Acrylharz (Plexiglas)	Häufige Kunststoffbrüche; hoher Materialabrieb, häufige aseptische Auslockerungen
Moore, Thompson	Langstielige femorale Teilprothese	Ca. 1950	Herstellung aus Vitallium; zementfreie Verankerung (Klemmprinzip)	Deutlicher acetabulärer Abrieb mit sekundärer Protrusion der Alloplastik in das kleine Becken; häufige rotationsbedingte aseptische Auslockerungen aufgrund einer biomechanischen Überlastung des Knochenlagers
McKee-Farrar	Zementfreie Totalendoprothese	1957	Gelenkpaarung Metall/Metall	Hohe Reibung mit nachfolgender Metallose des Kapselgewebes; häufige aseptische Auslockerungen
Charnley	Zementierte Totalendoprothese	Ab 1963	Gelenkpaarung Metall/Polyethylen („low friction principle"); Fixation der Komponenten mit Knochenzement (Polymethylmethacrylat-PMM	Entscheidender Durchbruch zur weltweiten Anwendung; Langzeitproblematik durch Poylethylenabrieb mit Ausbildung von Fremdkörpergranulomen und Osteodestruktionen; Zementalterung mit häufigen aseptischen Auslockerungen
Mittelmeier	Zementfreie Totalendoprothese	Ab 1973	Zementfreie Verankerung der Implantate (Oberflächenvergrößerungsprinzip); Schraubpfannenprinzip; Gelenkpaarung Keramik/Keramik mit Abriebminimierung	Pfannenmigrationen (hohes E-Modul); (seltene) Keramikbrüche; aseptische Auslockerungen der femoralen Komponente (durch zusätzliche Substrukturierung der Stielkomponente deutlich reduziert)
Freeman, Wagner	Oberflächenersatz mit Doppelschalen („double cup")	1972 1974	Polyethylenpfanne; zementfreie oder zementiert verankerte femorale Metallkappe	Hohes Reibungsdrehmoment der großen Hüftköpfe mit übersteigertem Materialabrieb im Bereich der dünnwandigen Polyethylenpfannen, häufige sekundäre Hüftkopfnekrosen; nicht seltene Spontanfrakturen des Schenkelhalses

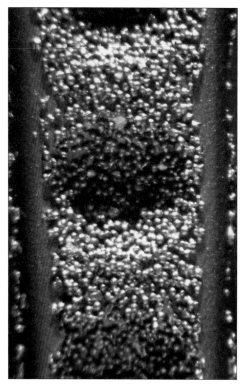

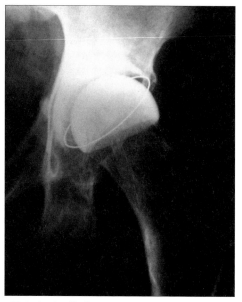

Abb.3.10: Oberflächenersatz einer linken Hüfte im a.-p.-Röntgenbild mit einer „Double-Cup" nach Wagner

Abb. 3.9: Weitere Oberflächenvergrößerung zur Verminderung des lokalen Knochendrucks durch zusätzliche feinpartikuläre Substrukturierung der femoralen Stielkomponente (Ausschnitt)

3.2 Geschichte des künstlichen Kniegelenksersatzes

Angeregt durch die positiven Erfahrungen mit der Hüftkappe von Smith-Petersen konzipierte W. Campbell im Jahre 1940 erstmals ein Vitallium-Implantat als **Teilprothese** für das distale Ende des Femurs. Die mittelfristigen klinischen Ergebnisse waren allerdings – trotz anfänglicher Erfolge – unbefriedigend. Eine ähnliche Technik zeigten die Entwicklungen von Lacheretz (1953) sowie Kraft/Lilienthal (1954) mit Alloplastiken aus Acrylharz. Ende der 1960er Jahre wurde dann von Jones erstmals eine Vitallium-Endoprothese für das distale Femur konstruiert mit anatomisch geformten Kondylen und intramedullärer Schaftverankerung [Jones et al. 1967]. Die mittelfristigen Resultate waren nach 3–5

Jahren allenfalls bei einem Teil der betroffenen Patienten zufriedenstellend; allerdings traten in nicht seltenen Fällen Fixations- und damit Stabilitätsprobleme auf.

Darüber hinaus wurden in den 1950er Jahren auch Implantate für den ausschließlichen **proximalen Gelenkflächenersatz der Tibia** vorgestellt [DePalma 1954; McKeever 1955; MacIntosh 1958, Townley 1964]. Diese Alloplastiken bestanden im Wesentlichen aus einer bikondylären Vitalliumplatte.

Die Geschichte der **Kniegelenkstotalalloplastik** beginnt Ende 1940er Jahre mit Scharniergelenken aus unterschiedlichen Werkstoffen. Die Walldius-Prothese, anfänglich aus Acryl, später aus Metall gefertigt im Sinne eines einachsigen Scharniergelenkes mit separater Femur- und Tibiakomponente sowie Patellagleitrinne, erlaubte eine Knieflexion bis etwa 90°. Modifikationen dieser Alloplastik nahmen Shiers, Attenborough und schließlich die französische Arbeitsgruppe GUEPAR vor. Anfänglich erfolgte die Implantat-Stabilisierung durch lange intramedulläre zementfreie Schäfte, lediglich beim

Guepar-Gelenk wurde auf eine Verankerung mit PMMA-Knochenzement zurückgegriffen. Ein der physiologischen Normalität angepasstes verbessertes Gleiten im a.-p.-Sinne erlaubte dann biomechanische Weiterentwicklungen mit variablem Drehzentrum wie die GSB-Prothese und das Blauth-Knie; auch das Sheehan-Gelenk besaß eine polyzentrische Achsführung (s. Abb. 3.11 u. 3.12).

Aufgrund langjähriger ungünstiger Erfahrungen mit der Bauart einfacher metallgeführter, lasttragender Scharniergelenke wurde die Indikation zur Alloarthroplastik des Knies noch bis Ende der 1970er Jahre sehr kritisch und zurückhaltend gestellt. Erst eine weitere Optimierung der komplexen Biomechanik durch das **Rotationsknie** der Endoklinik/Hamburg brachte letztendlich den entscheidenden Fortschritt der Langzeitstabilität eines achsgeführten Kniegelenkes.

Parallel dazu erfolgte die Entwicklung sog. **ungekoppelter Endoprothesen** im Sinne eines polyzentrischen Oberflächenersatzes („unconstrained"), hier in aller Regel im Sinne einer Metall/Kunststoffartikulation unter Erhaltung der wichtigen Knieligamente und damit eines weitgehend physiologischen Bewegungsablaufes. Der entscheidende Durchbruch bzgl. Funktionalität und Langzeitstabilität gelang Insall mit dem sog. Total condylar knee – mit ausschließlichem Ersatz der geschädigten Knorpelgleitflächen und unter Belassung der für die Gelenkführung wichtigen kollateralen Bandstrukturen. Grundprinzip dieser Implantate sind 2 halbkreisförmige femorale Metallkufen aus rostfreiem Stahl, die mit einer auf der Tibia befestigten metallunterfütterten Polyethylenplattform artikulieren. Modulare Komponenten (teilweise implantatgeführt – „semiconstrained"), eine anatomische Gestaltung der Femurkufen sowie eine verbesserte tibiale Fixation (in Einzelfällen auch unter Erhalt des hinteren und/oder des vorderen Kreuz-

Abb. 3.11: Frühe achsgeführte langschaftige Knieendoprothesen **a)** Typ Walldius I und II (jeweils Starrachse)

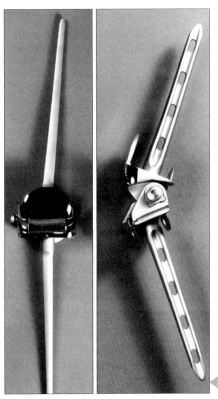

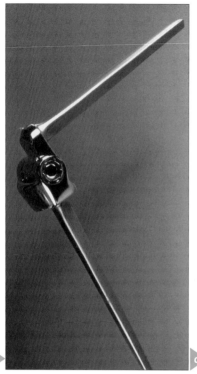
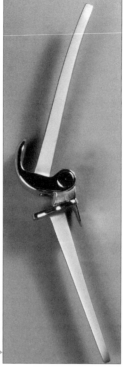
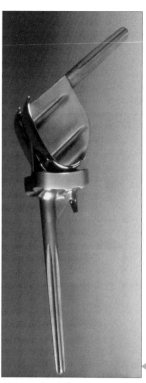

Abb. 3.11: Frühe achsgeführte langschaftige Knieendoprothesen **b)** Typ Shiers (Starrachse) **c)** Typ GUEPAR (Starrachse, nach dorsal verlagert) **d)** Typ GSB (wandernde Achse im Zuge der Knieflexion)

bandes) erbrachten dann durchaus zufriedenstellende Langzeitresultate (s. Kap. 4.2). Seither wurde dann – ab Ende der 1980er Jahre – die Indikation zur Kniealloplastik zunehmend häufiger gestellt.

Der unikompartimentäre Gelenksersatz durch eine sog. **Schlittenendoprothese** geht im Wesentlichen auf die Erfahrungen der isolierten tibialen Alloplastik von McKeever und anderen zurück. Diese ebenfalls ungekoppelten Implantate mit metallischem Femurteil und tibialer Polyethylenauflage zeigten durchaus befriedigende mittelfristige Ergebnisse [Freeman et al. 1977].

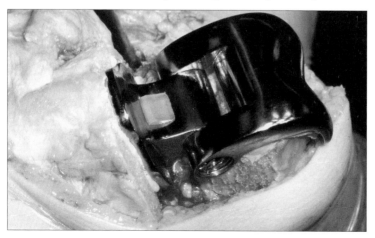

Abb. 3.12: Intraoperativer Situs nach Implantation einer zementierten Scharnierendoprothese vom Starrachsentyp

4 Aktuelle Standards der Hüft- und Knieendoprothetik

4.1 Hüftendoprothetik

In der Bundesrepublik Deutschland wurden im Kalenderjahr 2005 über 144 000 **primäre Hüftgelenksendoprothesen** implantiert. Das durchschnittliche Operationsalter lag bei etwa 65 Jahren, die Geschlechterverteilung belief sich auf 40% Männer und 60% Frauen. Die gesamte allgemeine postoperative Komplikationsrate betrug 4,90%, die Letalität 0,24% (s. Tab. 4.1).

Im gleichen Zeitraum wurden im Kalenderjahr 2005 über 19 000 **Wechseleingriffe von Hüftalloarthroplastiken** vorgenommen. Hier lag das durchschnittliche Operationsalter bei etwa 73 Jahren, die Geschlechterverteilung wies 38% Männer und 62% Frauen aus. Die allgemeine postoperative Komplikationsrate lag bei 8,73%, die Letalität bei 1,37% (s. Tab. 4.1) [Bundesgeschäftsstelle Qualitätssicherung GmbH 2006].

Insgesamt sind weltweit über 400 Endoprothesenmodelle auf dem Markt (s. Tab. 4.2).

Unterschieden werden zunächst sog. **Duokopf-Alloplastiken** (lediglich Teilimplantat einer femoralen Komponente mit direktem Kontakt zur natürlichen Hüftpfanne), indiziert vor allem zur schnellen Mobilisierung älterer Menschen im Falle einer Schenkelhalsfraktur und bei noch gut erhaltenem Acetabulum (s. Abb. 4.1).

Verbesserungen des Implantatdesigns führten in den letzten Jahren zu einer Renaissance des **Oberflächenersatzes** (Typ McMinn; s. Abb. 4.2c); des Weiteren werden, vor allem bei jüngeren Menschen, **knochensparende Endoprothesen** (Typ Druckscheibe, Typ Cut u.a.; s. Abb. 4.2a u. b) eingesetzt. Bei diesen Implantaten sind die Kontraindikationen streng zu beachten (s. Tab. 4.3). Die **konfektionierten femoralen Stielkomponenten** unterscheiden sich im Wesentlichen durch ihr äußeres Design; ihre Fixation erfolgt in über 60% mit PMMA-Knochenzement (optimierte Applikationstechnik; s. Abb. 4.3a), in knapp 40% – dies vor allem bei jüngeren Patienten – zementfrei (s. Abb. 4.3b u. c). Bei letzteren werden Implantate mit distaler Krafteinleitung unterschieden von Komponenten mit überwiegend proximaler

Tab. 4.1: Postoperative Komplikationsquoten 2005 nach primärer Hüft-TEP und nach Austauschoperationen [Bundesgeschäftsstelle Qualitätssicherung GmbH 2006]

Intra-/postoperative Komplikation	Primäre Hüft-TEP	Wechsel Hüft-TEP
Gefäßläsion	0,05%	0,14%
Nervenläsion	0,46%	0,82%
Implantatdislokation/Implantatbruch	0,32%	1,16%
Fraktur (Femur)	0,94%	2,21%
TEP-Luxation	0,79%	2,81%
Tiefe Wundinfektion	1,00%	3,12%
Wundhämatom/Nachblutung	2,31%	4,30%

Tab. 4.2: Aktuelle Standards alloplastischer Hüftimplantate (Auswahl)

Implantate	Verankerung	Indikationen/Kontraindikationen
Pfannenkomponenten		
Sphärisch/halb-sphärisch	Zementiert/zementfrei (Ver-klemmung durch Pressfit oder durch externes Schraubgewinde)	Standardverfahren vor allem im Fall einer dysplasti-schen Pfanne
Konisch	Externes Schraubgewinde	Problematisch bei Hüftpfannendysplasie (vermehrte Schädigung des Knochenlagers); vor allem bei osteo-porotischen Knochen (kippstabil)
Hüftkopf		
Modular	Steck-/Klemmverbindung	Goldstandard
Stielkomponente als Monoblock	Feste, nicht auswechselbare Verbindung (unterschiedli-che Schenkelhalslängen)	Nur bei hochbetagten Patienten (Kostengründe)
Femorale Komponenten		
Hüftkappe (Typ McMinn u.a.)	Zementfrei	Primär knochensparend; vor allem bei Patienten mit langer Lebenserwartung Kontraindiziert im Fall einer Hüftpfannendysplasie bzw. einer Hüftkopfnekrose; auch nicht im Fall größe-rer femoraler Geröllzysten
Druckscheibe (Typ Balgrist bzw. Typ Huggler)	Zementfrei	Vor allem bei Patienten mit langer Lebenserwartung Keine wesentlichen Kontraindikationen, allenfalls bei extremen anatomischen Verhältnissen
Kurzschaft (z.B. Typ Cut)	Zementfrei	Vor allem bei Patienten mit langer Lebenserwartung Stabiles proximales Femur
Trabekulär (Typ Holz)	Zementfrei	Vor allem jüngere Patienten mit gesundem Knochen (keine Osteoporose) Stabiles proximales Femur
Langschaftige konventionelle Stiele (z.B. Typ Zweymüller, Typ Spotorno, Typ Bicontact u.v.a.)	Zementfrei (Titan); seltener zementiert (Kobalt/Chrom-Legierung)	Meistverbreitete Implantate bei Jung und Alt als Goldstandard Differenziert werden Implantate mit proximaler Krafteinleitung (z.B. Spotorno-Geradschaft) von sol-chen mit distaler Krafteinleitung (z.B. Zweymüller-Titanschaft)
Individueller Langschaft (z.B. Typ Aldinger)	Zementfrei	Sehr junge Patienten; vor allem auch im Fall anatomi-scher Normvarianten des proximalen Femur
Modular	Zementfrei	V.a. im Fall ausgedehnter proximaler femoraler De-struktionen (z.B. bei Tumoren bzw. Metastasen oder im Zuge eines Austauscheingriffes)

Tab. 4.3: Kontraindikationen für einen reinen Oberflächenersatz des Hüftgelenkes

Voroperationen im proximalen Femurbereich

Hohes Lebensalter

BMI > 25

Schenkelhalsanomalie (Coxa vara, Coxa valga)

Ausgeprägte (destruierende) Hüftkopfnekrose

Osteopenie/Osteoporose

metaphysärer Verankerung. Seltener indiziert werden **Individualprothesen** (s. Abb. 4.4), gefertigt nach einem CT-Bild des femoralen Knochens (Typ Aldinger). Bei proximaler tumoröser Femurdestruktion – und auch bei Austauscheingriffen – kommen meist modular aufgebaute **defektüberbrückende Implantate** (s. Abb. 4.5 u. 4.6) in Frage. Die einzelnen Endoprothesen sind aus rostfreien Stahllegierungen bzw. aus Titan gefertigt.

Im **Pfannenbereich** konkurriert an zementfreien Implantaten in erster Linie das Schraubprinzip (externes konisches oder sphärisches Gewinde – s. Abb. 4.7; günstig vor allem bei weichem, osteoporotischem Knochen) mit der knochensparenden sphärischen Pressfit-Verankerung (s. Abb. 4.8). Daneben sind die kostengünstigeren Alternativen der konventionellen zementierten Polyethylen-Pfanne zu nennen (s. Abb. 4.9). Bei zerstörtem Knochenlager stehen für Austauscheingriffe spezielle anschraubbare metallische Ringkonstruktionen (s. Abb. 4.10 u. 4.11) zur Verfügung. Im Falle ausgedehnter Beckentumoren kommen individuelle Sonderanfertigungen mit Beckenteilersatz in Frage (s. Abb. 4.12).

Bei den einzelnen **Biowerkstoffen** repräsentiert in Deutschland die Kombination Keramik/Polyethylen den aktuellen Goldstandard (s. Tab. 4.4). Bei jüngeren Menschen wird darüber hinaus öfters auf die Paarung Metall/Metall bzw. Keramik/Keramik (s. Abb. 4.8) zurückgegriffen, bei betagten Patienten auf die kostengünstigere Alternative Metall/Polyethylen (s. Tab. 4.5). Der Trend im Bereich der **Hüftköpfe** geht eindeutig zu den

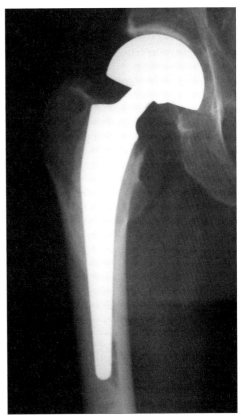

Abb. 4.1: Zementierte Duokopf-Endoprothese rechts als Standardversorgung einer medialen Schenkelhalsfraktur eines alten Menschen im Fall eines noch gut erhaltenen Acetabulums (Röntgenbild im a.-p.-Strahlengang)

größeren Varianten mit einem Durchmesser von 28 bzw. 32 mm, wobei hier das Abriebverhalten verstärkt, die Luxationsgefahr jedoch deutlich geringer ist; eine Kombination mit einer schockabsorbierenden Polyethylen-Einlage wird empfohlen. Eine Gleitpaarung Metall/Metall beinhaltet ein niedriges Abriebverhalten, jedoch eine erhöhte Reibungsfriktion. Keramik/Keramik-Kombinationen führen gelegentlich zu einem als unangenehm empfundenen Knirschen (Impingement); im Falle eines direkten Traumas besteht die (seltene) Gefahr eines Schlagbruches (s. Kap. 5.1).

Im Hinblick auf eine optimierte Implantatpositionierung stehen unterschiedliche

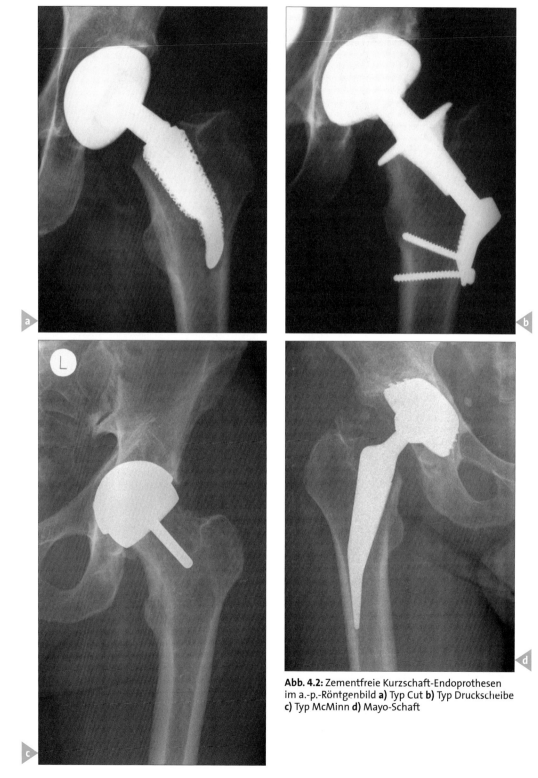

Abb. 4.2: Zementfreie Kurzschaft-Endoprothesen im a.-p.-Röntgenbild **a)** Typ Cut **b)** Typ Druckscheibe **c)** Typ McMinn **d)** Mayo-Schaft

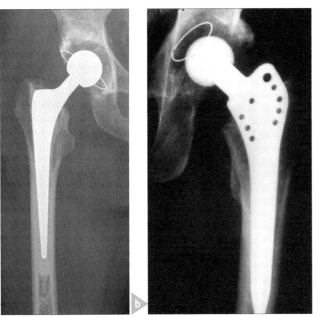
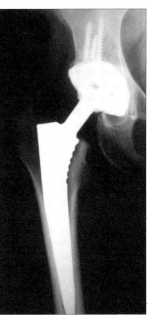

Abb.4.3: Moderne konfektionierte Hüftendoprothesen im Röntgenbild (a.-p.-Strahlengang) **a)** Zementiert mit Metall/Polyethylen-Gelenkkombination **b)** Zementfreie Kunststoffschraubpfanne, zementfreier Titan-Stiel (Typ Zweymüller) **c)** Zementfreie Pressfit-Pfanne, zementfreier Eurohip-Stiel (Aldinger)

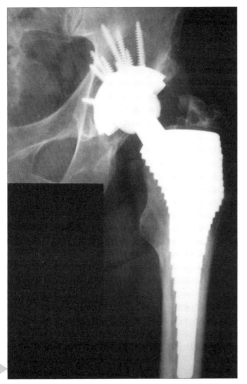
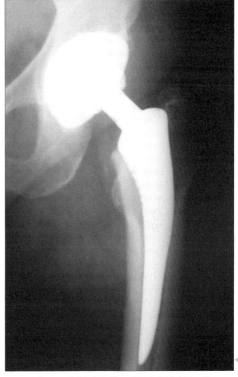

Abb. 4.4: Zementfreie Individualprothesen (Aldinger) im a.-p.-Röntgenbild **a)** Frühes Modell **b)** Aktuelles modernes Design

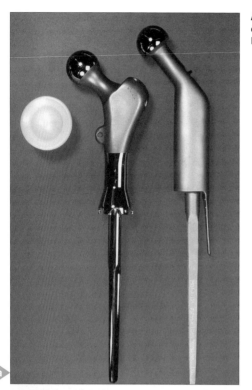

Abb. 4.5: Tumorendoprothesen im Fall größerer knöcherner Defekte im Bereich des proximalen Femur **a)** Konfektionierte Implantate **b)** Modulare Implantate

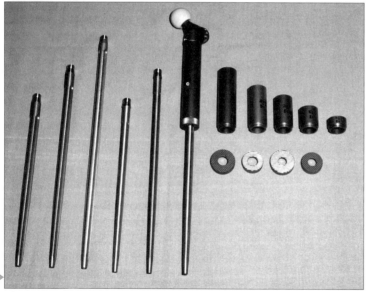

Abb. 4.6: Röntgenverläufe nach alloplastischem Gelenksersatz der Hüfte mit Tumorendoprothese (sog. Krückstockendopothese) im a.-p.-Strahlengang **a)** Kurze Form bei Osteolyse des rechten Schenkelhalses (→) **b)** Lange Form bei ausgedehnter knöcherner Destruktion des gesamten proximalen Femurs (→)

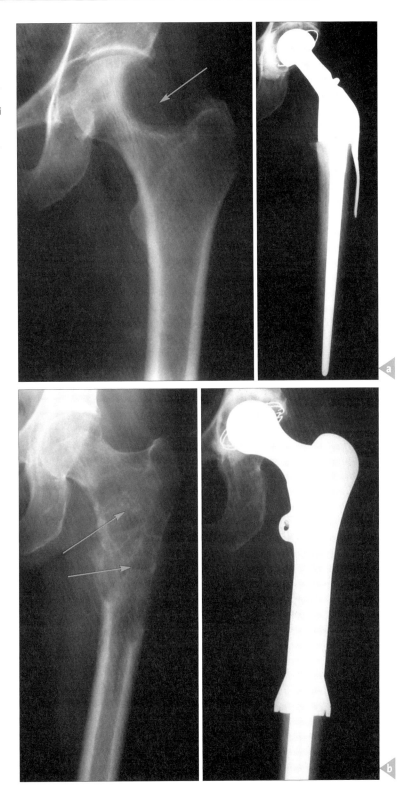

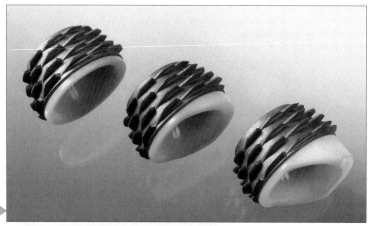

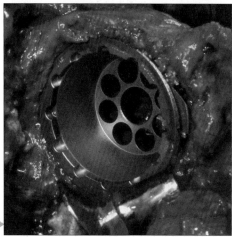

Abb. 4.7: Zementfreie Schraubpfannen aus Titan mit Polyethyleninlays (teilweise mit luxationsmindernder lateraler Schulter) **a)** Implantate aus Titan mit unterschiedlichen PE-Einlagen **b)** Intraoperativer Situs (vor Einblocken der PE-Einlage)

Tab. 4.4: Unterschiedliche Gelenkpaarungen

Gelenkpaarung	Hauptindikationen
Femorale Teilprothese/Duokopfprothese (direkter Kontakt mit dem Acetabulum)	Vor allem bei hochbetagten Patienten (in erster Linie nach Schenkelhalsfraktur) bei noch nicht wesentlich fortgeschrittenen Veränderungen des Acetabulums
Metall/Polyethylen	Standardverfahren bei Koxarthrosen des mittleren und höheren Lebensalters
Metall/Metall	Gutes Abriebverhalten, aber hohe Reibung; indiziert bei Patienten mittleren Alters
Keramik/Polyethylen	Gutes Abriebverhalten; indiziert vor allem bei jungen Patienten
Keramik/Keramik	Bestes Abriebverhalten; seltene Gefahr eines Keramikschlagbruches; indiziert vor allem bei sehr jungen Patienten

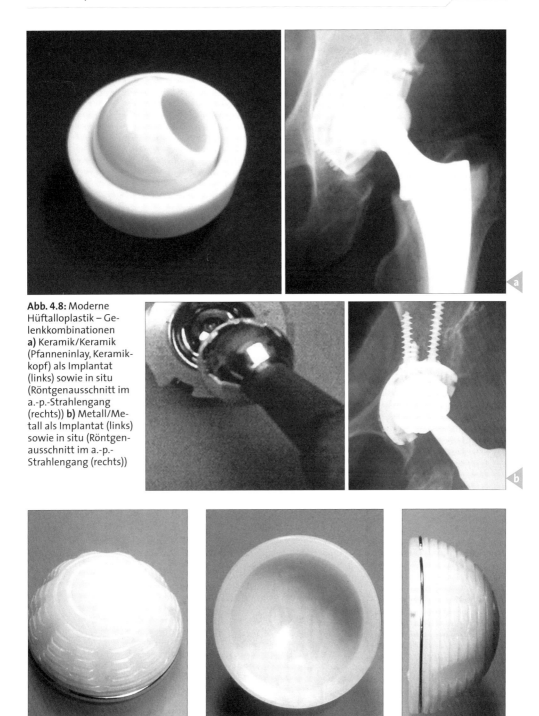

Abb. 4.8: Moderne Hüftalloplastik – Gelenkkombinationen **a)** Keramik/Keramik (Pfanneninlay, Keramikkopf) als Implantat (links) sowie in situ (Röntgenausschnitt im a.-p.-Strahlengang (rechts)) **b)** Metall/Metall als Implantat (links) sowie in situ (Röntgenausschnitt im a.-p.-Strahlengang (rechts))

Abb. 4.9: Konventionelle zementierbare Polyethylen-Pfanne mit röntgenschattengebendem Metallring **a)** Dorsalansicht **b)** Vorderansicht **c)** Seitenansicht

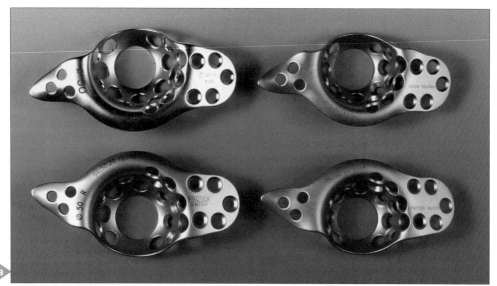

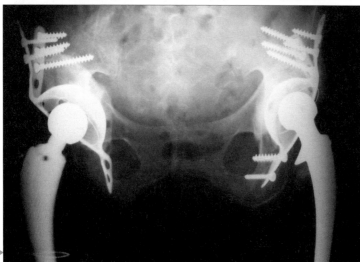

Abb. 4.10: Metallischer Pfannenstützring nach Burch-Schneider im Fall größerer azetabulärer Defekte (v.a. im Zuge von Austauscheingriffen) **a)** Implantate (rechts/links – groß/klein) **b)** Röntgenbild im a.-p.-Strahlengang nach bilateralem Pfannenwechsel

Tab. 4.5: Aktuelle Standards der Hüftendoprothetik (Implantatwahl, Verankerung) [Jerosch, Heisel 2005]

Prothesenteil	Alter/Geschlecht			
	< 65 Jahre m und w	65–80 Jahre m	65–80 Jahre w	< 80 Jahre m und w
Pfanne		Zementfrei		Zementiert
Kopf	Keramik/Metall		Metall	
Femurschaft				
• gute Knochenqualität	Zementfrei		Zementiert – hightech	Zementiert (Standard)
• schlechte Knochenqualität	Zementiert – hightech		Zementiert (Standard)	

m-Männer, w-Frauen

Abb. 4.11: Ausgedehnte Destruktion (Riesenzelltumor) des linken Beckenbereiches oberhalb des Acetabulums mit adäquater operativer Versorgung **a)** Präoperative Ausgangssituation im a.-p.-Röntgenbild mit ausgedehnter tumoröser knöcherner Instabilität (→) **b)** Präoperativer Befund im Szintigramm (deutlich vermehrte Anreicherung)

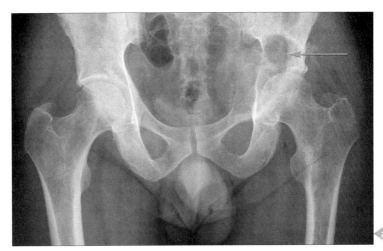

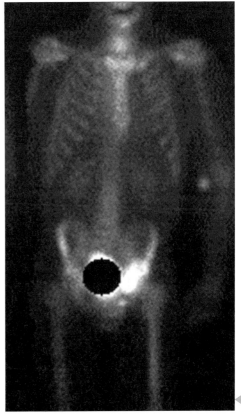

operative **Zugangswege** zur Verfügung: der *ventrale* Zugang in der Modifikation nach Smith-Peterson zur exakten Positionierung der Hüftpfanne, der *dorsale* Zugang nach Gibson vor allem zur Implantation der Kappenprothese nach McMinn, aber auch zur bestmöglichen Anpassung der femoralen Stielkomponente. Goldstandard ist der *laterale transgluteale* Zugang nach Bauer, der den *ventrolateralen* Zugang nach Watson-Jones (durch die Muskellücke zwischen dem M. tensor fasciae latae und dem M. gluteus medius) weitgehend abgelöst hat.

In der letzten Zeit werden zunehmend häufiger **minimal-invasive mono-** oder **biportale Zugangswege** angewendet (s. Tab. 4.6; Abb. 4.13) – dies mit der Argumentation einer geringeren operationsimmanenten Gewebetraumatisierung [Wetzel, Dorsch 2006; Jerosch 2007]. Neue Untersuchungen aus den Vereinigten Staaten [Berry 2006] konnten im Vergleich zur konventionellen Operationstechnik 3 Monate postoperativ allerdings keine wesentliche Verbesserung im subjektiven Restbeschwerdebild bzw. in den Hüftfunktionsscores belegen. Auch hierzulande ist eine wesentliche betriebswirtschaftliche und volkswirtschaftliche Bedeutung der MIS („minimalinvasive surgery") im Rahmen der Hüftendoprothetik bisher nicht belegt.

Die **Robodoc-Technik** mit computerunterstützter Präparation des femoralen Prothesenlagers ist aufgrund nicht selten auftretender Weichteilirritationen und -schädigungen zwischenzeitlich weitgehend verlassen worden. Demgegenüber wird in den letzten Jah-

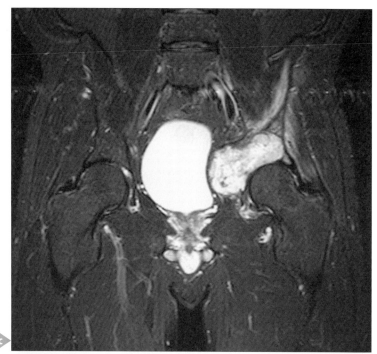

Abb. 4.11: c) Präoperatives NMR (a.-p.-Ebene) mit Dokumentation der Tumorausdehnung
d) Postoperatives Röntgenbild im a.-p.-Strahlengang nach Tumorausräumung, Defektdeckung durch Einbolzung des autologen Hüftkopfes sowie endoprothetischer Versorgung (Pfannenstützschale)

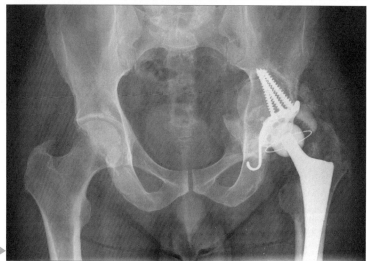

ren zur Optimierung des Passsitzes der Hüftpfanne zunehmend die **Navigation** (CAOS) favorisiert, vor allem bei schwierigen anatomischen Verhältnissen.

Im Hinblick auf die längerfristige Erfolgsaussicht belegt die sog. **Schwedenstudie** eine zunehmende Standzeit der Hüftgelenkalloplastiken: Im Jahre 1991 lag die 10-Jahres-

Überlebensrate bei 89%, im Jahre 2003 bei 92%. Stets standen im Falle eines Versagens mit etwa 60% Probleme der acetabulären Komponente im Vordergrund, weniger der femoralen Schaftkomponente. In den letzten Jahren sind in **Deutschland** fallende Revisionsraten zu verzeichnen (aktuell etwa 11%), wobei insbesondere die Quote septischer Lo-

Tab. 4.6: Operative Zugangswege zum Hüftgelenk und ihre Besonderheiten

Operativer Zugangsweg	Besonderheiten
Anterior (Smith-Peterson)	Gute Orientierung in Rückenlage; nicht geeignet für einen Oberflächenersatz **Cave:** iatrogene Schädigung des N. cutaneus femoris lateralis
Anterolateral (Watson Jones)	Durchführbar in Rücken- und in Seitlage; gute Orientierung für eine exakte Pfannenposition Nicht geeignet für einen Oberflächenersatz **Cave:** iatrogene Schädigung des N. gluteus superior
Lateral-transgluteal (Bauer)	Splitting der Mm. gluteus medius et vastus lateralis; für jedes femorale Schaftdesign geeignet **Cave:** iatrogene Schädigung des N. gluteus superior
Transtrochantär	Osteotomie des Trochanter major (kein Muskeltrauma) mit abschließender (Cerclagen-)Osteosynthese
Posterolateral (Gibson)	Stumpfes Spalten des M. gluteus maximus mit anschließender Abtrennung der Außenrotatoren (Mm. piriformis et gemelli); für jedes Schaftdesign geeignet (ideale Übersicht); Acetabulum weniger gut einsehbar!
2-Inzisionstechnik	Schwierige Orientierung; nicht geeignet für eine zementierte Alloplastik

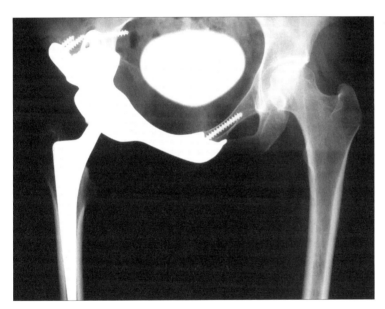

Abb. 4.12: Röntgenbild im a.-p.-Strahlengang nach hüftendoprothetischer Versorgung rechts mit Beckenteilersatz (im Fall eines ausgedehnten Beckentumors)

ckerungen rückläufig ist. Jüngere Patienten mit vermehrtem Belastungsanspruch im täglichen Leben zeigen deutlich schlechtere Ergebnisse als ältere Patienten mit bereits limitierter Gesamtmobilität [Rospert, Heisel 1999]. Andererseits kommt es zu einer Häufung periprothetischer Frakturen, hier vor al-lem bei ausgelockerter femoraler Komponente. Die postoperative Infektionsrate wird mit etwa 0,4–3% angegeben (abnehmende Tendenz bei zwischenzeitlich standardisierter medikamentöser Antibiotikaprophylaxe); koagulasennegative Staphylokokken erlangen ätiologisch zunehmend an Bedeutung.

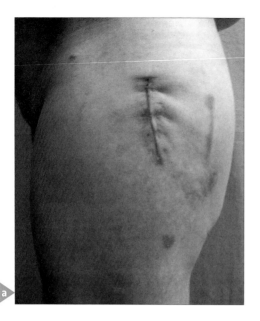

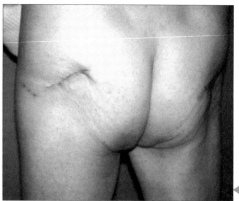

Abb. 4.13: Hautschnitte nach minimalinvasiven Zugangswegen zur Endoprothesenimplantation an der linken Hüfte **a)** Seitlicher Zugang **b)** Dorsaler Zugang

Die **Spätergebnisse** nach Implantation einer Hüftendoprothese sind im Wesentlichen abhängig vom primären Ausgangsbefund (Gesamtmobilität, funktionelles Bewegungsspiel, muskuläre Kraftentfaltung u.a.m.). Auch unter diesem Aspekt erscheint – bei gegebener Operationsindikation – ein längeres Hinausschieben des operativen Eingriffes nicht weiter sinnvoll. Statistische Untersuchungen mit Überprüfung der **Lebensqualität** 2 Jahre nach dem gelenksersetzenden Eingriff der Hüfte anhand des *SF 36* belegten eine in etwa gleiche subjektive Einschätzung der Endoprothesenträger wie der altersentsprechenden nicht endoprothetisch versorgten Patienten. Dies trifft für Knie-Patienten bisher nicht zu!

4.2 Knieendoprothetik

Im Kalenderjahr 2005 wurden in der Bundesrepublik Deutschland knapp 120 000 **primäre Knieendoprothesen** implantiert. Das durchschnittliche Operationsalter lag bei etwa 72 Jahren, die Geschlechterverteilung wies 30% Männer und 70% Frauen aus. Die allgemeine postoperative Komplikationsrate betrug insgesamt 5,6%, die Letalität 0,12%.

Im gleichen Jahr wurden knapp 8000 **Knieendoprothesen-Wechseleingriffe** durchgeführt. Das durchschnittliche Operationsalter lag hier bei etwa 71 Jahren; bei 31% handelte es sich um Männer, bei 69% um Frauen. Die gesamte postoperative Komplikationsrate belief sich auf 6,37%, die Leta-

Tab. 4.7: Postoperative Komplikationsquoten 2005 nach primärer Knie-TEP und nach Austauschoperationen [Bundesgeschäftsstelle Qualitätssicherung GmbH 2006]

Intra-/postoperative Komplikation	Primäre Knie-TEP	Wechsel Knie-TEP
Gefäßläsion	0,06%	0,13%
Nervenläsion	0,20%	0,20%
Fraktur (Femur/Tibia/Patella)	0,22%	0,81%
Tiefe Wundinfektion	0,71%	1,62%
Wundhämatom/Nachblutung	2,69%	4,41%

lität auf 0,15% (s. Tab. 4.7) [Bundesgeschäftsstelle Qualitätssicherung GmbH 2006].

Die Indikation zur Implantation einer Kniegelenksendoprothese wird heutzutage in erster Linie dann gestellt, wenn fortgeschrittene degenerative Abnutzungserscheinungen der Gelenkflächen bestehen, konservative Behandlungsstrategien allenfalls nur noch einen subjektiv kurzfristigen Behandlungserfolg zeitigen und gelenkerhaltende operative Maßnahmen (Gelenktoilette, kniegelenksnahe Korrekturosteotomie u.a.) keinen nachhaltigen Erfolg mehr versprechen. Das Lebensalter des Patienten selbst spielt – bei zwischenzeitlich guten mittel- und langfristigen Behandlungsergebnissen einer Kniealloarthroplastik – allenfalls noch eine untergeordnete Rolle.

Differenziert werden unterschiedliche **Endoprothesenmodelle** (s. Tab. 4.8), darüber hinaus unterschiedliche (mediale und laterale) **Zugangswege** von anterior; teilweise sind, ähnlich wie beim alloplastischen Hüftgelenksersatz, auch minimalinvasive Verfahren (s. Abb. 4.14) möglich. Zwischenzeitlich perfektionierte **computergestützte Navigationsverfahren** erlauben eine exakte Positionierung der Sägeschnitte mit präziser anatomischer Ausrichtung der Implantate.

Ein **unikondylärer (halbseitiger) Oberflächengelenksersatz** (s. Abb. 4.15 u. 4.16) besteht aus einer meist zementiert, seltener zementfrei eingebrachten metallischen femoralen Kufe, die am Vorderrand der in maximaler Extension belasteten Kondylenfläche endet. Das Tibiaplateau aus Polyethylen wird in aller Regel einzementiert. Typischerweise handelt es sich um ältere (über 60 Jahre alte), normalgewichtige Patienten mit einem nur noch reduzierten Aktivitätsanspruch im täglichen Leben. Das *Indikationsspektrum* ist sehr eingeschränkt: Die degenerativen Veränderungen beschränken sich streng einseitig vor allem auf das mediale Kniekompartiment ohne wesentliche retropatellare Abnutzungserscheinungen. Auch

ein M. Ahlbäck der inneren Oberschenkelrolle zählt zu den *Hauptindikationen*. Der Kollateral- und auch der vordere Kreuzbandapparat müssen intakt sein und somit eine stabile Gelenkführung gewährleisten können. Die Achsabweichung von der Norm (6–7° valgus) sollte insgesamt unter 15° liegen, das Streckdefizit sollte weniger als 10° betragen. Eine rheumatoide Arthritis mit meist panartikulären Veränderungen, ein erheblicher Beinachsenfehler von über 15° sowie multiartikuläre Abnutzungserscheinungen, vor allem auch bei deutlicher Mitbeteiligung der retropatellaren Gelenkflächen, stellen Kontraindikationen dar.

Der **achsfreie („non constrained")** bi- bzw. **trikompartimentäre Oberflächener-**

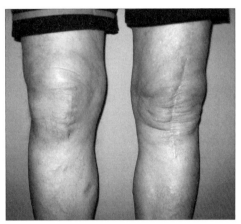

Abb. 4.14: Operative Zugangswege bei der Knieendoprothetik. **Links:** minimalinvasiv (rechtes Knie) **Rechts:** konventioneller anteriorer Zugangsweg

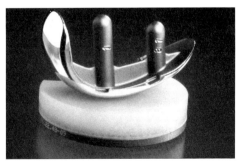

Abb.4.15: Moderne Schlittenendoprothese mit metallischer Femurkufe und Tibiaplateau (ebenfalls aus Metall mit Polyethylenauflage)

Tab. 4.8: Differenzialindikation der Kniealloarthroplastiken

Endoprothe-sentyp	Biomechanik (Gelenk-führung)	Hauptindikationen	Beinach-senfehler	Band-apparat	Wichtige Kontra-indikationen
Monokondy-läre Schlit-tenprothese	Achsfrei	Monokompartimentäre Arthrose (v.a. medial) M. Ahlbäck	Maximal 10–15°	stabil	Pangonarthrose Schwere Retropa-tellararthrose Rheumatoide Ar-thritis
Bikondyläre Oberflächen-prothese					Starker Achsfehler Flexionskontraktur > 20°
• Non con-strained	Achsfrei	Bandstabile bikomparti-mentäre Arthrose (medi-al und lateral)	< 10° varus < 15° valgus	Weit-gehend stabil	Deutliche Bandin-stabilität (durch Implantat nicht ausgleichbar)
• Semi-con-strained	Achsfrei bei variabler Formgebung der Implantate	Bikompartimentäre Ar-throse (medial und late-ral) mit Bandinsuffizienz	< 20° varus < 25° valgus	Mäßige Instabilität (kompen-sierbar)	Hochgradige Band-instabilität (durch Implantat nicht ausgleichbar)
• Interkon-dylär-sta-bilisiert	Zusätzliche mediale/late-rale Stabilisie-rung	Zusätzlich mäßige seitli-che Instabilität (Kollate-ralbänder)		Medial/lateral instabil	
• Posterior-stabili-siert	Zusätzliche hintere Stabili-sierung	Zusätzlich posteriore In-stabilität (fehlendes hin-teres Kreuzband) Flexionskontraktur > 20°		a.-p.-instabil	
• Mit Patel-larück-flächen-ersatz	–	Trikompartimentäre Ar-throse (Mitbeteiligung des Femoropatellargelen-kes)	–	–	Schlechtes patella-res Knochenlager
Scharnier-prothese	Achsgeführt (mit Rotations-möglichkeit in Knieflexion)	Hochgradige Pangonar-throse mit • erheblicher Bandinsuf-fizienz, • ausgeprägtem Achs-fehler, • fibröser Ankylose, • rheumatoider Arthritis	Keine Vorgaben	Keine Vorgaben	Bei Beachtung der Indikationen: keine
Tumorpro-these	Achsgeführt	Erhebliche knöcherne De-fekte bei Wechseleingriff; tumoröse knöcherne De-struktionen mit Gelenk-flächenbeteiligung	Keine Vorgaben	Keine Vorgaben	Bei Beachtung der Indikationen: keine

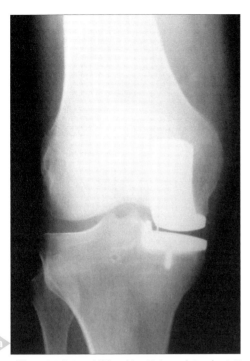 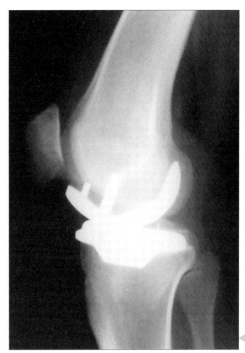

Abb. 4.16: Röntgenbild rechtes Knie nach Implantation einer medialen Schlittenendoprothese **a)** A.-p.-Strahlengang **b)** Seitlicher Strahlengang

satz des Kniegelenkes stellt in der ersten Dekade des 21. Jahrhunderts mit etwa 80% den größten Anteil an implantierten Kunstgelenken und damit den Goldstandard dar. Dieser Prothesentyp erlaubt eine einem normalen Kniegelenk ähnliche Kinematik mit physiologischer Roll-Gleit-Bewegung im Zuge der Flexion. Die femorale Komponente (seltener symmetrisches, häufiger der normalen Anatomie entsprechendes asymmetrisches Design) besteht nahezu immer aus einer Kobalt-Chrom-Molybdän-Legierung; das tibiale Implantat wird oft aus einer Titanlegierung gefertigt mit einer in der Höhe modularen, ultrahochmolekularen Niederdruck-Polyethylen-Auflage (s. Abb. 4.17–4.19). Bei deutlicheren medialen knöchernen Defekten ist ein individueller modularer metallischer Aufbau möglich (s. Abb. 4.20).

Die einzelnen Endoprothesenmodelle unterscheiden sich in ihrer Oberflächengeometrie, in der Form der verwendeten tibialen Inlays bzw. der Möglichkeit ihrer Beweglich-keit (sog. Mobile Bearing; s. Abb. 4.17b) sowie in ihrer Verankerung (Zapfen bzw. Schrauben; zementiert/zementfrei). Einzelne Modelle weisen eine Oberflächenbeschichtung zur Optimierung eines raschen und stabilen Kontaktes zwischen Metall und Knochen auf.

Unterschieden werden weiterhin kongruente von weniger kongruenten Kombinationen. Kongruente Kombinationen mindern durch eine große, homogen belastete Kontaktfläche zwischen Femurteil und Inlay den Materialstress und damit den Abrieb, schränken allerdings auch die Bewegungsfreiheit und den Roll-Gleit-Mechanismus ein ("round-on-round", "curved-on-curved"). Weniger kongruente Modelle ("round-on-flat", "flat-on-flat") vergrößern die Bewegungsfreiheit, verbessern den Roll-Gleit-Mechanismus, beinhalten allerdings eine höhere Polyethylen-Belastung und damit einen höheren Materialverschleiß. Auch die Stabilität der ligamentären Führung ist gemindert. Auf dem

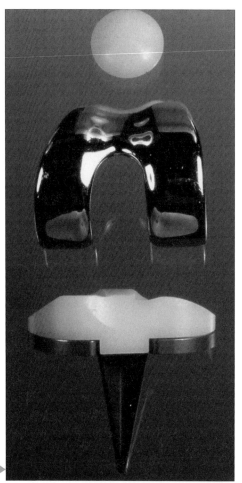

Abb. 4.17: Achsfreie Knieendoprothesen Typ „non constrained" **a)** Fest sitzende tibiale Polyethylenauflage **b)** Mit mobilen Meniskallagern

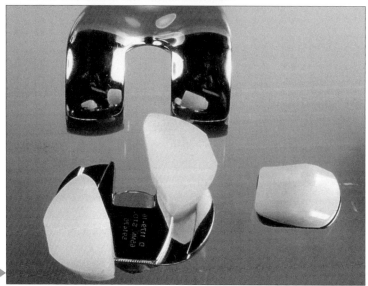

Abb. 4.18: Röntgendokumentration nach Implantation achsfreier Knieoberflächenendoprothesen Typ „non constrained"
a) Zementfrei mit Patellarückflächenersatz
b) Zementiert ohne Patellarückflächenersatz

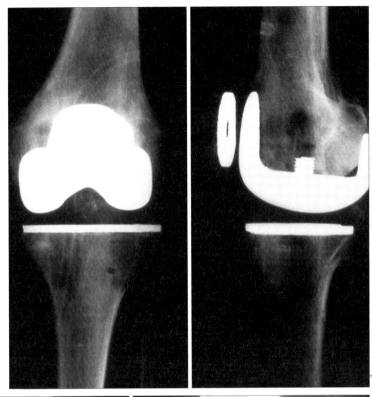

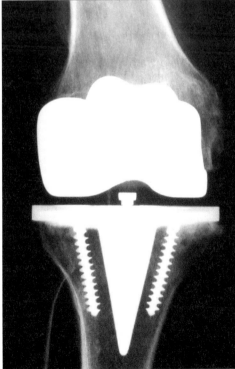
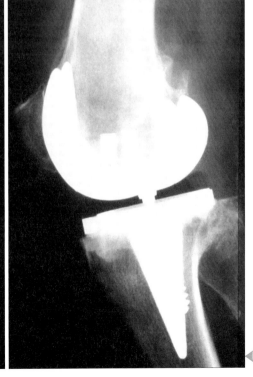

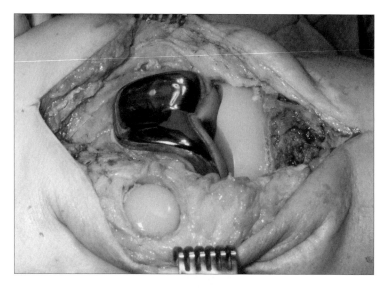

Abb. 4.19: Intraoperativer Situs nach Implantation einer zementierten achsfreien Knieendoprothese mit gleichzeitigem Patellarückflächenersatz

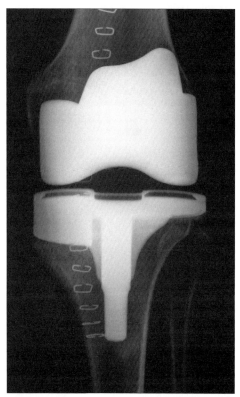

Abb. 4.20: Röntgenbild des linken Kniegelenkes im a.-p.-Strahlengang nach endoprothetischem Ersatz mit achsfreier Endoprothese; aufgrund eines deutlichen medialen Knochendefektes bei vorbestehendem Varus modularer Aufbau des innenseitigen Tibiakopfes durch das Implantat mit Wiederherstellung physiologischer Achsverhältnisse

Tibiateil bewegliche PE-Plattformen erlauben eine gewisse Rotation, sie optimieren die Kongruenz der Alloplastik und gewährleisten gleichzeitig eine größtmögliche physiologische Gelenkkinematik. Unter diesem Aspekt werden Belastungsspitzen der artikulierenden Gelenkanteile reduziert und ein hierauf beruhender Polyethylen-Abrieb minimiert. Vor- und Nachteile einer mobilen Polyethylen-Auflage werden kontrovers diskutiert; entscheidend für den Erfolg ist hier eine äußerst präzise Implantationstechnik, sodass sowohl in Kniebeugung als auch in -streckung eine stabile und auch nicht zu enge Gelenkführung gegeben ist.

Hauptindikationen sind fortgeschrittene panartikuläre degenerative Veränderungen mit entsprechenden subjektiven Beschwerdebildern und funktionellen Beeinträchtigungen. Der Kollateralbandapparat sollte intakt bzw. durch ein Weichteilbalancing ausreichend korrigierbar sein; das hintere Kreuzband sollte funktionell intakt sein. Die präoperative Achsfehlstellung sollte nicht mehr als 20° varus bzw. 25° valgus betragen, eine mögliche Flexionskontraktur sollte nicht mehr als 20° umfassen.

Teilgekoppelte Oberflächenendoprothesen („semi-constrained") sollen durch

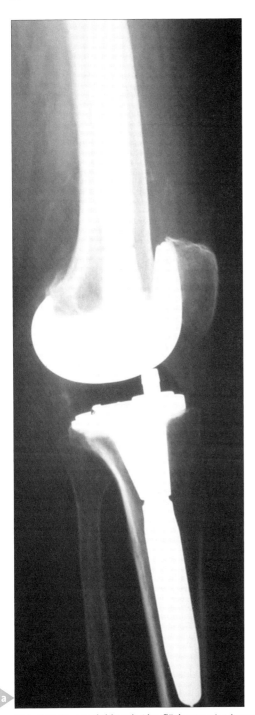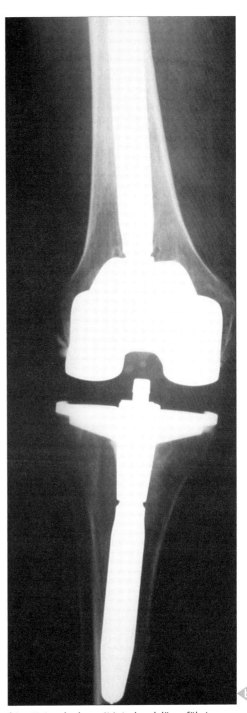

Abb. 4.21: Röntgenbild nach Oberflächenersatz eines rechten Kniegelenkes mit interkondylär geführtem Implantat **a)** A.-p.-Strahlengang **b)** Seitlicher Strahlengang

ihr spezielles Design eine evt. unzureichende ligamentäre Stabilität auffangen. Für ausgeprägte hintere Instabilitäten bei sonst intaktem Bandapparat wird ein **posterior-stabilisierendes** Modell (sog. Kreuzband-substituierend) empfohlen: Durch einen Zapfen auf dem Tibiateil, der an einer Aussparung der Femurkomponente greift, wird ein dorsales Weggleiten des Tibiakopfes in Kniebeugestellung verhindert. Teilinsuffiziente Seitenbänder können durch ein **interkondylär-stabilisierendes** Design mit Neutralisation der Kräfte in der Frontalebene bis zu einem gewissen Grad kompensiert werden (s. Abb. 4.21).

Ein gleichzeitiger **Patellarückflächenersatz** als Alternative zu einem Debridement mit Osteophytenabtragung und einer patellaren Denervation kommt in erster Linie im Falle schwerer Destruktionen der Patellagelenkfläche mit bereits präoperativ ausgeprägten femoropatellaren Schmerzbildern in Frage, ebenfalls bei erheblicher Lateralisierungstendenz der Kniescheibe. Wichtig sind eine korrekte und spannungsfreie Zentrierung der Kniescheibe sowie eine exakte Positionierung der Femurkomponente bzgl. der Rotation. Bei schlechtem knöchernem Lager sollte allerdings stets auf ein Patellaimplantat verzichtet werden.

Voll gekoppelte Knieendoprothesen (sog. formschlüssige verriegelte Scharniere) kommen in etwa 10–15% der Fälle zum Einsatz; sie beinhalten nur einen Freiheitsgrad mit geringer Rotationsmöglichkeit in der Knieflexion. Die Lastübertragung erfolgt über das Gelenkflächensystem, nicht mehr über das Scharnier der früheren Modelle. Aufgrund dieser Zwangsführung sind die von außen einwirkenden Kräfte auf die Knochen-Zementgrenze erhöht, weswegen sowohl die Femur- als auch die Tibiakomponente mit einem intramedullären Stiel augmentiert werden (zur Übertragung der Kraft auf ein ausreichend großes Knochenlager; s. Abb. 4.22 u. 4.23). *Hauptindikationen* sind

◢ eine extreme, nicht redressierbare Achsfehlstellung von 20–25° (vor allem im O-Sinne; s. Abb. 4.24),

◢ eine schwere chronische ligamentäre Instabilität, bei der eine ungekoppelte Alloplastik nicht mehr in Frage kommt,

◢ eine hochgradige muskuläre Insuffizienz sowie

◢ eine weitgehende Gelenkeinsteifung (fibröse Ankylose).

Auch destruierende Veränderungen im Zuge einer rheumatoiden Arthritis sind klassische Indikationen.

Modulare (Tumor-)Endoprothesen mit partiellem Ersatz des distalen Femurs (s. Abb. 4.25) bzw. der proximalen Tibia (s. Abb. 4.26) sind in aller Regel Sonderanfertigungen für komplizierte Wechselfälle mit stark zerstörtem Knochenlager oder tumoröse Destruktionen mit Gelenkbeteiligung.

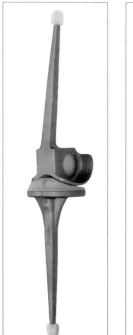
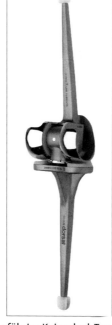

Abb. 4.22: Modernes achsgeführtes Kniegelenk Typ Link mit Rotationsmöglichkeit. **Links:** Ansicht von anteromedial **Rechts:** Ansicht von posterolateral (Mit freundlicher Genehmigung der Link GmbH & Co.KG, Hamburg)

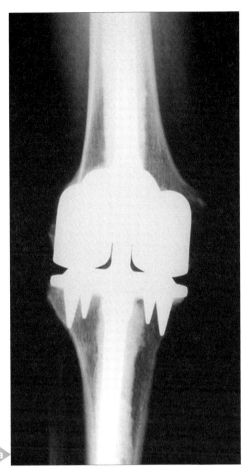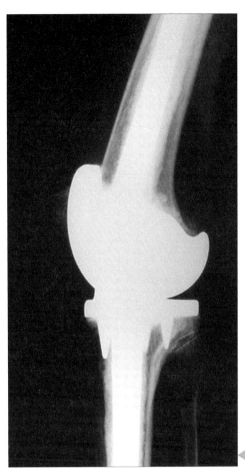

Abb. 4.23: Zementierte Scharnierendoprothese rechtes Kniegelenk nach Blauth im Röntgenbild **a)** A.-p.-Strahlengang **b)** Seitlicher Strahlengang

Inwieweit Implantatalternativen wie ein Unispacer als Platzhalter (s. Abb. 4.27) bzw. ein „punktueller knopfartiger" alloplastischer Gelenksersatz (s. Abb. 4.28) zur „Glättung der Gelenkoberfläche" operative Behandlungsalternativen mit mehr als nur kurzfristiger Erfolgsaussicht darstellen können, muss abgewartet werden. Eine isolierte Alloplastik des Femuropatellargelenkes (s. Abb. 4.29) bleibt bis dato weiterhin eine Rarität.

Im Vergleich zur Hüftgelenksendoprothetik ist der künstliche Ersatz des Kniegelenkes „less forgiving". Kniegelenkchirurgie ist Weichteilchirurgie, einem intraoperativ durchgeführten **Weichteilbalancing** kommt daher grundlegende Bedeutung zu. Häufigste operationstechnische Fehler sind **Fehlrotationen der femoralen und tibialen Komponente** mit dann auftretender Lateralisierungstendenz der Kniescheibe und nachfolgenden femoropatellaren Schmerzbildern. Ein Patellarückflächenersatz ist nicht selten problembehaftet: Im Falle einer zu sparsamen Resektion resultiert eine Druckerhöhung im femoropatellaren Gelenk im vorderen Knieanteil mit vermehrter Spannung des Streckapparates und hierauf beruhender Beeinträchtigung der Beugefähigkeit. Demgegenüber führt eine übermäßige Resektion knöcherner Patellaanteile nicht selten zu Frakturen. Eine weitere häufige intraoperati-

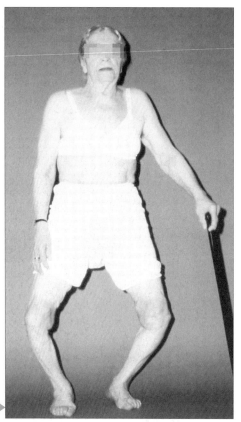

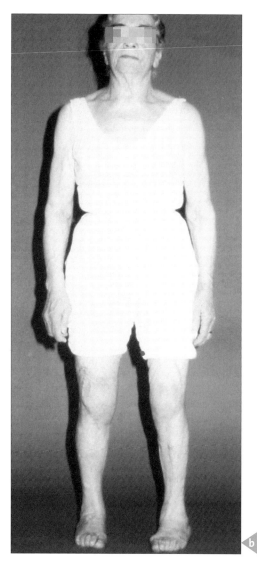

Abb. 4.24: 70-jährige Patientin mit schwerster Varus-gonarthrose bds. **a)** Präoperativer Ausgangsbefund; es besteht nahezu Gehunfähigkeit; hochgradige Kniebandinsuffizienz **b)** Postoperative klinische Situation nach bilateralem Gelenksersatz mit achsgeführten Knieendoprothesen bds

ve Fehlerquelle ist eine Schwächung der anterioren Femurkortikalis im Zuge der Präparation des ventralen Prothesenaufsitzes (sog. **anteriores Notching**). Gefäßverletzungen (A. poplitea) sind ausgesprochen selten; gelegentlich kommt es zu einer Irritation des Peronealnervs durch Hakendruck, dies vor allem beim Ausgleich von Valgusdeformitäten (s. Kap. 16.2.7).

Abb. 4.25: Röntgenbild
nach Gelenksersatz mit
modularer achsgekop-
pelter Endoprothese
bei tumoröser Destruk-
tion der rechten Femur-
kondyle **a)** A.-p.-Strah-
lengang **b)** Seitlicher
Strahlengang

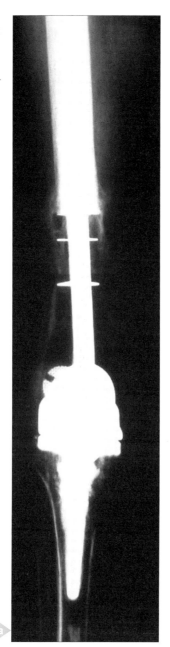
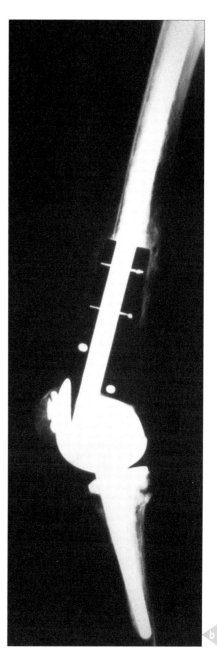

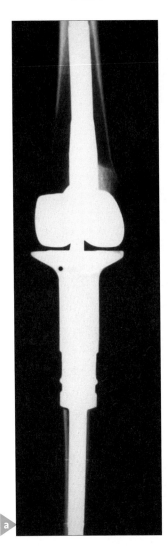
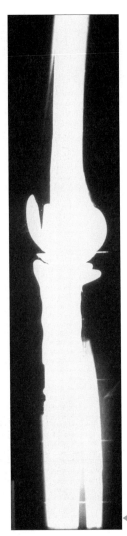

Abb. 4.26: Röntgenbild nach Gelenksersatz mit modularer achsgekoppelter Endoprothese nach aseptischer Implantatlockerung mit erheblichen Destruktionen des rechten Schienbeinkopfes **a)** A.-p.-Strahlengang **b)** Seitlicher Strahlengang

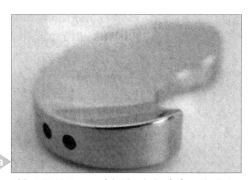

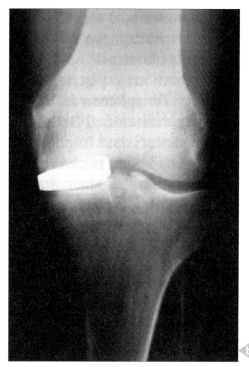

Abb. 4.27: Unispacer (als Platzhalter) **a)** Implantat **b)** Röntgenbild eines linken Knies im a.-p.-Strahlengang nach Implantation eines medialen Unispacers

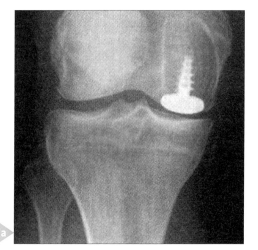

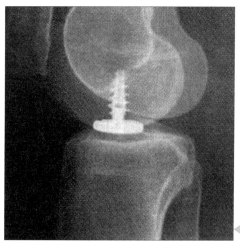

Abb. 4.28: Knopfartiger minimaler alloplastischer Gelenkflächenersatz der medialen Femurkondyle im Röntgenbild **a)** A.-p.-Strahlengang **b)** Seitlicher Strahlengang

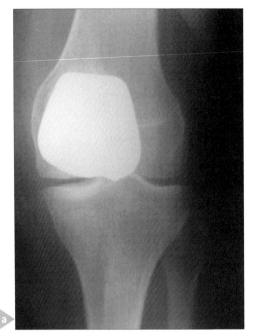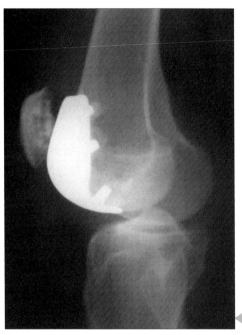

Abb. 4.29: Röntgenbild nach alloplastischem Ersatz des Femuropatellargelenkes links **a)** A.-p.-Strahlengang **b)** Seitlicher Strahlengang

5 Langzeitproblematik des endoprothetischen Gelenksersatzes

Alloplastische Gelenkimplantate sind klassische Verschleißteile, sie unterliegen keinem Stoffwechsel. Biomechanischer Schwachpunkt ist in erster Linie der Kunststoff Polyethylen, der vor allem beim Kontakt mit Metall im zeitlichen Längsschnitt einen deutlichen Abrieb aufweist.

5.1 Hüftendoprothetik

Nach heutigem Wissensstand darf bei korrekt implantierter Hüftendoprothese (sowohl als zementierte, Hybrid- oder als zementfreie Form) mit einer deutlich längeren Standzeit im Vergleich zur Situation von vor 20 Jahren gerechnet werden; nach durchschnittlich 10 Jahren sind aktuell noch mehr als 90% der Implantate ohne wesentliche Probleme in situ. Die kritische Grenze mit deutlichem Ansteigen der aseptischen Auslockerungsquoten ist etwa bei 15–18 Jahren anzunehmen.

Bei dem im täglichen Leben funktionell erheblich belasteten Hüftgelenk steht unverändert das Langzeitproblem des **Implantatabriebs** im Vordergrund, vor allem bei Verwendung einer Gelenkkombination Metall/Polyethylen (s. Abb. 5.1 u. 5.2). Die hier auftretenden Abriebpartikel sind im Durchschnitt 200 µm groß, können somit von den Abräumzellen des Gewebes nicht phagozytiert und dann über das Lymphsystem abtransportiert werden. Abgelagert im gelenkumgebenden Weichteilgewebe, wird der Materialabrieb von Makrophagen umlagert, was dann die Bildung von Fremdkörpergranulomen bewirkt. Diese führen auf lange Sicht zu einer Destruktion des Knochenlagers, auffällig vor allem im Bereich der Knochen-Zementgrenze (s. Abb. 5.3a) mit dann möglichen Ermüdungsfrakturen des Knochens bzw. des Metallstieles (s. Abb. 5.3b u. c). Letztendlich ist dann die **aseptische Auslockerung der Pfannen- und Stielkomponenten** die logische Konsequenz. Bei vorliegender Metall/Metall-Kombination des Kunstgelenkes wird in Einzelfällen von abriebbedingten **Metallosen** der umgebenden Weichgewebe berichtet.

Im Falle der Verwendung einer zementfreien Pfanne – vor allem bei direktem Knochenkontakt der rigiden Keramik mit ihrem hohen Elastizitätsmodul – sind schleichende Setzeffekte des Implantates (s. Abb. 5.4) im Langzeitverlauf typisch; dieses Phänomen ist jedoch nicht zwingend mit einer aseptischen Lockerung gleichzusetzen. Klinisch kommt es in aller Regel zu einer zunehmenden Beinverkürzung, die dann durch spezielle Schuhzurichtungen ausgeglichen werden sollte. Eine Auskippung einer alloplastischen zementfreien Pfanne (s. Abb. 5.5) wird bei osteoporotischem Knochenlager beobachtet.

Etwa ab dem 70. Lebensjahr – vor allem bei Frauen mit postmenopausaler Osteopenie/Osteoporose und evtl. gleichzeitig gegebener Sturzanfälligkeit – nimmt die Anzahl **periprothetischer Femurfrakturen** (s. Abb. 5.3c) deutlich zu. Die dann erforderlich werdenden Revisionsoperationen sind in aller Regel aufwendig und risikoreich.

Implantatbrüche bei Hüft-TEP sind seltene Spätkomplikationen. Im Bereich der metallischen Stiele beruht ein derartiges Versagen meistens auf einer vermehrten Dauer-

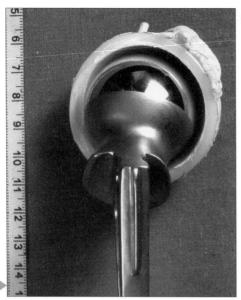

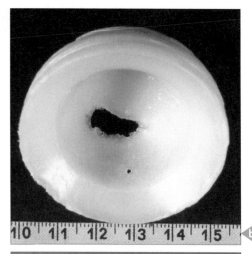

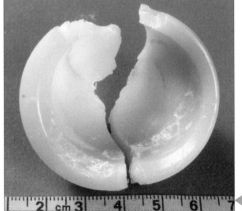

Abb. 5.1: Explantate konventioneller Hüftendoprothesen mit Gelenkkombination Metall/Polyethylen **a)** Deutliche abriebbedingte Exzentrifikation des metallischen Hüftkopfes in der Pfanne **b)** Durchgeriebene Polyethylenpfanne **c)** Gebrochene Polyethylenpfanne

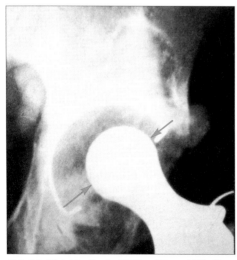

Abb. 5.2: Abriebbedingte Hüftkopf-Exzentrifikation im a.-p.-Röntgenbild einer klassischen Charnley-Alloplastik (Ausschnitt)

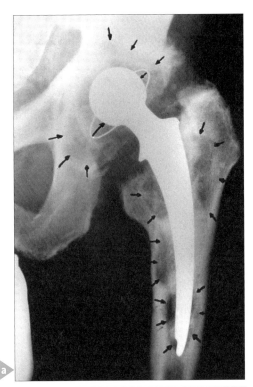

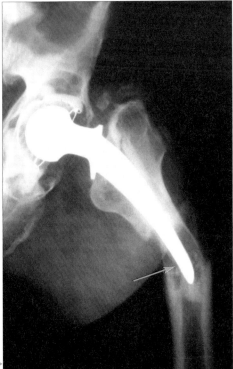

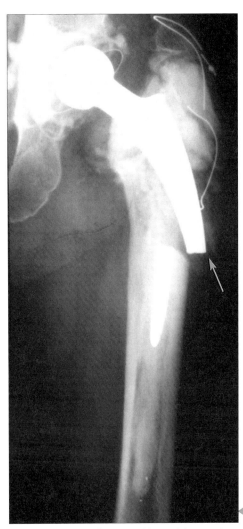

Abb. 5.3: Typische Langzeitproblematik konventioneller zementierter Hüfttotalendoprothesen mit
Gelenkpaarung Metall/Polyethylen im a.-p.-Rönt-
genbild: **a)** Periprothetische Abriebgranulome des
Polyethylens mit Zerstörungen des Knochenlagers
und abriebbedingter Exzentrifikation des metallischen Hüftkopfes in der Kunststoffpfanne **b)** Ermü-
dungsbruch des Prothesenstiels mit kortikalem
Ausbruch bei proximaler aseptischer Lockerung (→)
c) Spontanfraktur des Femur im Bereich der Prothesenstielspitze in Höhe einer granulomatösen Kno-
chendestruktion (→)

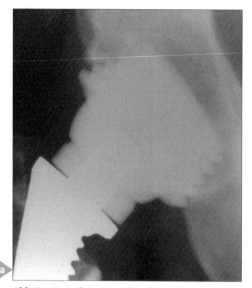
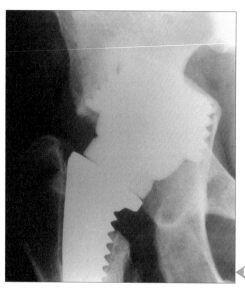

Abb. 5.4: Typische aseptische Pfannenmigration (sog. Setzeffekt) im Fall eines keramischen Schraubimplantates im a.-p.-Röntgenbild: **a)** Frühe postoperative Situation **b)** 17,5 Jahre später

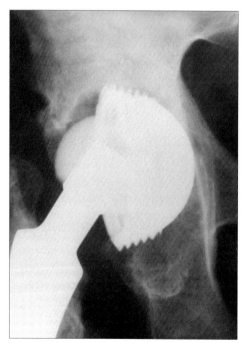

Abb. 5.5: Aseptisches Auskippen einer zementfreien Titanpfanne (mit nur kurzem externem Gewinde) im a.-p.-Röntgenbild

schwingung im Knochen (Mikromobilität bei teilweiser aseptischer Lockerung) mit dann aufkommender Materialermüdung (s. Abb. 5.3b). Eine frühzeitige operative Revision mit Implantataustausch ist zur Vermeidung weiterer Folgestörungen dringend erforderlich. Brüche einer Kunststoffpfanne sind meist abriebbedingt (s. Abb. 5.1c u. 5.6); Keramikbrüche sind in aller Regel Folge eines Schlagbruches (z.B. bei einem Sturz; s. Abb. 5.7 u. 5.8).

Letztlich besteht im Falle dauerhaft einliegender Implantate immer die Gefahr einer Spätinfektion infolge metastatisch abgesiedelter entzündlicher Herde. Hier werden schleichende Prozesse (Keimbefall: v.a. Staphylococcus epidermidis) von hoch putriden Entzündungen (Keimbefall: v.a. Staphylococcus aureus) unterschieden (s. Abb. 5.9). Die einzige sinnvolle Behandlungsmöglichkeit ist hier die frühzeitige operative Revision mit Implantatentfernung, temporärem Belassen einer Resektionshüfte bzw. Einsatz eines Knochenzement-Spacers und nach erreichter Sanierung der Infektion dann die Neuimplantation einer Endoprothese.

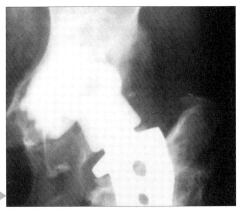

Abb. 5.7: Bruch einer Keramikpfanne **a)** Röntgenbild im a.-p.-Strahlengang mit lateralem Pfannenrandbruch **b)** Explantat; deutlicher Abrieb des Keramikkopfes

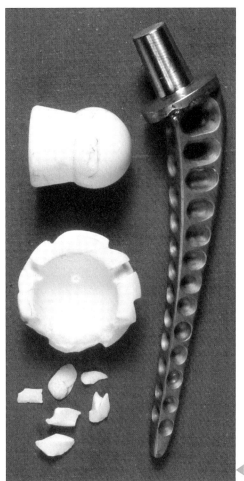

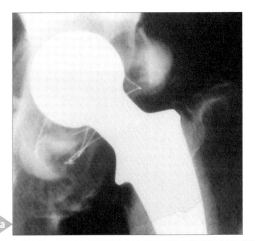

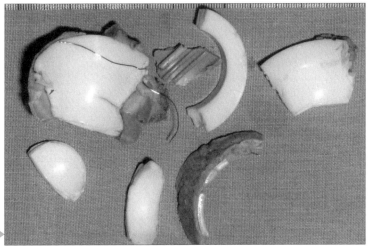

Abb. 5.6: Bruch einer Kunststoffpfanne (Typ Polyester) **a)** Röntgenbild im a.-p.-Strahlengang **b)** Explantat

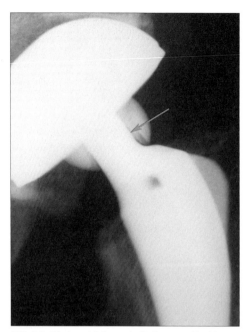

Abb. 5.8: Röntgenbildausschnitt im a.-p.-Strahlengang mit Keramikkopfbruch (→)

5.2 Knieendoprothetik

Im Bereich des Kniegelenkes sind die Langzeitergebnisse etwas ungünstiger als beim alloplastischen Hüftgelenksersatz: Nach durchschnittlich 10 Jahren sind nur noch deutlich weniger als 90% der Implantate funktionstüchtig in situ.

Die Hauptprobleme für ein aseptisches Fehlschlagen einer Knieendoprothese liegen – ähnlich wie beim Hüftgelenk – begründet im **Abriebverhalten** des Verschleißteiles Polyethylen (Tibiaauflage), das vor allem in Fällen einer Implantat-Fehlpositionierung (Varus-/ Valgusposition, Rotationsfehler) bei gleichzeitig bestehendem körperlichem Übergewicht erheblich zunimmt (s. Abb. 5.10–5.12).

Des Weiteren kommt es in höherem Lebensalter bei osteoporotischer Knochenstruktur nicht selten zu **periprothetischen Frakturen** vor allem des distalen Femurs (s. Abb. 5.13) bzw. der Femurrolle. Auch hier sind die operativen Revisionen immer technisch schwierig und komplikationsträchtig.

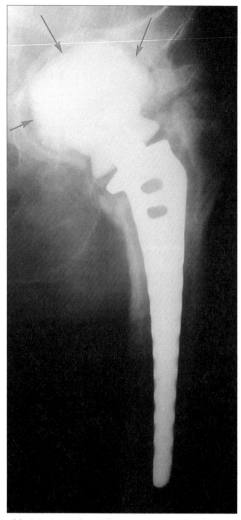

Abb. 5.9: Septische Lockerung einer zementfreien Hüftendoprothese mit deutlichen periprothetischen Lysesäumen (→) im a.-p.-Röntgenbild

Prozentual etwas häufiger als im Fall eines künstlichen Hüftgelenksersatzes sind **entzündliche** (schleichende oder akut exazerbierende) Auslockerungen gefürchtete Langzeitkomplikationen (s. Abb. 5.14), die letztendlich immer einen Implantatausbau erfordern. Neuerdings ist es auch hier möglich, die Gelenkfunktionalität durch temporäres Einsetzen eines Knochenzement-Spacers zu erhalten (bis zur Sanierung der Infektion), um dann eine (meist) achsgeführte Alloplastik neu zu implantieren.

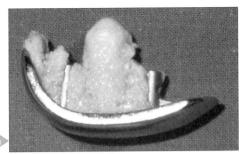

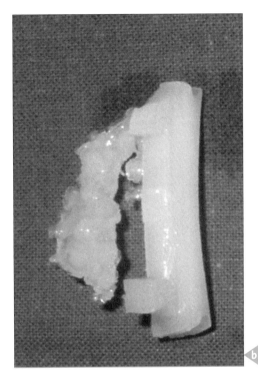

Abb. 5.10: Explantat einer Schlittenendoprothese **a)** Aseptisch ausgelockerte Femurkufe mit Zementresten **b)** Abgeriebenes und gebrochenes tibiales Polyethylenplateau

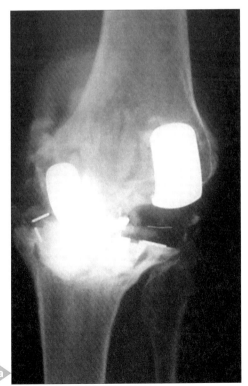

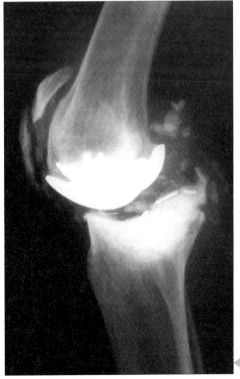

Abb. 5.11: Aseptisch ausgelockerte bilaterale zementierte Schlittenendoprothese rechts im Röntgenbild im Fall einer rheumatoiden Arthritis mit schwerer Gelenkdestruktion und -instabilität **a)** A.-p.-Strahlengang **b)** Seitlicher Strahlengang

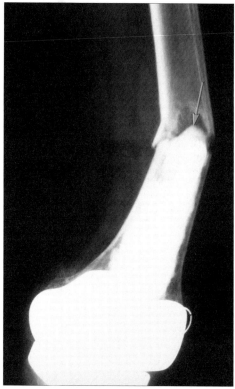

Abb. 5.13: Periprothetische Femurschaftfraktur im Bereich der proximalen Implantatspitze (→) (Röntgenbild im a.-p.-Strahlengang)

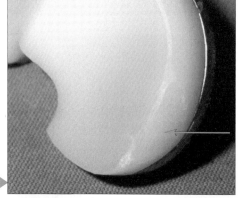

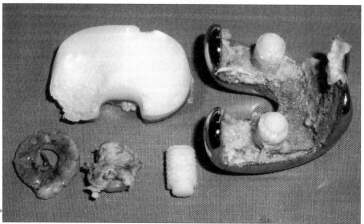

Abb. 5.12: Explantate von Knieendoprothesen mit Materialabrieb des Polyethylens
a) Leichter lateraler Kantenabrieb bei Rotationsfehler (→)
b) Hochgradiger Abrieb bei aseptischer Implantatlockerung

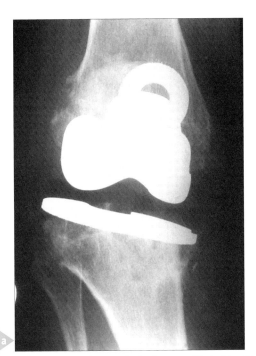 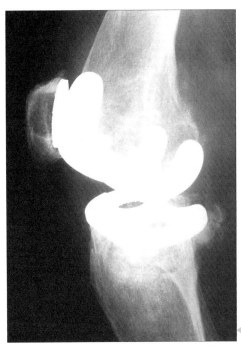

Abb. 5.14: Septisch ausgelockerte zementfreie Oberflächenendoprothese im Röntgenbild mit ausgeprägter sekundärer Gelenkdestruktion und -instabilität **a)** A.-p.-Strahlengang **b)** Seitlicher Strahlengang

B Spezieller Teil

6 Präoperative Maßnahmen

Die Implantation eines künstlichen Hüft- oder Kniegelenkes stellt in aller Regel einen **orthopädischen Wahleingriff** dar, der zeitlich sorgfältig geplant und bezüglich der anstehenden postoperativen Nachbehandlung auch sinnvoll vorbereitet werden sollte.

Die funktionellen Ergebnisse nach künstlichem Gelenkersatz sind umso günstiger, je weniger ausgeprägt die präoperative Weichteilkontraktur war. Unter diesem Aspekt ist die Fortführung **krankengymnastischer Behandlungsmaßnahmen** durchaus sinnvoll, auch nach Indikationsstellung zur Alloarthroplastik und bei bereits feststehendem Operationstermin. Zusätzlich sollte der Patient durch ein eigenständiges, dosiertes Übungsprogramm zu einem weitgehenden Funktionserhalt und damit zu einem günstigen Operationsergebnis beitragen. Zu beachten ist in diesen Fällen selbstverständlich die subjektive Schmerzschwelle, die evtl. durch eine gut verträgliche antiphlogistische Medikation herabgesetzt werden kann. Gelenkentlastende Bewegungsabläufe (z.B. Schwimmen im warmen Wasser, Ergometertraining mit hochgestelltem Sattel) sind, soweit sie subjektiv toleriert werden, bis kurz vor Durchführung des operativen Gelenkersatzes möglich.

Im Hinblick auf einen evtl. zu erwartenden größeren Blutverlust im Zuge eines operativen Wahleingriffes kann eine **Eigenblutspende** (1- bis 2-mal 500 ml) erfolgen – im Bedarfsfall erhält der betroffene Patient während oder nach der Operation sein eigenes Blut wieder zurück.

Bei älteren Patienten sollte zur Bewertung des Operationsrisikos eine **fachinternistische Untersuchung** erfolgen (relevante kardiopulmonale Erkrankungen?). Gerinnungshemmende Präparate (Marcumar, Acetylsalicylsäure 100 mg u.a.m.) sollten ebenso wie eine Rheumabasistherapie perioperativ abgesetzt werden. Des Weiteren sollten zumindest 3 Monate präoperativ keine intraartikulären Glukokortikoid-Injektionen mehr vorgenommen werden (da Infektionsrisiko erhöht!).

Dem Patienten ist außerdem anzuraten, während seiner krankengymnastischen Vorbereitung das **Gehen an Unterarmgehstützen im 3- bzw. 4-Punkte-Gang** zu erlernen bzw. zu trainieren – vor allem bei bereits beeinträchtigter muskulärer Koordination.

In aller Regel sind nach erfolgtem alloplastischem Gelenkersatz über die frühe postoperative Rehabilitation hinaus bis zum Abschluss des dritten postoperativen Monats intensive und regelmäßige krankengymnastische Nachbehandlungsmaßnahmen erforderlich. Evtl. können hier, bei feststehendem Operationstag, bereits **Termine für die spätere „lückenlose" Nachsorge** abgesprochen werden. Da der Patient nach Entlassung aus dem Akuthaus bzw. aus der Rehabilitationsklinik über einen längeren Zeitraum noch in seiner Mobilität beeinträchtigt ist, sollte die **häusliche Umgebung** dieser temporären Behinderung ggf. angepasst werden (Toilettensitzerhöhung, Duschhocker, zweite Matratze zur Erhöhung der Liegeposition, Beseitigung von Stolperfallen in der Wohnung wie Teppiche, Telefonkabel u.a.).

Die Implantation eines Kunstgelenkes bringt in aller Regel eine deutliche postoperative Beeinträchtigung der körperlichen

Leistungsfähigkeit von mindestens 3–4 Monaten mit sich. Ist ein bilateraler Eingriff in 2 Etappen vorgesehen, kann die Dauer der Arbeitsunfähigkeit durchaus 9 Monate und mehr umfassen. Bei Patienten im Erwerbsleben ist unter diesem Gesichtspunkt vorab eine **Klärung der Situation mit dem Arbeitgeber** dringend erforderlich; evtl. ist mit dem behandelnden Arzt zu überlegen, ob über den Rentenversicherungsträger des Bundes bzw. der Länder eine **Berentung auf Zeit** sinnvoll ist, um bei prolongierter Rehabilitation finanziell abgesichert zu sein.

Eine **eingehende** und **verständliche intensive Aufklärung** des Patienten über den Eingriff selbst, über mögliche Komplikationen, aber auch über die Dauer der postoperativen Nachbehandlung ist im Fall eines geplanten künstlichen Gelenksersatzes immer dringend geboten. Der Patient muss über das „Verschleißteil Kunstgelenk" informiert sein, insbesondere über das proportionale Ansteigen der aseptischen Versagerquote in Abhängigkeit von der körperlichen Belastung – d.h., dass jüngere Menschen mit höherer körperlicher Aktivität und vermehrtem Bewegungsdrang mit einer höheren Auslockerungsrate der Alloplastik im zeitlichen Längsschnitt rechnen müssen. Evtl. ist in diesem Zusammenhang auch auf eine entsprechende Lektüre hinzuweisen [Jerosch, Heisel 2006].

7 Aufgaben und Konzepte der Rehabilitation

Die **Rehabilitation** im Rahmen der Orthopädie und Unfallchirurgie umfasst unter sozialmedizinischen Gesichtspunkten definitionsgemäß die Gesamtheit aller ärztlichen und nicht-ärztlichen Maßnahmen, um einen Patienten mit krankhafter akuter oder chronischer Affektion im Bereich der Haltungs- und Bewegungsorgane sowie nach kürzlich erfolgten operativen Eingriffen (Osteosynthese einer Fraktur, Gelenksersatz, Wirbelsäuleneingriff, Bandplastik u.a.) wieder in sein früheres häuslich-familiäres Umfeld zurückzuführen. Des Weiteren beinhaltet sie Maßnahmen für die zügige berufliche Wiedereingliederung des Patienten. Seitens der Kostenträger werden hier besondere Qualitätsansprüche erhoben (s. Tab. 7.1).

Rehabilitative Maßnahmen gehen meist deutlich über die sog. allgemeinen medizinischen Leistungen der Krankenkassen hinaus. **Klassische Vorgehensweisen** sind hier das *stationäre Heilverfahren* (HV) bzw. die *Anschlussheilbehandlung* (AHB) in speziellen orthopädisch ausgerichteten Rehabilitationskliniken, außerdem die *teilstationäre* oder *ambulante Rehabilitation* in besonderen zuge-

Tab. 7.1: Aufgaben der Rehabilitation

Fachspezifische Diagnostik

Aufnahmeuntersuchung

Sichtung der Vorbefunde

Evtl. weiterführende Abklärung (Röntgen, Sonographie, Laborparameter u.a.)

Erstellung eines Reha-Planes

Therapie:
- Medikamentöse Maßnahmen
- Aktive Bewegungsprogramme
- Passive physikalische Maßnahmen
- Evtl. ergotherapeutische Mitbetreuung
- Evtl. psychologische Mitbetreuung

Schulungsprogramme über Krankheit und Krankheitsbewältigung

Sozialberatung (Alltag, häusliches Umfeld, Beruf)

Ärztliche Abschlussuntersuchung

Veranlassung einer adäquaten Nachsorge

Abschließende sozialmedizinische Beurteilung

Eingehende Qualitätssicherung

Intern

Teilnahme an externen Programmen

Fachspezifische (Outcome-)Forschung

Tab. 7.2: Konzeptionelle Unterschiede in der Rehabilitation [Heisel 2005]

	Anschlussheilbehandlung (AHB)	Heilverfahren (HV)	Kur
Definition	Stationäre Nachbehandlung nach vorausgegangener Behandlung im Akuthaus (meist nach operativen Eingriffen wie TEP, Nukleotomie, SH-Osteosynthese u.a.)	Stationäre Behandlung bei chronischen Krankheitsbildern (meist degenerative Abnutzungserscheinungen)	Stationäre vorbeugende Maßnahmen bei (noch) Gesunden zum Erhalt der Leistungsfähigkeit
Ort	Spezialisierte Rehabilitationsklinik in der Nähe des Akuthauses	Rehabilitationseinrichtung, evtl. mit ortsgebundenen Heilmitteln, weiter entfernt vom Wohnort	Kurhotel, Sanatorium mit adäquatem äußeren und landschaftlichem Ambiente; ortsgebundene Heilmittel (z.B. Therme)
Ärztliche Betreuung	Wie im Akuthaus	Im Haus (Aufnahme- und Abschlussuntersuchung)	Nicht im Haus; kann bei Bedarf kontaktiert werden
Physiotherapie	Konsequentes, regelmäßig durchgeführtes Nachbehandlungsprogramm (tgl. Krankengymnastik-Einzeltherapie oder in der Gruppe, Medizinische Trainingstherapie, physikalische Therapie u.a.m.); 4–6 Maßnahmen/Tag	Bewegungstherapie überwiegend als Gruppenprogramme, physikalische Therapie, Balneotherapie; 2–4 Maßnahmen/Tag	Passive Behandlungsstrategien (Hydrotherapie, physikalische Maßnahmen, Balneotherapie) stehen im Vordergrund; 1–3 Maßnahmen/Tag
Medikamentöse Maßnahmen	Wie im Akuthaus	Fortführung der hausärztlich verordneten Medikation	Überwiegend Naturheilstoffe
Psychotherapie	Obligat bei entsprechendem Krankheitsbild	Evtl. als begleitende Maßnahme (Entspannungstraining, autogenes Training, Yoga)	Evtl. als Rahmenprogramm
Gesundheitsbildung	Als Begleitmaßnahme (diagnosebezogen)	Obligat (meist vom Kostenträger vorgeschrieben)	Als Rahmenprogramm
Ernährung	Wie im Akuthaus	Teilweise Hotelambiente; Diäten bei Übergewicht/ Stoffwechselstörungen	Immer Hotelambiente; oft Außenseiterdiäten
Tagesablauf	Wie im Akuthaus (Pflege); ADL-Programme im Vordergrund	Gelegentliche (abendliche) Freizeitprogramme	Regelmäßige Freizeitprogramme
Behandlungsdauer	3–6 Wochen (diagnosebezogen; das angestrebte Reha-Ziel, wie z.B. Unabhängigkeit bei den ADL, sollte erreicht werden)	3 (–4) Wochen	3 Wochen

lassen Reha-Zentren. Hiervon sind Gesundheitsmaßnahmen wie eine Sanatoriumsbehandlung oder eine Kur klar abzugrenzen (s. Tab. 7.2).

Nach einem alloplastischen Ersatz des Hüft- oder Kniegelenkes kommt in der frühen postoperativen Phase nahezu ausschließlich eine Anschlussheilbehandlung unter stationären Bedingungen, in den letzten Jahren auch gehäuft als ambulante Maßnahme in Frage.

Kostenträger der Rehabilitation sind vor allem die Deutsche Rentenversicherung (DRV Bund, DRV Länder) und die Berufsgenossenschaften (bei Folgen von Arbeitsunfällen), bei Patienten, die nicht mehr im Erwerbsleben stehen, auch die Gesetzlichen Krankenkassen.

8 Rehabilitationsfähigkeit – spezielle Rehabilitationsziele

Der endoprothetische Ersatz des Hüft- bzw. Kniegelenkes mit zementfreien/zementierten Implantaten stellt eine der wichtigsten medizinischen Indikationen zur Durchführung rehabilitativer Maßnahmen dar. Bereits im Akuthaus werden dafür in Abstimmung zwischen Operateur und Patient über den Sozialarbeiter die Weichen gestellt:

◢ Antragstellung bei der Krankenkasse bzw. beim Rentenversicherungsträger mit Kostenklärung
◢ Anmeldung in der ausgewählten Reha-Klinik bzw. dem ambulanten Reha-Zentrum
◢ Klärung des Patiententransportes.

In Abgrenzung zur Pflegebedürftigkeit des betroffenen Patienten muss vor Einleitung rehabilitativer Maßnahmen zunächst die individuelle **Rehabilitationsfähigkeit** überprüft und bestätigt werden. Im Falle einer postoperativen stationären Anschlussheilbehandlung (AHB) werden hier in aller Regel gefordert:

◢ Reizfreie Wundverhältnisse ohne Anhaltspunkt für lokale Infektion
◢ Weitgehende Eigenständigkeit für die wichtigsten ADL – Activities of daily living – (Barthel-Index von mindestens 65 Punkten)
◢ Ausreichende und sichere Mobilität zumindest für kurze Wegstrecken auf Stationsebene (evt. unter Zuhilfenahme von Gehstützen)
◢ Zumindest zufriedenstellendes Funktionsausmaß des operierten Gelenkes:
  – Hüfte: Extension/Flexion 0–0–80°
  – Knie: Extension/Flexion 0–5–80/90°

Aufgrund der heutzutage immer früheren Verlegung der Patienten aus dem Akuthaus in die Nachsorgeklinik ist dies in vielen Fällen leider nicht gegeben!
◢ Ausreichende persönliche Motivation zur Rehabilitation
◢ Ausreichendes kognitives Zustandsbild (keine schwere Demenz) u.a.m.

Ist eine **Reha-Fähigkeit** *nicht gegeben*, verbleibt der Patient bei weiterer akuter ärztlicher Behandlungsbedürftigkeit in der operierenden Klinik bzw. wird dorthin rückverlegt. Liegt Pflegebedürftigkeit vor, so wird der Patient einer Kurzzeitpflege überantwortet bzw. in ein Pflegeheim verlegt.

Besteht **keine Reha-Bedürftigkeit** – z.B. im Fall eines jüngeren mobilen und sportlich sehr gut durchtrainierten Patienten ohne wesentliche Begleiterkrankungen – genügt nach Entlassung aus dem Akuthaus evtl. eine teilstationäre AHB in einem Reha-Zentrum oder auch nur eine ambulante Nachbetreuung durch den Hausarzt oder niedergelassenen Facharzt (s. Abb. 8.1).

Unter Berücksichtigung der heute allgemein gültigen Fallpauschalen bzw. DRGs dauert der **stationäre Aufenthalt** im **Akuthaus** nach dem operativen Eingriff mit Implantation einer Hüft- bzw. Knieendoprothese bis etwa zum Abschluss der Wundheilung (9.–14. Tag post Op.). Es folgt dann in aller Regel eine **Anschlussheilbehandlung** (AHB) über weitere 3 (–4) Wochen in einer Rehabilitationsklinik. Im Jahre 2005 machten in Deutschland nahezu 50% der endoprothetisch versorgten Patienten von dieser Nachsorgestrategie Gebrauch.

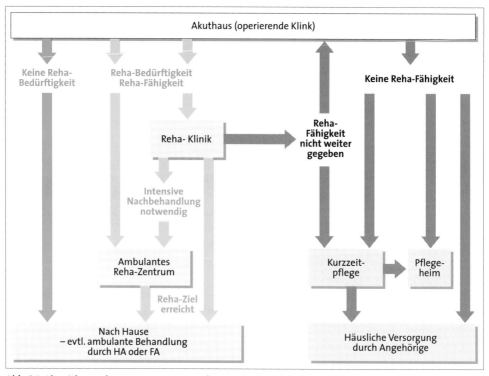

Abb. 8.1: Algorithmus der postoperativen Nachsorge nach Implantation einer Hüft- bzw. Kniegelenksendoprothese

Vor Beginn spezieller Behandlungsmaßnahmen muss der aufnehmende Arzt mit dem betroffenen Patienten das jeweilige **Rehabilitationsziel** individuell und auch möglichst detailliert absprechen und abstimmen, wobei realistisch erläutert werden sollte, was im geplanten mehrwöchigen Zeitraum bei entsprechender aktiver Mitarbeit erreicht werden kann und was nicht. Folgende Themen sollten Gegenstand des Gesprächs sein:

◢ Volle axiale Belastbarkeit des betroffenen Beines, evtl. noch bestehende Abhängigkeit von Gehstützen

◢ Ausreichendes Ausmaß der muskulären Kraftentfaltung

◢ Evtl. Notwendigkeit einer weiteren ambulanten Nachsorge

◢ Dauer der Arbeitsunfähigkeit

◢ Evtl. Fortbestand weiterer intensiver Betreuung durch Hilfspersonen (v.a. bei älteren Menschen).

Mit entscheidend sind hier zunächst die Informationen des vorbehandelnden Arztes zum Verlauf des Krankheitsprozesses, des Weiteren das aktuelle klinische Bild sowie – vor allem nach gerade vorgenommenem operativen Eingriff – die radiologische Situation (Übungsstabilität? Belastungsstabilität?) und damit auch die hierauf beruhende axiale Belastbarkeit des betroffenen Beines.

Die **Gesamtdauer der postprimären Rehabilitation** ist im Allgemeinen mit insgesamt 10–12 Wochen zu veranschlagen. Vordringliche postoperative **Behandlungs-** und **Rehabilitationsziele** sind:

◢ Weitgehende Reduktion oder gar der völlige Abbau der vormals bestehenden Ruhe-, Bewegungs- und/oder Belastungsschmerzen

◢ Wiederherstellung bzw. Verbesserung der Funktionalität des betroffenen Hüft- oder Kniegelenkes

- Wiederherstellung bzw. die Verbesserung der Gesamtmobilität
- Weitgehende Unabhängigkeit von unterstützenden Gehhilfen (Rollator, Gehstützen u.a.)
- Wiederherstellung bzw. der Erhalt der Eigenständigkeit bzgl. der ADL (Vermeidung von Pflegebedürftigkeit, Verbesserung der Lebensqualität)
- Verbesserung der körperlichen Belastbarkeit im Alltag und Beruf (Lebensqualität) [Jerosch, Heisel 1996; Heisel, Jerosch 2003].

9 Das Reha-Team und seine Aufgaben

Die Durchführung der postoperativen Rehabilitation ist eine klassische Domäne der Teamarbeit. So obliegt die Koordination einer sinnvollen konservativen (Nach-)Behandlung nach endoprothetischem Ersatz des Hüft- oder Kniegelenkes und ihrer erforderlichen Einzelmaßnahmen in aller Regel dem Rehabilitationsmediziner, meist einem konservativ tätigen Orthopäden oder Unfallchirurgen, in den letzten Jahren auch einem Facharzt für Physikalische und Rehabilitative Medizin, in Ausnahmefällen auch einem Allgemeinmediziner (**Teamleiter**). In regelmäßiger und engmaschiger Rücksprache mit dem jeweiligen Operateur leitet er das Rehabilitationsteam, das im Weiteren aus den betreuenden Physiotherapeuten (Krankengymnast, Masseur, Sporttherapeut, medizinischer Bademeister) und Pflegekräften, dem Ergotherapeuten, dem Orthopädiemechaniker, dem Orthopädieschuhmacher, evtl. dem Psychologen und schließlich dem Sozialarbeiter besteht; der Arzt stellt das individuelle Rehabilitationsprogramm zusammen und stimmt die einzelnen Behandlungsstrategien aufeinander ab.

Von elementarer Bedeutung sind im weiteren Verlauf der Rehabilitation wöchentlich stattfindende Besprechungen, an denen alle Mitglieder des Teams regelmäßig teilnehmen (sog. **Teamsitzung**; s. Abb. 9.1). Hier werden die individuellen Probleme der jeweils betreuten Patienten besprochen. Hierzu zählen:

◢ Bewertung des aktuellen Standes des Rehabilitanden im Hinblick auf das Gehvermögen, die Gelenkfunktion, das Beherrschen der ADL u.a. bzw. auf noch bestehende Defizite

◢ Ergänzung (Erweiterung) des Reha-Planes, z.B. der Übergang von assistiven auf aktive krankengymnastische Übungen, die Einleitung eines gerätegestützten Krafttrainings u.a.

◢ Modifikation des weiteren Reha-Planes, z.B. die Umsetzung einer Einzel- in eine Gruppenbehandlung und umgekehrt

◢ Überprüfung der Notwendigkeit von Hilfsmitteln (temporär, auf Dauer) mit dann entsprechender Verordnung

◢ Probleme in der Pflege mit evtl. noch bestehender Abhängigkeit von einer Hilfsperson

◢ Art und Umfang der weiteren medizinischen Behandlungsbedürftigkeit nach Entlassung aus der Rehabilitation

◢ Sich anbahnende Probleme in der Nachsorge nach Entlassung aus der (stationären) Nachbehandlung mit Aktivierung der Schnittstellen (soziale Dienste wie häusliche Pflege, Essen auf Rädern, vorübergehende Kurzzeitpflege, Heimunterbringung u.a.).

Die engmaschige ärztliche Betreuung unter **stationären** Bedingungen umfasst 1–2 wöchentliche Visiten auf der Station, evtl. vor dem Wochenende eine Kurvenvisite zusammen mit dem Pflegepersonal. Zusätzlich werden vereinzelt – dies als Alternative zu einer wöchentlichen Arztvisite – individuelle Sprechstunden auf Stationsebene angeboten. Im Zuge einer **ambulanten** Rehabilitation sind wöchentliche Befundkontrollen im Rahmen spezieller Sprechstunden die Regel.

Die meist schriftlich dokumentierten Befunde und Bewertungen der einzelnen Mit-

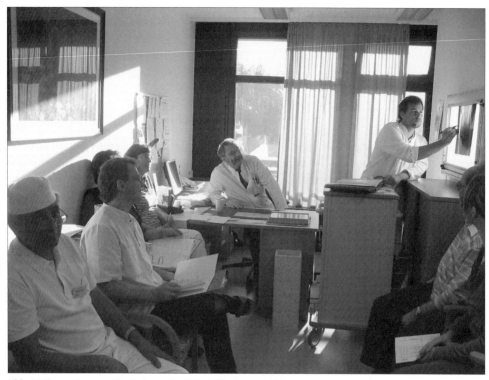

Abb. 9.1: Teamsitzung unter Leitung des Rehabilitationsmediziners

glieder des Reha-Teams werden abschließend in den Entlassungsbericht für den nachbetreuenden Hausarzt oder niedergelassenen Facharzt integriert.

10 Rehabilitationsrelevante Diagnostik

Gemäß dem Leitsatz „Der Orthopäde denkt funktionell" spielen bei der Rehabilitation von Patienten mit alloplastischem Ersatz vor allem das Bewegungsspiel des betroffenen Gelenkes, das Ausmaß der muskulären Kraftentfaltung, mögliche artikuläre oder periartikuläre Reizzustände sowie eine evtl. hieraus resultierende Beeinträchtigung der Gesamtmobilität die entscheidende Rolle. Zur Beurteilung des Schweregrades einer bestehenden Störung ist daher die sorgfältige klinische Untersuchung der Haltungs- und Bewegungsorgane insgesamt – unter besonderer Berücksichtigung der Lenden-Hüft-Region bzw. des Kniegelenkes – grundlegende Voraussetzung für die Aufstellung eines detaillierten Behandlungsplanes. Bildgebende Verfahren (Röntgenuntersuchung, Sonographie, Computer- sowie Kernspintomographie), aber auch die serologische Labordiagnostik sind hier wichtige ergänzende Maßnahmen.

10.1 Allgemeine und spezielle Anamnese

Für den weiteren Behandlungsverlauf im Rahmen der Frührehabilitation sind vor allem die detaillierte Erfassung der **Begleiterkrankungen** wichtig, wie:
- Hypertonie, Herzinsuffizienz, pAVK
- COPD
- Diabetes mellitus und andere Stoffwechselerkrankungen
- Neurologische Störungen wie z.B. ein M. Parkinson
- u.a.m.

Die jeweilige aktuelle **Dauer- bzw. Bedarfsmedikation** ist ebenfalls exakt zu erfragen und im Krankenblatt für den weiteren Verlauf zu notieren.

Nach erfolgtem endoprothetischen Gelenkersatz interessieren in diesem Zusammenhang folgende wichtigen Fakten:
- **Voroperationen am Hüftgelenk:** knöcherne Verletzungen, Pfannendachplastiken, intertrochantäre Umstellungsosteotomien, Austauschoperationen von Gelenkimplantaten u.a.
- **Voroperationen am Kniegelenk:** knöcherne Verletzungen, arthroskopische Interventionen, kniegelenksnahe Korrekturosteotomien, Austauschoperationen von Gelenkimplantaten
- **Bekannte Allergien:** NSAR, Antibiotika u.a.
- **Allgemeine Daten zur jetzigen Operation:** Datum des Eingriffes, Art des Implantates, zementfreie/zementierte Fixation, evtl. aufgetretene postoperative Komplikationen (postoperatives Hämatom bzw. Hämatomausräumung, Wundheilungsstörung, tiefe Infektion, intraoperativ eingetretene knöcherne Verletzung u.a.), vorgesehene Dauer der axialen Bein(teil)entlastung u.a.m.

10.2 Klinische Untersuchung

Die klinische Befunderhebung beginnt in aller Regel mit der Beurteilung des **allgemeinen Körperzustandes** (Erfassung von *Körpergröße* und *-gewicht*) sowie der Überprüfung der *Gang-* und *Standvarianten*, evt. mit Differenzierung eines hinkenden Bewegungsablaufes (Belastungsschmerz, Beinverkürzung, Kontraktur, muskuläre Insuffizienz, Abhängigkeit von Gehhilfen, Lähmungen u.a.).

Inspektorisch wird zunächst v.a. die Stellung der Lendenwirbelsäule überprüft (Skoliosierung aufgrund einer Beinverkürzung, Hyperlordosierung infolge einer verstärkten Beckenanteklination; s. Abb. 10.1), außerdem die Beinstellung (tatsächliche Verkürzung; virtuelle Verkürzung bei Adduktionskontraktur, virtuelle Verlängerung bei Abduktionskontraktur im Hüftgelenk; Beinachsenfehler im X- oder O-Sinne), weiterhin das Relief der hüftumspannenden sowie der Ober- und Unterschenkelmuskulatur mit

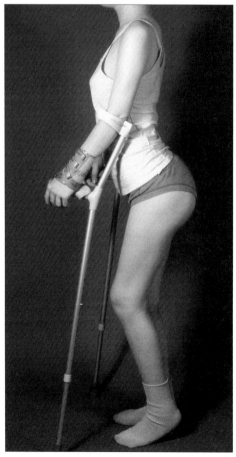

Abb. 10.1: Ausgeprägte Hyperlordose der Lendenwirbelsäule als Folge einer bilateralen Hüftbeugekontraktur (rheumatoide Arthritis)

möglicher Atrophie sowie die Narben- und Hautbeschaffenheit (Ödeme, Hämatome, Wundheilungsstörungen u.a.m.; s. Abb. 10.2).

Palpatorisch sind zunächst im Bereich der *Hüften* die ventrale Gelenkkapsel und die Leistenregion zu überprüfen, außerdem der proximale laterale Oberschenkelbereich mit der Region um die Operationsnarbe. Eine Druckdolenz in Höhe des lateralen Trochanter majors spricht meist für einen insertionstendopathischen Prozess der hüftumspannenden Muskulatur infolge Fehl- oder Überlastung. Weitere wichtige Palpationspunkte sind die dorsalen und ventralen Beckenkammspinen, die Ursprungspunkte der Adduktoren am Schambein, das Kreuzdarmbeingelenk, die iliosakralen Bandstrukturen sowie der Verlauf des M. piriformis.

Am *Kniegelenk* werden ebenfalls lokale Duckdolenzen (Ansatz der Gelenkkapsel, Bandansätze, Muskulatur, peripatellare Weichteile u.a.) sowie ein möglicher Gelenkerguss festgehalten.

Die **funktionellen Befunde** des betroffenen *Hüftgelenkes* werden, standardisiert nach der Neutral-Null-Methode, im Seitenverglich erfasst (Extension, Flexion bei gestrecktem kontralateralen Bein, An- bzw. Abduktion, Innen- bzw. Außenrotation). Zur Vermeidung einer Gelenkluxation dürfen Adduktion und Außenrotation während der ersten 12 postoperativen Wochen nur vorsichtig und dann immer möglichst nur geführt überprüft werden!

Außerdem sollte das Bewegungsspiel der angrenzenden Lendenwirbelsäule (minimaler Finger-Boden-Abstand, Schobersches Zeichen, Reklinationsausmaß des Rumpfes, Seitenneigung und Rotation) und auch der Kreuzdarmbeingelenke (Vorlauf, Patrick-Kubis-Test) untersucht werden. Zur exakten Erfassung einer nicht selten verschleierten Hüftbeugekontraktur ist der Thomas-Handgriff (Entlordosierung der kompensierenden Lendenwirbelsäule; s. Abb. 10.3) hilfreich. Die Überprüfung der Funktionalität der pel-

Abb. 10.2: Ausgeprägtes postoperatives Wundhämatom nach minimalinvasiv implantierter Hüft-TEP

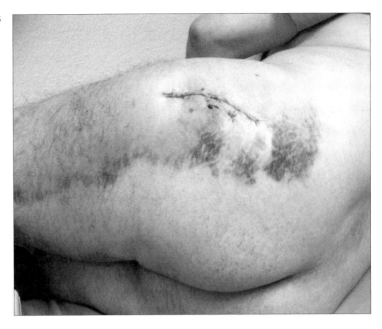

Abb. 10.3: Restbeugekontraktur der rechten Hüfte nach Implantation einer TEP (Verifizierung mit dem Thomas-Handgriff, der die kompensierende Lendenlordose beseitigt)

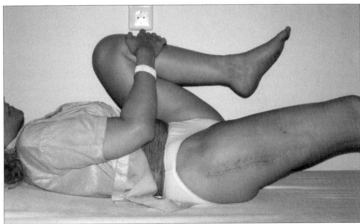

vitrochantären Muskulatur erfolgt über den Einbeintand des Patienten (Trendelenburgsches bzw. Duchennesches Zeichen mit Abkippen des Beckens zur gesunden, nicht belasteten Seite; s. Abb. 10.4). Ein positives Mennell-Zeichen weist auf eine Irritation der Kreuzdarmbeinfuge hin. Letztendlich muss die maximal mögliche Kraftentfaltung der hüftumspannenden und der Oberschenkelmuskulatur detailliert überprüft werden (z.B. aktive Streckhebung des Beines gegen Widerstand, Extension des gebeugten homolatera-

len Kniegelenkes gegen Widerstand u.a.m.). Am *Kniegelenk* werden der Bewegungsumfang in mittlerer Hüftbeugung (Entlastung der zweigelenkigen ischiokruralen Muskelgruppe) ebenfalls nach der Neutral-Null-Methode (fester bzw. federnder Anschlag?), außerdem die Patellamobilität (nach medial und lateral) erfasst. Des Weiteren interessieren der Gelenkumfang über der Patella im Seitenvergleich sowie die Kollateral- und Kreuzbandstabilität (im Falle eines nicht achsgeführten Implantates).

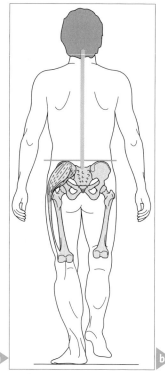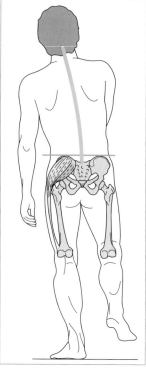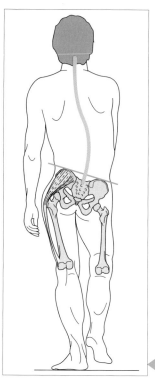

Abb. 10.4: Postoperative Rumpfhaltungs- und Gangstörungen nach Hüft-TEP (schematische Darstellung) **a)** Normalbefund: Das Becken sinkt im Stand nicht auf der kontralateralen Seite bzw. beim Gang auf der Seite des Schwungbeines ab **b)** Duchenne-Hinken: Bei leichter Schwäche des M. gluteus medius bzw. bei noch deutlichen postoperativen Schmerzbildern wird der Oberkörper während des Gangablaufes auf die Seite des Standbeines verlagert, sodass ein Absinken des Beckens auf der Schwungbeinphase ausbleibt. **c)** Trendelenburg-Hinken: Im Fall einer erheblichen Schwäche des mittleren Glutealmuskels sinkt das Becken im Stehen auf der kontralateralen Seite bzw. beim Gehen bei jedem Schritt auf der Schwungbeinseite ab.

Zum Schluss erfolgt die Beurteilung der Durchblutungssituation der unteren Extremitäten (arterielle Beinpulse, venöser Rückstrom, Lymphabfluss) und der nervalen Versorgung (sensible und/oder motorische Defizite).

10.3 Bildgebende Verfahren

Wichtigster bildgebender Untersuchungsgang zur sicheren Beurteilung der postoperativen Situation nach Implantation einer Alloarthroplastik ist auch heute noch die standardisierte **Röntgennativdiagnostik**. Ihre Durchführung ist technisch einfach und kostengünstig.

Für das **Hüftgelenk** genügen hier eine *a.-p.-Übersichtsaufnahme* des Beckens im Stehen. Diese erlaubt

- eine sichere Beurteilung des Implantatsitzes (anatomisch korrekt oder Fehlposition wie z.B. ein zu steiler oder zu flacher Pfannensitz bzw. eine varische oder valgische Stielposition),
- den Nachweis einer intraoperativ aufgetretenen Fissur/Fraktur,
- die Erkennung periartikulärer Ossifikationen,
- eine Beurteilung des Beckenstandes und damit einen Rückschluss auf eine mögliche Beinverkürzung bzw. -verlängerung sowie

⊿ eine Aussage über einen möglichen Poly-
ethylenabrieb unter axialer Belastung
(Exzentrifikation des Hüftkopfes in der
Pfanne).

Als zweite Ebene wird in aller Regel eine
Axialaufnahme durchgeführt, nur in Ausnahmefällen eine *Rippsteinaufnahme* (Beurteilung der Antetorsion des Schenkelhalses),
eine vordere innenrotierte *Obturator-Aufnah-
me* (Darstellung des ventralen Hüftpfeilers)
oder eine hintere außenrotierte *Ala-Aufnah-
me* (Darstellung des dorsalen Hüftpfeilers).

Das **Kniegelenk** wird standardisiert in 3
Ebenen geröntgt. In der **langen a.-p.-Auf-
nahme** im Stehen werden bewertet:

⊿ der femorale und tibiale Implantatsitz
(adäquate Größe, tibiale Verankerung),
⊿ die Beinachsenstellung (physiologisch:
6° valgus),
⊿ die Symmetrie der Gelenkspalthöhe medial und lateral,
⊿ die Stellung der Patella (mittig, medial,
lateral).

In der *kurzen seitlichen Aufnahme*, gefertigt im
Liegen, gelten als wesentliche Bewertungs-
kriterien

⊿ der femorale und tibiale Implantatsitz
(adäquate Größe, femorale und tibiale
Verankerung),
⊿ die korrekte Dorsalneigung des Tibiaim-
plantates (5–10°),

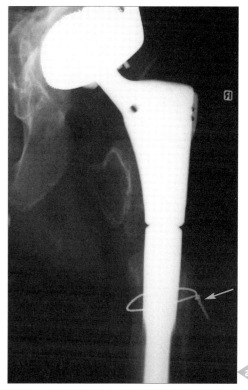

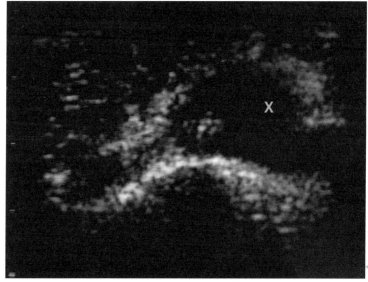

Abb. 10.5: Weichteilirritation lateraler Ober-
schenkel links nach
Hüft-TEP links und Cer-
clagenosteosynthese
des Femur **a)** Das Röntgenbild im a.-p.-Strah-
lengang zeigt ein
aufgebogenes Cercla-
genschloss (→) **b)** Das
Sonogramm belegt
eine Bursabildung (x)
um das Cerclagen-
schloss

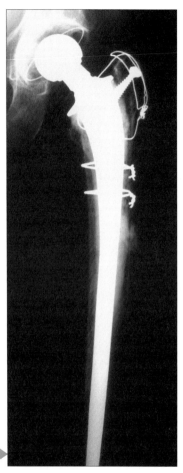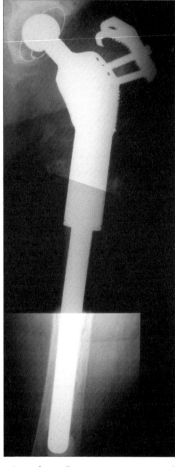

Abb. 10.6: Osteosynthesen im femoralen Bereich nach Hüft-TEP-Wechsel im a.-p.-Röntgenbild **a)** Schrauben- und Cerclagenosteosynthese des linken Trochanter major, Cerclagenosteosynthese des Femurschaftes **b)** Osteosynthese des Trochanter major links mit Krallenplatte

⊿ der Nachweis einer evtl. intraoperativ aufgetretenen Fissur/Fraktur (femoral, tibial),

⊿ der Nachweis eines möglichen Notch-Defektes sowie

⊿ die Situation der Patellarückfläche.

Die *Axialaufnahme der Kniescheibe* dokumentiert

⊿ den Sitz eines möglichen Rückflächenersatzes und

⊿ das Alignment der Kniescheibe (korrekt, medialisiert, lateralisiert).

Röntgentomogramme haben allenfalls bei der Frage einer möglicherweise intraoperativ aufgetretenen Fissur/Fraktur (s. Abb. 10.5 u. 10.6) bzw. einer lokalen Gewebeirritation eine diagnostische Bedeutung. Auch die

Computertomographie sowie die **Kernspintomographie** spielen im Rahmen der medizinischen Rehabilitation kaum eine wesentliche Rolle.

Die **Knochenszintigraphie** als hochsensible, aber wenig spezifische Untersuchungsmethode wird in erster Linie zur Früherfassung möglicher entzündlicher knöcherner Prozesse, aber auch zur Beurteilung eines gesteigerten Knochenstoffwechsels infolge einer aseptischen Implantatlockerung eingesetzt.

Die einfach durchzuführende und nebenwirkungsfreie **Sonographie** dient in erster Linie zur Abklärung unklarer periartikulärer Weichteilprozesse im Bereich der Hüfte und des proximalen Oberschenkels. Im Rahmen der Rehabilitation handelt es sich hier vor allem um

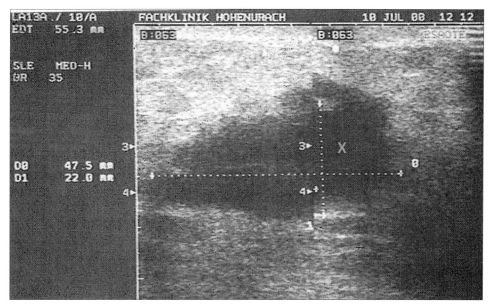

Abb. 10.7: Postoperatives epifasziales Hämatom nach Hüft-TEP (x) mit exakter Größenbestimmung (47,5 x 22,0 mm)

⊿ die Darstellung kapsulärer Reizzustände mit Gelenkerguss bzw. einer Weichteilirritation (s. Abb. 10.6b),

⊿ die Lokalisation und Ausdehnung postoperativ aufgetretener sub- oder epifaszialer Hämatome (s. Abb. 10.7) bzw.

⊿ den Nachweis eines dorsalen Kniekehlenganglions.

10.4 Labordiagnostik

Im Rahmen der orthopädischen Rehabilitation ist nur selten eine aufwendige laborserologische Untersuchung erforderlich:

⊿ Das **kleine Blutbild** (z.B. erhöhte Leukozytenzahl), eine starke Erhöhung der relativ unspezifischen **Blutsenkungsgeschwindigkeit** sowie ein deutlicher Anstieg des spezifischeren **c-reaktiven Proteins** dokumentieren einen möglichen entzündlichen Prozess, dies v.a. in der frühen postoperativen Phase.

In derartigen Fällen sollten das aktive Reha-Programm reduziert, aber auch lokale Wärmeanwendungen und balneotherapeutische Strategien ausgesetzt werden. Im Zweifelsfall einer sich möglicherweise anbahnenden tiefen Infektion (deutlich übersteigerte Entzündungsparameter) sollte eine unverzügliche Vorstellung des Patienten beim Operateur veranlasst werden.

Bei postoperativ deutlich erhöhten **Thrombozyten-Werten** ist die Thromboseprophylaxe zu intensivieren (evtl. zusätzliche Gabe von Thrombozyten-Aggregationshemmern).

⊿ Die **Serum-Elektrophorese** sowie die **Rheumafaktoren** erlauben eine Aussage über die Aktivität einer Erkrankung aus dem rheumatischen Formenkreis; evtl. ergibt sich hier in der Reha-Phase die Notwendigkeit einer gezielten medikamentösen Einstellung.

⊿ Weitergehende Laboruntersuchungen (Bestimmung der **Stoffwechselwerte**, der **Leber-** und **Nierenwerte**, der **Elektrolyte** u.a.) sind im Einzelfall zur adäquaten Mitbehandlung von Begleiterkrankungen sinnvoll.

11 Allgemeine Behandlungsstrategien in der Rehabilitation

Im Fall fortgeschrittener degenerativer Abnutzungserscheinungen des Hüft- und Kniegelenkes sollte ein operatives Vorgehen im Sinne eines totalendoprothetischen Ersatzes immer erst bei Versagen aller konservativen Behandlungsmaßnahmen am Ende der Behandlungskette stehen. Aufgrund der zu diesem Zeitpunkt meist gegebenen nicht unerheblichen funktionellen Defizite, die selbst durch die gelenkersetzende Operation oft nur begrenzt ausgeglichen werden können, ist während der frühen postoperativen Rehabilitation eine intensive medikophysikalische und funktionell orientierte Nachbehandlung erforderlich. Die Alloarthroplastik schafft erst die Voraussetzungen für ein gutes klinisches Ergebnis, das – vor allem unter Berücksichtigung der jeweiligen präoperativen Ausgangssituation – individuell unter ärztlicher und physiotherapeutischer Führung sorgfältig erarbeitet werden muss.

Darüber hinaus sind weitere sozialmedinisch relevante Rehabilitationsmaßnahmen zu beachten, um die bestmögliche (leidensgerechte) Wiedereingliederung des betroffenen Patienten in den allgemeinen Arbeitsmarkt zu gewährleisten, in fortgeschrittenen Fällen auch die adäquate Reintegration in seine häusliche Umgebung – unter Wahrung von Selbstständigkeit und Unabhängigkeit von fremder Hilfe.

Die Weiterbehandlung nach endoprothetischem Gelenksersatz von Hüfte und Knie bedeutet somit im weitesten Sinne die Summe aller ärztlichen und nichtärztlichen Maßnahmen zur bestmöglichen Wiederherstellung einer schmerzfreien (zumindest schmerzarmen) Funktionalität und Mobilität im privaten und beruflichen Umfeld. Die einzelnen Behandlungsstrategien können hierbei unter stationären Bedingungen (Anschlussheilbehandlung, Heilverfahren, Kur) oder als ambulante (früher: teilstationäre) Maßnahme (3–5 Behandlungseinheiten innerhalb von 4–5 Stunden 3- bis 5-mal pro Woche in einem Rehabilitationszentrum) durchgeführt werden.

11.1 Medikamentöse Therapie

In den ersten Wochen nach alloplastischem Ersatz von Hüfte bzw. Knie bestehen aufgrund der operationsimmanenten Gewebetraumatisierung in aller Regel mehr oder weniger stark ausgeprägte, meist belastungsabhängige lokale Beschwerdebilder, die die wichtige funktionelle Nachbehandlung beeinträchtigen können. Unter diesem Gesichtspunkt wird vor allem in der frühen Phase der postoperativen Rehabilitation meistens eine konsequente systemische, symptomatische, **analgetische** und **antiphlogistische** Medikation empfohlen.

11.1.1 Analgetika

Analgetika dienen der reinen symptomatischen Schmerzbekämpfung, sie verfügen über keinen antiinflammatorischen Effekt; als Dauertherapeutika sind diese Substanzen nicht geeignet (Präparate mit zentraler und peripherer Wirkung s. Tab. 11.1).

Tab. 11.1: Übersicht über die nicht-sauren antipyretischen Analgetika

Chemische Substanz	Handelsnamen (Auswahl)	Tageshöchstdosis	Halbwertzeit (h)
Paracetamol	• Monosubstanz: Ben-u-ron, Contac u.v.a. • Mit Codein: Gelonida, Lonarid, Talvosilen u.a.	50 mg/kp KG	1,5–2,5
Metamizol	Baralgin, Metalgin, Novalgin Novalminsulfon u.a.	4000 mg bzw. 160 Tropfen	2–4

Indikationen:

◢ Nicht oder nur wenig entzündliche postoperative Schmerzzustände

◢ Vor einer geplanten krankengymnastischen Mobilisationsbehandlung im Fall einer funktionellen Beeinträchtigung des operierten Gelenkes.

Kontraindikationen:

◢ Bekannte Unverträglichkeit

◢ Bekannte Allergieneigung.

11.1.2 Nichtsteroidale Antiphlogistika – NSAR

Die nichtsteroidalen Antiphlogistika umfassen Substanzen mit einer außerordentlichen Vielfalt unterschiedlicher Wirkstoffgruppen; meist handelt es sich um schwache Säuren mit hydrophiler-lipophiler Polarität (v.a. Propion- und Essigsäurederivate sowie Oxikame) und einem definierten Wirkungsmechanismus, der sich von den Steroiden grundsätzlich unterscheidet. Im Vordergrund steht eine rein symptomatische, unspezifische lokale Entzündungshemmung am Ort der Erkrankung (antiexsudativ, antiproliferativ) durch Inhibition der Zyklooxigenase und damit der Bildung humoraler Entzündungsmediatoren, der Prostaglandinsynthese, aber auch der zellulären Entzündungsmechanismen. Bzgl. jeder einzelnen Substanz besteht eine individuell unterschiedliche Wirksamkeit und Verträglichkeit; darüber hinaus gibt es substanzspezifische Unterschiede in der Pharmakokinetik (Wirkungsmaximum etwa nach dem 4-Fachen der Plasmahalbwertzeit, Steuerbarkeit); eine gute subjektive Effizienz wird in 60–70% der Fälle angegeben. Zur Vermeidung der bekannten Nebenwirkungen auf den Magen-Darm-Trakt ist im Zuge einer längeren Applikation (über eine Woche) die Gabe eines Magenschutzpräparates – in aller Regel eines Protonenpumpenhemmers (s. Tab. 11.2) – erforderlich.

Die Magen-Darm-Verträglichkeit konnte mit Einführung selektiver Cox-2-Hemmer wesentlich verbessert werden. Eine weitere

Tab. 11.2: Medikamentöse Prophylaxe von Magen-Darm-Nebenwirkungen der NSAR mit speziellen Pharmaka

Ausmaß des Nebenwirkungsrisikos	Chemische Substanzen	Handelsnamen (Auswahl)	Dosierung
Low Risk	• Misoprostol (Prostaglandin-Derivat)	• Cytotec	• 2- bis 4-mal 200 µg/die
High Risk	• Omeprazol	• Antra MUPS, OMEP u.a.	• 2-mal 20 mg/die oder 1-mal 40 mg/die
	• Pantoprazol	• Pantozol, rifun	• 1(bis 2)-mal 20 mg/die
	• Lansoprazol	• Agopton, Lanzor	• 1(bis 2)-mal 15 mg/die
	• Esomeprazol	• Nexium	• 1-mal 20–40 mg/die

Alternative bieten die ebenfalls analgetisch und antiphlogistisch gut wirkenden und dabei gut verträglichen Teufelskrallenextrakte (Präparate s. Tab. 11.3).

Indikationen im Rahmen der Rehabilitation:

◢ Als Sofortmaßnahme zur Beeinflussung erheblicher Schmerzzustände mit entzündlicher Komponente

Tab. 11.3: Übersicht über die Stoffgruppen der nicht-steroidalen Antirheumatika (Stand: Frühjahr 2007)

Stoffgruppen	Chemische Substanzen	Handelsnamen (Auswahl)	Tageshöchst- dosis (mg)	Halbwertzeit (Std.)
Salicylate	Acetylsalicyl-säure	Aspirin, Aspro, ASS, Thomapyrin akut, u.a.m.	2000–6000	0,2–3
Anthranilsäure-De-rivate (Fenamate)	Mefenamin-säure	Parkemed, Ponalar	1500	1–3
Arylessigsäure-De-rivate (sog. Fenace)	Acemetacin	Acephlogont, Randutil u.a.	180	2–5
	Diclofenac	Allvoran, Diclac, Diclophlogont, Effek-ton, Monoflam, Myogit, Voltaren u.v.a.	200	1–4
	Aceclofenac	Beofenac	200	2–5
	Indometacin	Amuno, indocontin, Indo-Phlogont	150–200	2–5
	Lonazolac	Argun, arthro-akut	600	6
	Proglumetacin	Protaxon forte	600	2–5
Arylproprionsäure-Derivate (sog. Profene)	Ibuprofen	Aktren, Contraneural, Ibuphlogont, imbun, Novogent, Optalidon, Optu-rem, Tabalon, Tempil u.a.	2400	1–2,5
	Ketoprofen	Alrheumun, Gabrilen, Orudis, Spon-dylon, u.a.	300	1,5–2,5
	Dexketoprofen	Sympal 25	75	1,5–2,5
	Naproxen	Dysmenalgit, Naproxen, Proxen	750–1000	12–15
	Tiaprofensäure	Surgam	600	1–32
Oxikame	Piroxicam	Felden, Flexase, Piroflam, u.a.	20(–40)	45–55
	Meloxicam	Mobec	15	18–30
	Lornoxicam	Telos	16	3–5
Coxibe	Celecoxib	Celebrex	400	8–12
	Etoricoxib	Arcoxia	90(–120)	22
	Lumiracoxib	Prexige	100	4–5
Pyrazolon-Derivate	Azopropazon	Tolyprin	1800	12
	Mofebutazon	Mofesal	900	2
	Phenylbutazon	Ambene, exrheudon	600	70–75
Oxaceprol		AHP 200, danoprox	1200	4–8

◢ Postoperativer Gewebereizzustand mit resultierender funktioneller Beeinträchtigung und Belastungsschmerz

◢ Vor einer geplanten krankengymnastischen Mobilisationsbehandlung im Fall einer schmerzhaften Gelenkkontraktur (dann möglichst Präparate mit kurzer Halbwertzeit).

Kontraindikationen:

◢ Floride Gastritis oder Ulcus duodeni

◢ Allgemeine Blutungsneigung

◢ Ungeklärte Leuko- und Thrombopenien

◢ Bekannte Allergie u.a.m.

11.1.3 Opioide – Opiate

Schwache Opioide zählen nicht zu den Betäubungsmitteln im Sinne des Betäubungsmittelgesetzes; sie stellen die Stufe II des WHO-Schemas in der medikamentösen Schmerzbekämpfung dar.

Präparate: Mittelstarke, ausschließlich zentral wirkende Substanzen (s. Tab. 11.4).

Applikation: V.a. oral in Tropfenform, aber auch als Tablette/Kapsel/Dragee oder rektal als Zäpfchen; auch i.m. oder i.v. Gabe bei einigen Präparaten möglich.

Indikationen im Rahmen der Rehabilitation:

◢ Mittelstarke bis starke Schmerzbilder in der frühen postoperativen Phase

◢ Als Zusatzmedikation zur Wirkungssteigerung bei nicht ausreichender Analgesie

unter Paracetamol-, Metamizol- bzw. NSAR-Medikation.

Kontraindikationen:

◢ Stillzeit; strenge Indikation in der Schwangerschaft

◢ Bekannte Unverträglichkeit

◢ Starke Nebenwirkungen (Haut, Gastrointestinaltrakt, auch Psyche).

Eine gleichzeitige Gabe von Nicht-Opioid-Analgetika (z.B. NSAR) ist in vielen Fällen stärkerer postoperativer Schmerzbilder durchaus sinnvoll, da sich die Effizienz aufgrund der unterschiedlichen Angriffspunkte im Sinne einer Wirkungssteigerung im Organismus summiert.

Bei den **Opiaten** handelt es sich um Schmerzmittel im Sinne des Betäubungsmittelgesetzes, die speziell rezeptpflichtig sind; sie stellen die Stufe III im WHO-Behandlungsschema dar. Ihre starke zentrale protopathische Analgesie beruht auf der Hemmung der C-Fasern (Beeinflussung der emotionalen Schmerzempfindung), die epikritische Schmerzempfindung (A δ-Fasern) wird deutlich weniger gehemmt (Präparate s. Tab. 11.5).

Indikationen im Rahmen der Rehabilitation:

◢ Vor allem zur Langzeittherapie starker und stärkster Schmerzen in der frühen Phase (bis zu 3 Wochen) nach dem erfolgten alloplastischen Gelenksersatz, die auf die sonstige Medikation nicht oder nur ungenügend ansprechen.

Tab. 11.4: Übersicht über die mittelstark wirkenden zentralen Analgetika

Stoffgruppe	Chemische Substanzen	Handelsnamen (Auswahl)	Tageshöchstdosis
Triamininopyridin	Flupirtinmaleat	Katadolon, Trancopal-Dolo	600 mg oral (900 mg rektal)
Schwache Opioide	Tramadol	Amadol, Tramadolor, Tramal, Tramundin u.a	400–600 mg p.o. bzw. bis zu 240 Tropfen
	Tilidin (mit Naloxon)	Andolor, Valoron-N u.a.	600 mg p.o. bzw. bis zu 240 Tropfen

Tab. 11.5: Übersicht über die Stoffgruppe der Opiate

Chemische Substanz	Handelsnamen (Auswahl)	Applikation	(Initiale) Einzeldosis
Buprenorphin	Temgesic, Sobutex	p.o. (sublingual)	0,2–0,4 mg
	Transtec	Transdermales Pflaster	35 µg/h (3 Tage); Steigerung auf 52,5 bzw. 70 µg/h möglich
Dihydrocodein, Codein-phosphat (retardiert)	DHC-Mundipharma, codiOPT	p.o.	60 mg
Fentanyl	Durogesic SMAT	Transdermales Pflaster	12–25 µg/h (3 Tage)
	Actiq (Fentanylcitrat-OTFC)	p.o. (transmukosal über einen Kunststoff-Applikator)	200–1600 µg
Hydromorphon	Dilaudid	i.m., s.c., (i.v.)	2 mg (in 1 ml)
	Palladon	p.o.	4 mg
Morphinhemisulfat (retardiert)	Capros, MST-Mundi-pharma, Sevredol u.a.	p.o.	10–30 mg
Morphinsulfat	Kapanol, M-long u.a.	p.o., Tropfen	10 mg
Oxycodon (retardiert)	Oxygesic	p.o.	10–20 mg
Pethidin	Dolantin u.a.	i.v., rektal, Tropfen	Initial 100 mg, maximal 500 mg/die
Pentazocin	Fortral	i.v., i.m. (evtl. s.c.)	Einzeldosis 0,5 mg/kp KG; maximal 360 mg/die
Piritramid	Dipidolor	i.m., i.v.	7,5–15 mg

Nebenwirkungen: Die Präparate sind meist gut verträglich, auch im Fall einer Daueranwendung; wichtig ist v.a. die Problematik der Obstipation und der Atemdepression. Bei Vorliegen einer Leber- oder Nierenfunktionsstörung muss eine Dosisanpassung erfolgen (nicht beim Buprenorphin!).

Kontraindikationen:
◿ Lediglich leichtere bis mittelstarke Beschwerdebilder, die auf andere Präparate (Stufe I und II der WHO) ansprechen
◿ Bekannte Überempfindlichkeit
◿ Ausgeprägte bradykarde Rhythmusstörungen
◿ Schwere Beeinträchtigung der ZNS-Funktion
◿ Bestehender Ileus

◿ Behandlung von Entzugserscheinungen
◿ Hepatische Porphyrie (Pentazocin).

Wie bei den Opioiden ist auch bei diesen Präparaten eine zusätzliche Applikation von NSAR möglich.

11.1.4 Myotonolytika

Vor allem bei lange Zeit bestehenden schmerzhaften Koxarthrosen kommt es während der langsam einsetzenden Hüftbeugekontraktur klinisch meist zu einer Anteklinationskippung des Beckens mit nachfolgender kompensatorischer hyperlordotischer Einstellung der Lendenwirbelsäule. Die weiteren Folgen sind häufig auftretende reaktive mus-

Tab. 11.6: Übersicht über die wichtigsten in der Schmerztherapie eingesetzten zentral wirkenden Myotonolytika

Wirkstoff	Handelsnamen (Auswahl)	Einzeldosis	Tageshöchstdosis
Diazepam	Faustan, Lanira, Valium	(2), 5, 10 mg	40 (–60) mg
Mephenesin	DoloVisano	250 mg	2000 mg
Methocarbamol	Ortolon	1000 mg	6000 mg
Orphenadrin	Norflex	100 mg	120 (–240) mg
Tetrazepam	Mobiforton, Musaril, Myospasmal, Spasmorelax, TetHEXAL	50 mg	Einschleichend, 200 (–400) mg
Tizanidin	Sirdalud	2, 4, 6 mg	Optimaler Dosisbereich: 12–24 mg (max. 36 mg)
Tolperison	Mydocalm	50 mg	450 mg

kuläre Verspannungen der kaudalen Rumpfstreckmuskulatur mit sehr unangenehmen Beschwerdebildern. Zentral wirkende Muskelrelaxantien (Myotonolytika) verstärken die Wirkung des hemmenden Neurotransmitters Gamma-Amino-Buttersäure (GABA); die resultierende muskuläre Detonisierung ist meist mit einem gleichzeitigen analgetischen Effekt verbunden (Präparate s. Tab. 11.6).

Nebenwirkungen:
- Evtl. Müdigkeit und Verlangsamung des Reaktionsvermögens; daher Einnahme der Präparate vorzugsweise abends
- Hypersalivation, Polydipsie
- (Allergische) Hautreaktionen.

Kontraindikationen:
- Dekompensierte respiratorische Insuffizienz
- Akutes Engwinkelglaukom
- Eingeschränkte Nierenfunktion
- Psychosen
- Bekannte Abhängigkeitsanamnese
- Gravidität, Stillzeit.

11.1.5 Glukokortikoide

Eine systemische *orale* Applikation von **Glukokortikoiden** (als kurzfristige Stoßbehandlung oder als längerfristige Dauermedikation) kommt, nach sorgfältiger Abwägung des Nutzen-Risiko-Verhältnisses, im Rahmen der orthopädischen Rehabilitation nur in seltenen Ausnahmefällen in Frage. Diese wären z.B. stark entzündliche Verläufe rheumatischer Erkrankungen (kurzfristige Erhöhung der Dauermedikation infolge des Operationsstresses), die durch eine ausreichend dosierte nichtsteroidale Medikation nur unbefriedigend eingestellt werden können; außerdem immobilisierende Schmerzbilder.

Eine *lokale* Applikation von **Kristallkortikoiden** kommt allenfalls bei hartnäckigen periartikulären Reizzuständen (Bandansätze u.a.) in Betracht.

11.1.6 Basistherapeutika – Immunsuppressiva

Chemische Substanzen wie Sulfasalazin, Leflunomid, Chloroquin (Antimalariamittel), Goldpräparate, D-Penicillamin (sog. **Basistherapeutika**) sowie Methotrexat, Ciclosporin A (sog. **Immunsuppressiva**) sind wichtige Stoffgruppen in der Langzeitbehandlung destruierend verlaufender Erkrankungen des rheumatischen Formenkreises. Die Einstellung des Patienten auf diese Präparate sowie die Überwachung im Hinblick auf das nicht seltene Auftreten von Nebenwirkungen obliegt einem erfahrenen Rheumatologen; im Rahmen der Rehabilitation nach alloplastischem Gelenksersatz werden sie in aller Regel nach abgeschlossener Wundheilung in der individuellen Dosierung weiter verabreicht.

11.1.7 Externa

Die Effizienz lokal eingesetzter Präparate – sog. **Externa** – ist belegt. Die Wirkung der einzelnen antiphlogistischen Salben, Gele, Sprays, Heilerde, Retterspitz u.a. erfolgt in den meisten Fällen durch eine lokale Anreicherung der Wirksubstanz im entzündlich gereizten Gewebe v.a. über den Blutweg, kaum jedoch über eine direkte lokale Diffusion. In der frühen postoperativen Phase ist ihr meist zusätzlich gegebener lokal kühlender Effekt therapeutisch durchaus sinnvoll.

Indikationen im Rahmen der Rehabilitation:
◢ Tendomyosen, Insertionstendopathien und Myalgien im gelenkumspannenden Bereich (sog. periarthralgische Reizzustände)
◢ Postoperative Reizzustände u.Ä.

Kontraindikationen:
◢ Noch nicht abgeschlossene Wundheilung
◢ Lokale floride Entzündungen der Haut, Ekzeme und Kontaktallergien
◢ Sezernierende Prozesse.

11.2 Diätetische Maßnahmen

Weil es sich bei einem künstlichen Gelenkersatz immer nur um ein klassisches Verschleißteil handelt, das mit zunehmender Standdauer in situ proportional zur axialen Belastung im täglichen Leben Abrieb- und somit Abnutzungsphänomene des Kunststoffteiles zeigt, sollte – wenn nicht bereits präoperativ angegangen – spätestens in der postoperativen Phase unbedingt eine **Normalisierung des Körpergewichtes** durch kalorisch knappe, ballaststoffreiche, möglichst fettarme, kohlehydrat- und eiweißreiche Nahrung angestrebt werden. Sinnvoll ist dann evtl. eine zusätzliche Gabe von Spurenelementen (z.B. Selen) und Vitaminen (Vitamin C und E). Besteht ein erhebliches Übergewicht, ist zur Verhinderung einer möglichen Stoffwechselentgleisung eine Radikalkur abzulehnen. Günstiger erscheint eine langfristig angelegte Umstellung der Ernährungsgewohnheiten mit mehreren kleinen Mahlzeiten pro Tag (auf insgesamt etwa 1000 Kcal/die bis zum Erreichen des Normalgewichts).

Die Effizienz einer speziellen „**antiarthrotischen Diät**", wie teilweise in der Laienpresse propagiert (Einnahme sog. Gelatineprodukte), ist medizinisch nicht belegt. Lediglich im Falle einer Hyperurikämie kann das Risiko eines Gichtanfalls durch eine purinarme Kost (Harnsäurezufuhr auf weniger als 120mg/die zu beschränken) reduziert werden.

11.3 Bewegungstherapeutische Maßnahmen

Durch den schonungsbedingten Wegfall der funktionellen Bewegungs- und Dehnungsreize infolge von präoperativ – aufgrund degenerativer Veränderungen – bestehenden schmerzhaften, evtl. sogar entzündlichen Binnenreizzuständen des betroffenen Hüft- bzw. Kniegelenkes kommt es nicht selten zu einer Schrumpfung der artikulären und periartikulären Weichteilstrukturen. Betroffen sind im Bereich der *Hüfte* einerseits vor allem die ventrale Gelenkkapsel, aber auch die Außenrotatoren- und Adduktorenmuskulatur. Am *Knie* stehen hier vor allem die hintere Gelenkkapsel und die zweigelenkige ischiokrurale Muskelgruppe, im Spätstadium auch der anteriore mediale und laterale Reservestreckapparat sowie die Quadrizepsmuskulatur im Vordergrund. Um ein Höchstmaß an funktioneller Leistungsfähigkeit des jeweils betroffenen Gelenkes zu erhalten bzw. herzustellen, sind deshalb in nahezu allen Fällen gezielte bewegungstherapeutische Maßnahmen erforderlich. Differenziert werden hier unterschiedliche funktionelle manuelle Techniken (vor allem in Einzelbehandlung), Strategien mit Einsatz apparativer Maßnahmen (CPM-Schiene, medizinische Trainingstherapie), des Weiteren Gruppentherapien vor allem zur Koordinationsschulung.

11.3.1 Allgemeine Grundlagen

Die **krankengymnastische (physiotherapeutische) Übungsbehandlung** (Kinesiotherapie) spielt im Rahmen der orthopädischen Rehabilitation nach endoprothetischem Ersatz des Hüft- und Kniegelenkes eine zentrale Rolle. Das passive und aktiv angeleitete Trainieren von Bewegungsabläufen dient in diesen Fällen dem wichtigen Ziel der Wiederherstellung bzw. des Erhaltes von Mobilität, Funktionalität und Kraftentfaltung; hier fazilitiert die *Distraktion* des betroffenen Gelenkes die passive Beweglichkeit, die *Kompression* die aktive Bewegung.

Prinzipien der passiven Bewegungstherapie (ohne Eigenaktivität der betroffenen Muskulatur unter Ausschaltung der Schwerkraft):

◿ Spezielle Lagerungstechniken, ganz überwiegend zur Vorbeugung einer Kontraktur (s. Kap. 11.3.2)

◿ Passives Durchbewegen auf Motorschiene („continuous passive motion" – CPM) (s. Kap. 11.3.4)

◿ Passives manuelles Durchbewegen der betroffenen Gelenke (s. Kap. 11.3.3), wenn aktive Bewegungen z.B. aufgrund einer noch bestehenden muskulären Kontraktur oder einer eingeschränkten Mitarbeit des Patienten nicht möglich sind

◿ Manuelles Dehnen eines kontrakten Muskels bzw. einer Weichteilstruktur (z.B. Reservestreckapparat bzw. Gelenkkapsel des Kniegelenkes) zur Verbesserung der Bewegungsamplitude des betroffenen Gelenkes; gleichzeitig liefert eine vorausgegangene Dehnung eines geschwächten Muskels über den sog. myostatischen Reflex einen kräftigeren Anreiz zur muskulären Kontraktion.

◿ Kontraktion des Antagonisten mit gleichzeitiger passiver Dehnung des Agonisten.

Prinzipien der aktiven Bewegungstherapie (assistierte, normaktive bzw. resistive Übungen; s. Tab. 11.7 u. 11.8):

◿ Ausschöpfen des maximal möglichen Bewegungsumfangs vor allem wichtiger motorischer Funktionen, kein ausschließliches Üben in der mittleren Bewegungsamplitude

◿ Beachten des korrekten physiologischen Bewegungsrhythmus (keine zu langsame oder zu schnelle Aktionsfolge)

◿ Verbesserung der Koordination und Bewegungsharmonisierung durch häufige Wiederholungen einer Übung (z.B. im Rahmen einer gerätegestützten Behandlung)

◿ Vermeidung einer Ermüdung durch alternierende Anspannung/Entspannung von Agonisten und Antagonisten oder durch rhythmisch pendelnde Bewegungsmuster

◿ Im Fall einer muskulären Unausgeglichenheit wird meist auf nicht gewünschte Ausgleichsbewegungen statt auf normale Muster zurückgegriffen.

Tab. 11.7: Grundtechniken der krankengymnastischen Bewegungstherapie

Art der Technik	Klinik und typische Indikationen
Passive Bewegung	Fehlende muskuläre Eigenaktivität (keine oder nur minimale muskuläre Aktivität möglich, z.B. im Fall noch erheblicher postoperativer Schmerzbilder), manuell oder apparativ (z.B. CPM-Schiene) durchgeführt zum Erhalt der Gelenkmobilität und Dehnfähigkeit der gelenkumspannenden Weichteile
Assistierte Bewegung	Aktive Bewegungen nur möglich nach erfolgter Entlastung (der Extremität) von der Eigenschwere; manuell oder apparativ (z.B. im Schlingentisch) durchgeführt, auch unter Ausnutzung der Auftriebswirkung im Wasser
Normaktive Bewegung	Muskulär eigenständige aktive Bewegungen gegen die Eigenschwere; Therapeuten-unabhängig möglich, maximale muskuläre Kraftentfaltung jedoch (noch) beeinträchtigt (vorzeitige Ermüdung)
Resistive Bewegung	Aktive Bewegung gegen (therapeutisch) vorgegebenen Widerstand; auch an Geräten möglich (zur gezielten muskulären Kräftigung und Verbesserung der Ausdauerleistung)

Tab. 11.8: Quantifizierung der muskulären Kraftentfaltung (Muskelfunktionstests)

Grad	Ausmaß	Prozentualer Anteil der Muskelkraft zur Normalkraft	Typische Klinik
5	Normal	100	Volles Bewegungsausmaß gegen starken Widerstand
4	Gut	75	Volles Bewegungsausmaß gegen leichten Widerstand
3	Schwach	50	Volles Bewegungsausmaß gegen die Schwerkraft
2	Sehr schwach	25	Volles Bewegungsausmaß ohne Einwirkung der Schwerkraft
1	Spur	10	Sicht- bzw. tastbare muskuläre Aktivität, Bewegungsausmaß jedoch nicht vollständig
0	Null	0	Komplette Lähmung, keine muskuläre Kontraktion möglich

Primäre Ziele der krankengymnastischen Behandlung von Hüft- bzw. Kniegelenk im Rahmen der postoperativen Rehabilitation nach endoprothetischem Ersatz sind:

- Prävention eines schonungsbedingten muskulären Defizites durch gezielte aktive Übungen
- Schmerzlinderung durch Entlastung des Gelenkes (muskuläre Detonisierung durch funktionsgerechte, kontrakturvorbeugende Lagerung, s. Tab. 11.9; Schlingentisch-Anwendung; Traktionen; Einsatz von Gehhilfen)
- Verbesserung der Gelenkfunktion durch vorsichtige, schrittweise gesteigerte manuelle Dehnung der geschrumpften kontrakten Gelenkkapsel; evtl. mit zusätzlicher Wärmeapplikation, Quermassage, postisometrischer Relaxation
- Detonisierung hypertoner Muskelgruppen in der Umgebung des betroffenen Gelenkes durch vorsichtige Lockerungs- und Dehnungsübungen
- Kräftigung der gelenkumspannenden und -stabilisierenden Muskulatur sowie Korrektur von Fehlstellungen, z.B. durch gezielte aktive Spannungsübungen (Haltetherapie), PNF-Pattern, Einsatz von Therabändern oder Expandern bzw. kontinuierlich mithilfe von Manschettengewichten u.a.
- Verbesserung der Gelenkbeweglichkeit durch möglichst schmerzfreies Durchbe-

wegen, aber auch durch widerlagernde Mobilisation im Rahmen der funktionellen Bewegungslehre (FBL), durch rhythmische Bewegungsübungen u.a.

◢ Erlernen spezieller Ersatzfunktionen (kompensatorische Bewegungsmuster)

◢ Verbesserung motorischer Funktionen wie Kraft, Ökonomie, Ausdauer, Koordination und Geschicklichkeit z.B. durch Übungen auf labilem Untergrund wie einem Kipp- bzw. Schaukelbrett, Trampolin, auch durch Spazierengehen o.Ä.

◢ Verbesserung des Gangbildes durch Korrektur von Ausgleichsbewegungen, durch Ganganalyse, evtl. auch durch Einsatz adäquater Hilfsmittel.

Im *akuten Stadium* mit entsprechendem subjektivem Beschwerdebild kommen in erster Linie **assistive** Übungen unter Abnahme der Eigenschwere in Frage, *im späteren Verlauf* dann vor allem **aktive** isotonische (dynamische) Bewegungen, auch gegen manuellen Widerstand (statische oder isometrische Übungsteile), des Weiteren eine Kräftigung der antagonistischen Muskulatur.

11.3.2 Postoperative Lagerung des Beines

In den ersten Tagen nach dem gelenkersetzenden Eingriff der **Hüfte** wird das operierte Bein in einer weichen Schaumstoffschiene gelagert, ein Keil zwischen beiden Beinen soll eine luxationsbegünstigende Adduktion verhindern. Intraoperativ wird die verdickte und entzündlich gereizte Gelenkkapsel meist subtotal reseziert, damit von ihr im weiteren frühen postoperativen Verlauf keine wesentlichen Beschwerden mehr ausgelöst werden können. Dennoch ist damit in vielen Fällen eine präoperativ oft bestehende Außenrotationskontraktur postoperativ nicht immer ausreichend korrigiert, da nicht selten auf eine intraoperative Diszision der entspre-

chenden Sehnenansätze verzichtet wird. Deshalb bleibt diese typische Schonhaltung einer Koxarthrose auch in der frühen postoperativen Phase meist in mehr oder weniger ausgeprägtem Umfang fortbestehen. Der Patient selbst bevorzugt zu diesem Zeitpunkt eine Entlastungsstellung der Hüfte in leichter Flexion, Adduktion und Außenrotation, da die hüftumspannenden Weichteile hierbei am besten entspannt sind. Eine vom Patienten eingenommene Schonhaltung der Hüfte würde jedoch über kurz oder lang eine Verschlimmerung der Hüftbeuge- und Außenrotationskontraktur begünstigen. Aus diesem Grund muss auch nach Abklingen des Wundschmerzes (nach etwa 36–48 Stunden) wieder zwingend auf eine korrekte Beinlagerung geachtet werden. Die Positionierung eines subjektiv durchaus als angenehm empfundenen Kissens unter dem homolateralen Kniegelenk sollte möglichst vermieden werden (s. Tab. 11.9).

Am Ende eines 8- bis 14-tägigen stationären Aufenthaltes im Akuthaus sollte in aller Regel bezüglich des betroffenen operierten Hüftgelenkes bei lateraler Hautschnittführung ein Bewegungsausmaß von 80–90° Flexion bei freier Extension gegeben sein. Im Fall eines dorsalen Zugangsweges zum Hüftgelenk sollte die Beugung in der Anfangphase 60–70° nicht überschreiten, um eine Prothesenluxation zu vermeiden.

Das **Kniegelenk** wird nach Implantation einer Endoprothese in der frühen postoperativen Phase ebenfalls in weitestmöglicher Streckung in einer Schaumstoffschiene o.Ä. gelagert (s. Abb. 11.1). Nur im Fall einer als Zweiteingriff erfolgten Narkosemobilisation (bei zuvor limitierter Flexion) sollte anders verfahren werden.

Bei der Entlassung aus dem Akuthaus mit Übergang in die frühe postoperative Rehabilitation sollte im Fall einer Knieendoprothese ein Flexionsausmaß von mindestens 80–90° gegeben sein, das Streckdefizit sollte allenfalls 5° (–10°) betragen.

Tab. 11.9: Funktionsgerechte Lagerung der Gelenke im Fall schmerzhafter postoperativer Gelenkirritationen zur Vermeidung einer Kontraktur

Betroffenes Gelenk	Funktionsgerechte Lagerung
Hüftgelenk	Leichte Abduktion von 5°, leichte Flexion von 5°, Rotationsmittelstellung (evtl. häufigere Bauchlage)
Kniegelenk	Leichte Flexionsstellung von 5° (keine Knierolle!)

Abb. 11.1: Korrekte Lagerung des TEP-versorgten Kniegelenkes in maximaler Streckstellung (Handtuch unter der Wade, Kniekehle frei; keine Knierolle!)

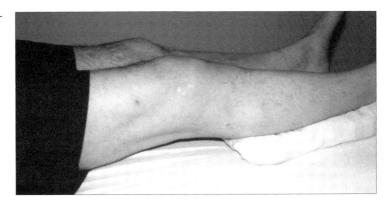

11.3.3 Einzel- und Gruppentherapie

Im Rahmen der frühen postoperativen krankengymnastischen Mobilisationsbehandlung steht zunächst vor allem die **Funktionalität des Gelenkes** im Vordergrund.

Bei der **krankengymnastischen Einzelbehandlung** im Rahmen der postoperativen Rehabilitation nach erfolgtem alloplastischem Gelenksersatz ist ein individuelles Üben optimal praktikabel. Intensität und Dosierung der einzelnen Übungsteile werden vom subjektiven Beschwerdebild und damit von der jeweiligen Schmerzgrenze des Patienten, außerdem vom aktuellen Ausmaß der gegebenen Funktionsbeeinträchtigung des betroffenen Gelenkes bestimmt. Weitgehende Schmerzfreiheit sowie ausreichende Erholungspausen sollten gewährleistet sein. Eine möglichst kontinuierliche tägliche Behandlung, evtl. auch in zusätzlicher Eigenregie durch den Patienten selbst, ist erstrebenswert. Mit Ausnahme des Treppensteigens sowie des Arbeitens gegen erheblichen mechanischen Widerstand wird eine Leistungsanforderung von 25 Watt/min. im Allgemeinen nicht überschritten.

Beim **Hüftgelenk** stellt die gezielte **Kräftigung der Abduktoren** einen äußerst wichtigen Anteil der krankengymnastischen Nachbehandlung dar, vor allem um später im Rahmen der Gangschulung einem Duchenneschen oder Trendelenburgschen Hinken entgegenzuwirken. Zu berücksichtigen ist, dass aufgrund einer meist eingetretenen Außenrotationskontraktur im Zuge des operativen Eingriffes die Außenrotatoren, evtl. auch die Abduktoren oft im sehnigen Ansatz eingekerbt werden, sodass postoperativ in vielen Fällen eine vorübergehende Schwäche dieser Muskelgruppe fortbesteht. Gewisse Vorsicht ist vor allem bei Patienten geboten, bei denen intraoperativ der M. tensor fasciae latae abgelöst bzw. eine Trochanterosteotomie durchgeführt wurde. Daher sollte bei den einzelnen Übungsteilen im Rahmen eines gezielten Trainings unbedingt zwischen Teil- und Vollbelastbarkeit der betroffenen Extremität differenziert werden.

Das Funktionstraining bei eingeschränkter **Hüftflexion** ist im Fall einer deutlicheren Kontraktur oft nicht unerheblich schmerzhaft. Die Übungen erfolgen in aller Regel am kurzen Hebel bei gleichzeitiger Überstreckung der kontralateralen Hüfte. Eine vorausgehend analgetische Abdeckung (z.B. 20–25 Tropfen Tramadolor) hilft, die Schmerzschwelle temporär meist sehr effizient zu senken (s. Abb. 11.2–11.5).

In vielen Fällen besteht bei Patienten postoperativ nach künstlichem Hüftgelenksersatz eine **eingeschränkte Extension** (Aufhebung der physiologischen Überstreckung), die sich meist durch die lang dauernde präoperative Schonhaltung erklären lässt. Diese Beugekontraktur bringt dann oft ein schlechtes Gangbild mit sich, weswegen Hüftpatienten aufgrund der kompensatorischen hyperlordotischen Einstellung der Lendenwirbelsäule infolge der Beckenanteklination nicht selten auch über gleichzeitig bestehende Rückenschmerzen klagen. Typischerweise wird beim Gehen in der Hauptbelastungsphase die fehlende Extension auch durch eine Beckenrotation des Standbeines im Uhrzeigersinn ausgeglichen. Bei den entsprechenden funktionellen Übungen darf der Patient nicht in die LWS-Lordose ausweichen; im Fall eines noch deutlichen Schmerzbildes wird daher der zusätzliche Einsatz einer Wärmflasche bzw. einer heißen Rolle empfohlen.

Beim **Kniegelenk** stehen in erster Linie das Erreichen einer vollen Streckung sowie einer möglichst optimalen Beugung (120° und mehr) im Vordergrund. Unter diesem Gesichtspunkt kommen vor allem Dehnungsprogramme der meist kontrakten Gelenkkapsel, des medialen und lateralen Reservestreckapparates sowie des M. quadriceps femoris und der ischiokruralen Muskulatur zum Einsatz (s. Abb. 11.6). Hier sind oft auch begleitende physikalische Maßnahmen (vorausgehende lokale Kryotherapie; s. Kap. 11.4.2), in erster Linie aber der Einsatz spezieller **Techniken aus der manuellen Medizin** (Querfriktionen, postisometrische Relaxation u.a.m.) von Bedeutung (s. Abb. 11.7).

Eine **Dehnung muskulärer Strukturen** (M. quadriceps femoris, ischiokrurale Mus-

kelgruppe u.a.) sollte niemals Schmerzbilder auslösen, sie darf auch nie ruckartig durchgeführt werden, da sonst ein Eigenreflex ausgelöst wird, der dann eine weitere Dehnungsbehandlung unmöglich macht. Wird dieser Grundsatz nicht beachtet, kann es sogar zu kleinen Mikrotraumen in der betroffenen Muskulatur kommen, was dann die Rehabilitationsphase deutlich beeinträchtigt. Der Therapeut sollte muskuläre Strukturen immer nur so weit dehnen, wie der Patient noch ein angenehmes Spannungsgefühl empfindet (s. Tab. 11.10). Der Einsatz einer heißen Rolle vor der Übung wird subjektiv meist als sehr angenehm empfunden.

Aus der intraoperativ erfolgten Teilresektion der Hüft- bzw. Kniegelenkkapsel resultiert immer ein Verlust an Propriozeption und damit auch an Koordination. Durch Übungen auf einer **labilen Unterstützungsfläche** (u.a. Schaukelbrett, Trampolin, Pezzi-Ball; s. Abb. 11.8) werden auf die noch vorhandenen Mechanorezeptoren neue Reize gesetzt mit einer nachfolgenden **Neuaktivierung propriozeptiver Afferenzmuster**. Bei Einsatz der einzelnen Geräte gibt es eine Vielzahl verschiedener Übungsangebote, die durch die Kreativität des Therapeuten variiert und ausgebaut werden können. In jedem Fall sollte zu diesem Zeitpunkt eine Belastbarkeit des betroffenen Beines mit mindestens dem halben Körpergewicht erlaubt sein. Dies ist in den meisten Fällen ab der 3.–4. postoperativen Woche gegeben. Im Zuge eines Gangtrainings werden gleichzeitig auch Kraft- und Koordinationsübungen an einer Treppe durchgeführt.

Das **Muskeltraining** sollte im Rahmen der Rehabilitation möglichst nicht im offenen, sondern lediglich im geschlossenen System durchgeführt werden. Alltagssituationen spielen sich nicht in der „Luft" ab, sondern stets mit Bodenkontakt des betroffenen Beines, wobei ständig sowohl eine Anspannung des M. quadriceps femoris als auch der ischiokruralen Muskulatur abverlangt wird.

Abb. 11.2: Krankengymnastische Einzelbehandlung in der frühen Phase nach Hüft-TEP (etwa ab dem 3.–4. postoperativen Tag)
a) Mobilisation in Flexion (bei überstrecktem kontralateralen Hüftgelenk **b)** Mobilisation in Flexion (bei kontralateralem Hüftgelenk in Nullstellung)
c) Mobilisation in Abduktion (in Seitenlage)

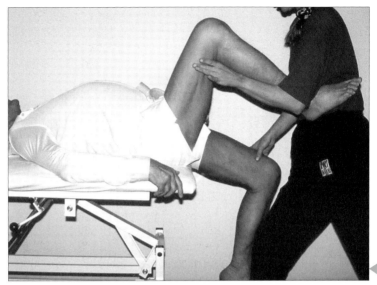

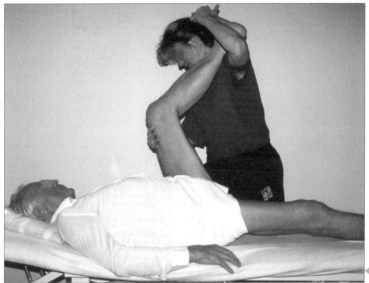

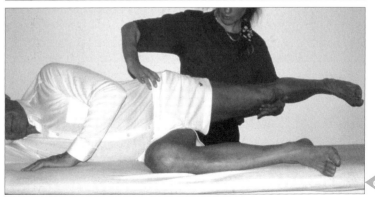

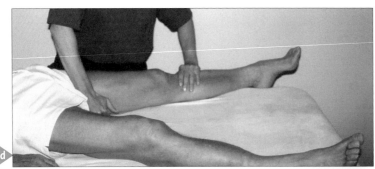

Abb. 11.2: d) Mobilisation in Abduktion (in Rückenlage) **e)** Mobilisation in Extension (im Vierfüßlerstand) **f)** Kräftigung der Hüftextensoren (im Brückenstand auf einem Pezzi-Ball)

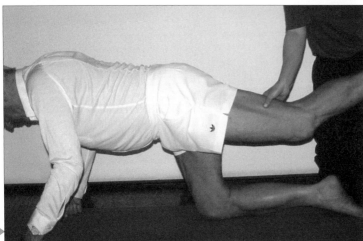

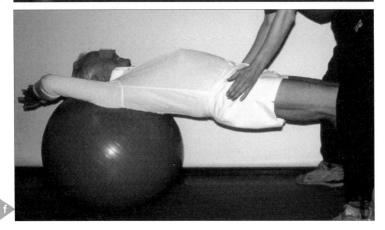

Abb. 11.3: Vorsichtige passive Hüftextension in Längsrichtung mit einem Bauchgurt durch den Therapeuten (nur zur Mitbehandlung der kontralateralen Seite im Fall einer schmerzhaften Affektion)

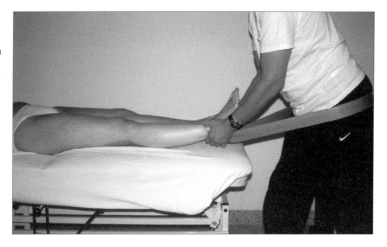

Tab. 11.10: Muskelgruppen für einheitliche Dehnungsprogramme

Anatomische Region	Art der Dehnung (p = passiv, st = statisch)	Physiologische Besonderheiten	Beteiligte Muskeln
Vordere Hüfte	p, st	Tonisch; Tendenz zur Verkürzung	M. iliopsoas (M. psoas major, M. iliacus)
Hintere Hüfte	p, st		M. gluteus maximus M. gluteus medius M. gluteus minimus M. tensor fasciae latae M. piriformis Mm. gemelli M. obturatorius M. quadratus femoris
Innere Hüfte	p, st	Überwiegend tonisch; Tendenz zur Verkürzung	M. pectineus Mm. abductor brevis, magnus et longus M. gracilis
Vorderer Oberschenkel	p, st	Hohlkreuz als Ausweichbewegung vermeiden	M. rectus femoris Mm. vastus medialis, intermedius et lateralis
Hinterer Oberschenkel	p, st	Tonisch; Tendenz zur Verkürzung	Ischiocrurale Muskulatur M. biceps femoris M. semimembranosus M. semitendinosus
Hinterer Unterschenkel	p, st		M. triceps surae M. gastrocnemius M. soleus

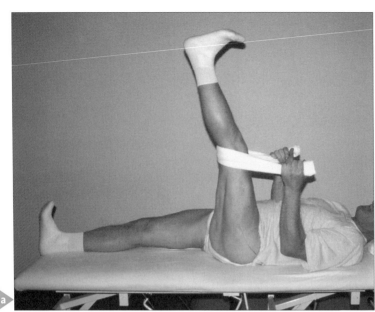

Abb. 11.4: Eigenständiges funktionelles Übungsprogramm in der frühen Phase nach Hüft-TEP (3.–4. postoperative Woche) mit Handtuch oder Theraband **a)** Training der Hüftflexion in Rückenlage **b)** Training der Hüftextension im Bauchstand **c)** Training der Hüftabduktion im Sitzen

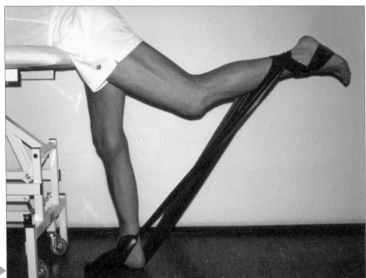

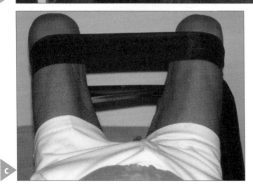

Tab. 11.11: Spezielle Gruppentherapien nach endoprothetischem Gelenksersatz (sog. Uracher Module; s. auch Kap. 13):

Hüftgelenk	• Guter funktioneller Ausgangsbefund – Vollbelastung • Schlechter funktioneller Ausgangsbefund – Vollbelastung • Guter funktioneller Ausgangsbefund – Teilbelastung • Schlechter funktioneller Ausgangsbefund – Teilbelastung
Kniegelenk	• Guter funktioneller Ausgangsbefund • Schlechter funktioneller Ausgangsbefund

Bei bereits erreichter guter Funktionalität und Rückgang des subjektiven Beschwerdebildes kommen dann zur gezielten Verbesserung von Kraft, Ausdauer und Koordination auch unterschiedliche **Gruppentherapien** in Frage (s. Tab. 11.11) – dies anfänglich noch überlappend mit Einzelbehandlungen. Wichtig ist hier in erster Linie eine sinnvolle Zusammenstellung der Teilnehmer (einheitlicher Schwierigkeitsgrad, aktuell gegebene Belastbarkeit, betroffene Körperregion u.Ä.). Bei dieser vor allem zum Abschluss einer stationären Rehabilitation (3.–4. postoperative Woche) im Vordergrund stehenden krankengymnastischen Maßnahme spielt dann auch der stimulative psychologische Effekt einer Partnerbehandlung zur Förderung der Motivation des Patienten eine wesentliche Rolle. Die Gruppen sollten zwecks besserer Betreuung übersichtlich klein sein (maximal 10–12 Teilnehmer). Vordringliches Ziel ist zu diesem Zeitpunkt die Verbesserung der Koordination mit einem spielerischen Verlängern der Standbeinphase.

Übungsbeispiele bei erlaubter Teilbelastung:
⊿ Auf einer Liege (Rückenlage, Vierfüßlerstand u.a.; s. Abb. 11.9a)
⊿ Auf einer Weichbodenmatte (Rückenlage, Seitenlage; s. Abb.11.9b).

Übungsbeispiele bei erlaubter Vollbelastung:
⊿ Stand auf dem Schaukelbrett oder einem Sportkreisel mit Zuwerfen von Bällen oder Luftballons (s. Abb. 11.10a)

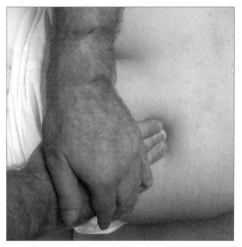

Abb. 11.5: Manuelle Detonisierung der rechtsseitigen Glutealmuskulatur durch Querfriktion

⊿ Gehen auf einer Weichbodenmatte bzw. im Gangparcours mit kleinen Hindernissen (s. Abb.11.10b)
⊿ Stand auf sicherem Untergrund mit Zukicken von Bällen (Softball, evtl. Pezzi-Ball; s. Abb. 11.10c)
⊿ Gehen über eine Bank bzw. Auf- und Absteigen auf/von eine/r Bank (s. Abb. 11.10.d)
⊿ Ein- bzw. Aussteigen in einen Reifen vorwärts, rückwärts und seitwärts
⊿ Einzelne Kegelfiguren werden im Slalom mit einem Ball durchlaufen.

Dosierung/Behandlungsdauer: Immer abhängig vom Schweregrad der betroffenen (Funktions-)Störung sowie von der individuellen aktuellen Krankheitsaktivität; in aller Regel sollten Einzel- und auch Gruppenbehandlungen mindestens 20 Minuten, optimalerweise 30 Minuten betragen. Auch die Häufigkeit richtet sich nach dem klinischen Befund: In der frühen Phase der Rehabilitation sollten täglich Einzeltherapien durchgeführt werden, bei Problemfällen evt. auch 2- bis 3-mal täglich. Ab der 3.–4. postoperativen Woche genügen dann noch 3–4 Einzeltherapien/Woche, ab der 5.–6. Woche noch 2- bis 3-mal/Woche. Die Einzelbehandlungen werden in der Regel schrittweise durch gruppen- und gerätegestützte Kraftprogramme ersetzt, sodass insgesamt gesehen jeder Patient innerhalb der ersten 5–6 Wochen nach dem Eingriff – zumindest unter den Be-

dingungen einer stationären AHB – täglich 1–3 krankengymnastische Behandlungsmaßnahmen erfahren sollte.

Kontraindikationen: Bei sachgerechter Anwendung prinzipiell keine; allerdings sind eine Überlastungssituation am Halte- und Bewegungsapparat sowie eine kardiopulmonale Dekompensation zu vermeiden.

Das Fortführen der in der Rehabilitationsklinik erlernten Übungen allein zu Hause ist eine wichtige Maßnahme, um die Gesamtdauer der Rehabilitation nach alloplastischem Gelenksersatz wesentlich zu verkürzen. Die Tatsache, wieder schmerzfrei zu

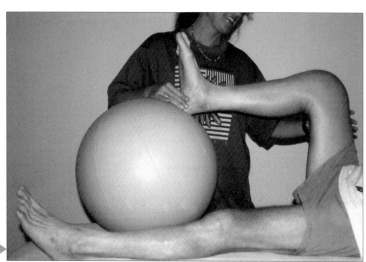

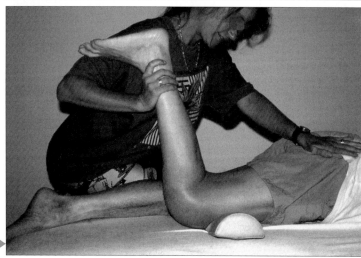

Abb. 11.6: Krankengymnastische Einzelbehandlung in der frühen Phase nach Knie-TEP (etwa ab dem 3.–4. postoperativen Tag) **a)** Mobilisation in Flexion (in Rückenlage, evtl. mit Pezzi-Ball) **b)** Mobilisation in Flexion (in Bauchlage)

sein, steigert die Bewegungsfreude und motiviert den Patienten, während der Rehabilitation, aber auch zu Hause die erlernten Übungen auch in Eigenregie fortzuführen. Sinnvoll ist es hier, dem Patienten ein auf ihn **individuell abgestimmtes Hausprogramm** mit speziellen Bewegungsabläufen, die er be-

reits im Rahmen der Einzeltherapie erlernt hat, mitzugeben. Typische fehlerhafte Ausführungen durch Ausweichbewegungen müssen jedoch bereits während der Einzeltherapie bewusst gemacht werden, damit der Patient sie später wirksam vermeiden kann.

Abb. 11.6: c) Mobilisation in Extension (im Sitzen mit Pezzi-Ball) **d)** Mobilisation in Extension (im Sitzen; manueller Widerstand durch den Therapeuten)

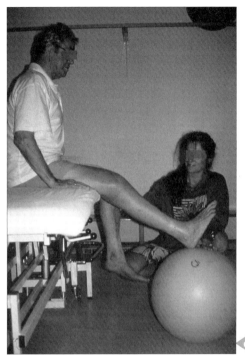

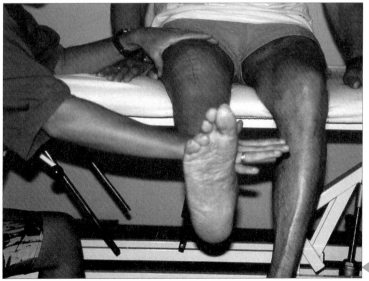

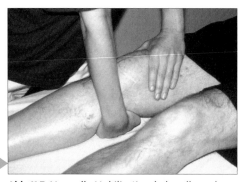

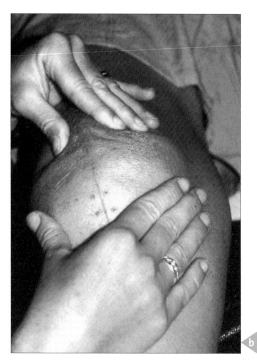

Abb. 11.7: Manuelle Mobilisationsbehandlung des Kniegelenkes nach TEP **a)** Kapseldehnung **b)** Patellamobilisation bei verbackenem Reservestreckapparat

11.3.4 Spezielle Behandlungsmethoden

Bei den einzelnen physiotherapeutischen Techniken werden vielfältige, bzgl. ihres neurophysiologischen Ansatzes oft sehr unterschiedliche Einzel- oder Gruppentherapien angewendet, die in Abhängigkeit von der klinischen Situation nur gezielt und immer individuell verordnet werden sollten.

Behandlung auf motorisierter Bewegungsschiene (CPM)
Als unverzichtbarer Bestandteil eines funktionellen Behandlungsprogrammes gilt die **CPM** („continuous passive motion" nach Salter 1989) zur ausschließlich passiv geführten Gelenkmobilisation unter Einsatz einer elektrischen Bewegungsschiene (s. Abb. 11.11). Hier erfolgen in ihrem Funktionsausmaß vorgegebene definierte gleichmäßige Bewegungsabläufe grundsätzlich in einer Ebene (Extension/Flexion) bis zur bzw. bis knapp über die aktuelle Schmerzgrenze.

Behandlungsziele:
- Dosierte Dehnung der bereits präoperativ teilkontrakten gelenkumspannenden Muskulatur
- Schrittweise Verbesserung des Bewegungsausschlages des betroffenen Gelenkes
- Verbesserung der Gleiteigenschaften der periartikulären Gewebeschichten
- Optimierung der lokalen Stoffwechselsituation
- Verhinderung einer kapsulär bedingten Gelenkeinsteifung.

Dosierung/Behandlungsdauer: Möglichst täglich, im Fall einer schlechten Gelenkfunktion auch 2- bis 3-mal/Tag; Einzelbehandlung über etwa 20–30 Minuten.

Hauptindikation Im Rahmen der Rehabilitation nach alloplastischem Gelenksersatz von Hüfte und Knie ist die frühe postoperative Phase. Bereits ab dem ersten Tag nach dem erfolgten Eingriff sollte noch im Akuthaus mit dieser Behandlungsmaßnah-

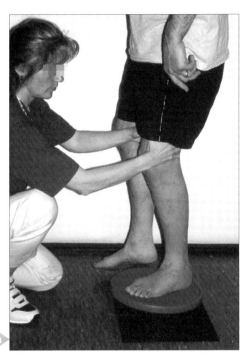
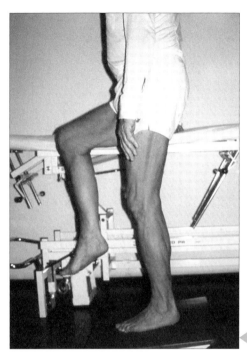

Abb. 11.8: Krankengymnastisches Koordinationstraining im Stehen auf instabiler Unterlage **a)** Kippkreisel **b)** Schaukelbrett **c)** Minitrampolin

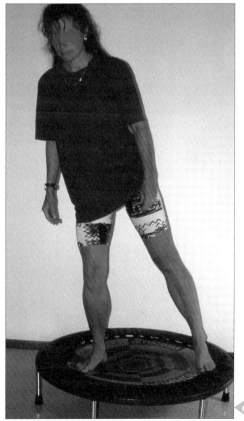

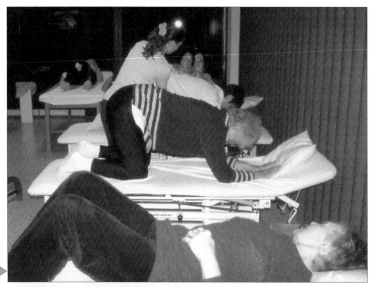

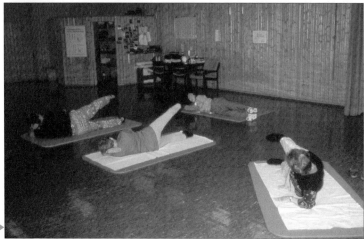

Abb. 11.9: Krankengymnastische Gruppenbehandlung nach Hüft- bzw. Knie-TEP bei vorgegebener Teilbelastung **a)** Auf Behandlungsliegen **b)** Auf einer Weichbodenmatte

me begonnen werden – bei noch deutlichen operationsimmanenten Beschwerden unter analgetischer/antiphlogistischer Abdeckung und evtl. auch vorausgehender Eisbeutelauflage.

Mit abgeschlossener Wundheilung, Rückgang der weichteilbedingten Beschwerden und Verbesserung der Gelenkfunktion kann dann etwa ab der 3.–4. Woche auf eine aktive funktionelle Behandlung, z.B. auf dem Motomed (s. Abb. 11.12) oder dem Fahrradergometer (s. Abb. 11.13), übergegangen werden (s. Tab. 11.12).

Schlingentisch-Behandlung

Prinzip: Passive, funktionelle, apparative Behandlung eines bewegungsbeeinträchtigten Gelenkes oder eines Wirbelsäulenabschnittes unter Aufhebung der Eigenschwere mit speziellen höhenverstellbaren Seilzügen und Schlingen. Primäre **Ziele** sind eine muskuläre und auch psychische Entspannung sowie eine meist sofort einsetzende deutliche Schmerzlinderung. Beim Arbeiten in einer horizontalen Ebene können unter axialer Aufhängung Bewegungsabläufe selektiv trainiert und Ausweichbewegungen verhindert werden.

◢ **1-Punkt-Aufhängung** (axial, mobil; s. Abb. 11.14): Alle Schlingenzüge führen konvergierend zu einer Öse, die sich lotrecht über dem gewählten Drehpunkt des Gelenkes befindet.
  – *Einsatz* v.a. zur muskulären Kräftigung sowie zur Mobilisation von Kontrakturen

◢ **2-Punkt-Aufhängung** (neutral bzw. stabil; s. Abb. 11.15): Alle Schlingenzüge sind lotrecht in einer eigenen Öse fixiert,

d.h., jede Schlinge besitzt ihren eigenen Aufhängepunkt.
  – *Einsatz* v.a. zur stabilen Traktion von Körpergelenken und der Wirbelsäule, zur Schmerzlinderung, entlastenden Lagerung und Entspannung.

Indikationen:

◢ Schmerzhafte Bewegungseinschränkungen
◢ Beeinträchtigung der Koordination von Bewegungsabläufen

Abb. 11.10: Krankengymnastische Gruppenbehandlung nach Hüft- bzw. Knie-TEP bei erlaubter Vollbelastung **a)** Koordinationsschulung durch Ballwerfen auf instabiler Unterlage **b)** Gangparcours mit kleinen Hindernissen

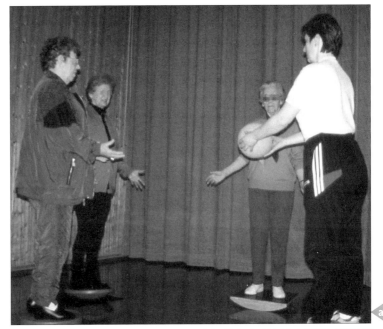

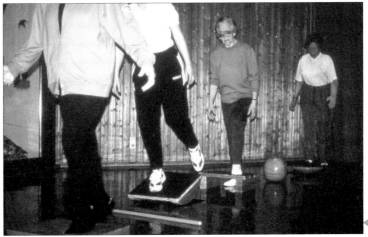

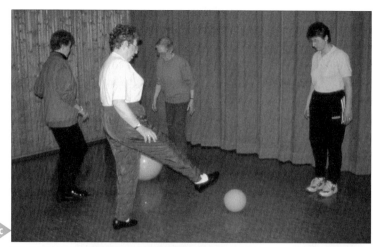

Abb. 11.10: c) Standbein-training auf stabiler Unterlage (Ball schie-ßen) **d)** Gang- und Steigtraining an einer Übungsbank

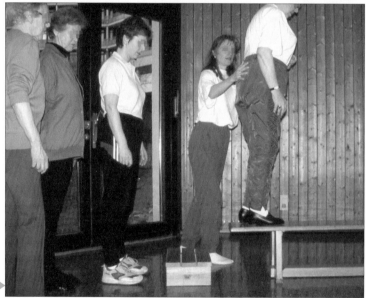

Tab. 11.12: Eigenständige Mobilisationstherapie nach Implantation einer Hüft- bzw. Knieendoprothese

Art der Maßnahme	Hüft-TEP	Knie-TEP
CPM-Schiene	Ab dem 1. postop. Tag, solange Hüftbeugung < 90°	Ab dem 1. postop. Tag, solange Kniebeugung < 90°
Motomed	Ab der 2. postop. Woche, wenn Hüftbeugung > 70°	Ab der 3. postop. Woche, wenn Kniebeugung zumindest 70°
Ergometer (Fahrrad)	Ab der 3. postop. Woche, wenn Hüftbeugung zumindest 90°	Ab der 4. postop. Woche, wenn Kniebeugung zumindest 90°

Abb. 11.11: CPM-Schienenbehandlung des linken Beines nach Hüft- bzw. Knie-TEP **a)** In Streckstellung **b)** In Beugestellung (Ausmaß zuvor exakt vorgegeben)

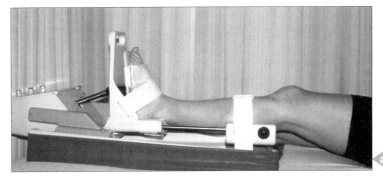

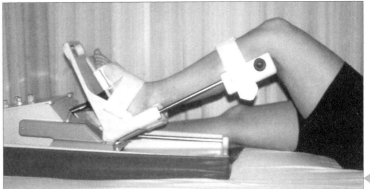

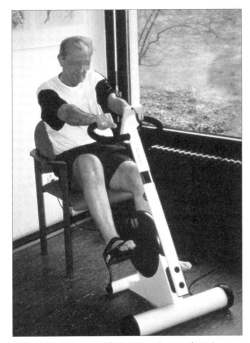

Abb. 11.12: Aktives Funktionstraining nach Knieendoprothese rechts auf dem Motomed

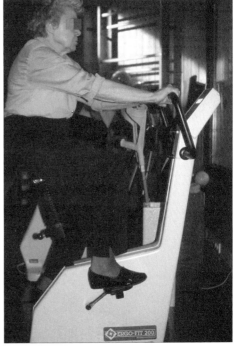

Abb. 11.13: Aktive eigenständige Bewegungstherapie für Hüft- und Kniegelenk auf dem Fahrradergometer

◢ Schwächung oder (Teil-)Lähmung der gelenkumspannenden Muskulatur.

Kontraindikationen:

◢ Großflächige Hautverletzungen, Ekzeme oder Verbrennungen
◢ Kreislaufinsuffizienz und Schwindel (bei Ganzaufhängung)
◢ Fehlende Compliance.

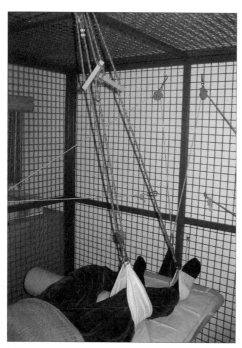

Abb. 11.14: 1-Punkt-Aufhängung des rechten Beines

Stemmführung nach Brunkow

Prinzip: krankengymnastisches Behandlungskonzept zur Korrektur fehlerhafter Bewegungsabläufe, bei dem durch gedachte oder tatsächlich ausgeführte Stemm- oder Schubbewegungen der Hände und/oder Füße eine Muskelanspannung aufgebaut wird, die sich dann bis in den Rumpf fortsetzt (s. Abb. 11.16).

Kontraindikationen:

◢ (Dekompensierte) arterielle Hypertonie
◢ Dekompensierte Herzinsuffizienz, Herzvitien
◢ Lungenemphysem mit Rechtsherzbelastung, schwere akute und chronische Bronchitiden
◢ Epilepsie
◢ Nicht übungsstabile bzw. nicht belastbare Frakturen.

Funktionelle Bewegungslehre nach Klein-Vogelbach (FBL)

Prinzip: Form der Bewegungstherapie zur Verbesserung oder Beseitigung bestehender artikulärer Beschwerdebilder und Funktionsstörungen zur Optimierung alltäglicher Funktionsabläufe. Die Behandlungsstrategien bestehen aus 3 Einzelteilelementen:

◢ Mobilisierende Massage
◢ Widerlagernde Mobilisation (s. Abb. 11.17)
◢ Hubfreie bzw. hubarme Mobilisation.

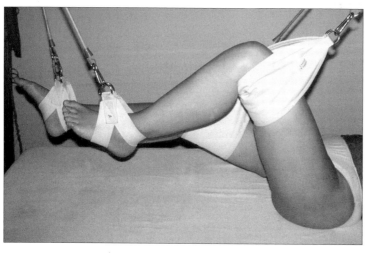

Abb. 11.15: 2-Punkt-Aufhängung beider unterer Extremitäten

Abb. 11.16: Stemmführung nach Brunkow in Rückenlage

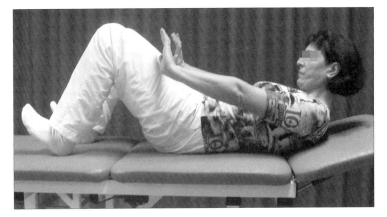

Abb. 11.17: Mobilisierende und widerlagernde Massage nach Knie-TEP **a)** Patella medial/lateral, anteriore laterale Gelenkkapsel **b)** Patella superior/inferior

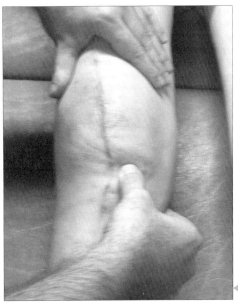

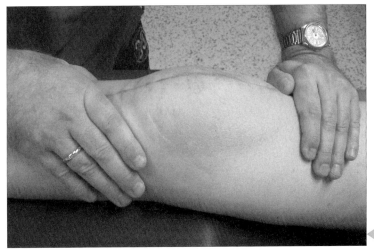

Kontraindikationen:

⊿ Hochentzündliche lokale Krankheitspro-
zesse

⊿ Nicht übungsstabile Frakturen.

Propriozeptive neuromuskuläre Fazilitation (PNF)

Prinzip: krankengymnastische Ganzkörper-
behandlung mit besonderen neuromuskulären Förderungstechniken und individueller
eigen- oder fremdreflektorischer Beeinflussung des Erregungsniveaus der spinalen
Motoneurone, was dann eine größere Muskelanspannung und willkürliche Kontrakti-
onskraft bestimmter Muskelgruppen ermöglicht. Durch das Zusammenwirken synergis-
tischer Muskelgruppen wird in komplexen
Bewegungsmustern (sog. Pattern) geübt, die
sich an menschlichen Körperdiagonalen ori-
entieren und auf dreidimensionalen, teilweise spiralförmigen Bewegungsbahnen beruhen (s. Abb. 11.18).

Ziele:

⊿ Verbesserung der neuromuskulären Leistungsfähigkeit

⊿ Bahnung und Koordinierung physiologischer Bewegungsabläufe

⊿ Abbau bzw. Eliminierung pathologischer
Bewegungsmuster

⊿ Normalisierung des Muskeltonus

⊿ Steigerung der primär beeinträchtigten
muskulären Dehnbarkeit, Kraftentfaltung und Ausdauer.

Kontraindikationen:

⊿ Fieberhafte Allgemeininfekte

⊿ Nicht übungsstabile Frakturen

⊿ Schwere kardiopulmonale Dekompensation, Z.n. Herzinfarkt

⊿ Malignome (mit metastatischer Absiedlung).

Medizinische Trainingstherapie (MTT; gerätegestützte Krankengymnastik)

Die medizinische Trainingstherapie (MTT)
stellt einen Sammelbegriff für ein physiothe-
rapeutisches Behandlungskonzept dar, das
im Rahmen der manuellen Medizin zur Erhaltung und Wiederherstellung von Körper-
und hier vor allem von Gelenkfunktionen
steht. Die MTT beinhaltet ausschließlich aktive Übungen, die über die Bewegungsbahn,
den Widerstand und auch die Repetition selektiv modifiziert werden. Der jeweilige Widerstand – vorgegeben vor allem durch unterschiedliche Gewichtsbelastungen – richtet
sich immer nach den individuellen Gegebenheiten des Patienten. Ein effektives Ausdauertraining besteht im Allgemeinen aus
15–20 Wiederholungen des Bewegungsablaufes im Atemrhythmus des Patienten.

Ein wichtiges **Prinzip** der medizinischen
Trainingstherapie ist die Beachtung der
wechselweisen Beanspruchung unterschiedlicher Muskelgruppen. Ein reduziertes Gewicht ist hierbei wichtiger als ein spezielles
Training der Kraftausdauer, insbesondere
auch, weil eine höhere Anzahl an Einzelwie-

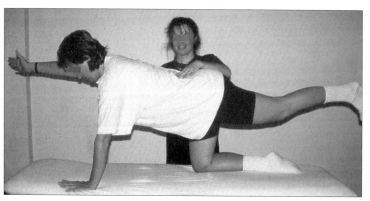

Abb. 11.18: PNF-Ganz-
körper-Pattern zur Ver-
besserung muskulärer
Dysfunktionen

derholungen erfolgen kann, als dies bei größeren Gewichten möglich wäre. Die jeweiligen Übungen sollten immer möglichst langsam und ohne Schwung („Anlauf"), darüber hinaus auch ohne Ausweichbewegungen durchgeführt werden.

Allgemeine Ziele:
- Schmerzfreiheit unter Belastung
- Wiederherstellung der Körper- und Gelenkbeweglichkeit
- Wiederherstellung der wichtigen muskulären Funktionen wie Kraft, Ausdauer und Koordination (sowohl Automobilisation wie Autostabilisation)
- Trainieren und Wiedererlernen alltags- und sportspezifischer Bewegungsmuster (Koordination).

Bestandteile der medizinischen Trainingstherapie:
- Gelenktraining (sowohl Automobilisation als auch Autostabilisation)
- Muskeltraining zur Verbesserung von Kraft und Ausdauer
- Koordinationstraining
- Prophylaxe der Alltagsbewegungen.

Zu beachten ist hier zwingend, dass zunächst das betroffene Gelenk und erst dann die Muskulatur behandelt wird. Verkürzte Muskelgruppen müssen zu Beginn gedehnt, erst anschließend dürfen ihre geschwächten Anteile gekräftigt werden; paretische Muskulatur ist nicht in Dehnstellung zu bringen. Außerdem sollten die Behandlungsstrategien der medizinischen Trainingstherapie immer weitgehend schmerzfrei sein. Toleriert werden lediglich anfängliche leichte muskuläre Beschwerden aufgrund der Belastung bzw. einer erfolgten Dehnung bei bereits eingetretener muskulärer Verkürzung.

Sinnvollerweise beginnt die Behandlungseinheit mit einer kurzen **Aufwärmphase**, vor allem im Hinblick auf eine Aktivierung des Herz-Kreislauf-Systems. Dies gelingt z.B. durch eine 5- bis 10-minütige unterschwellige, jedoch gleichmäßige Bewegungsbelastung (z.B. durch lockeres Gehen auf dem Laufband, Ergometertraining), um Herzfrequenz und Blutdruck an ihren Arbeitsbereich heranzuführen. Erstrebenswert ist hier ein Pulswert von etwa 100–110 Schlägen/min. An diese Aufwärmphase schließt sich ein kurzes **Stretchingprogramm** der später zu trainierenden Muskelgruppen an.

Auch im Rahmen eines Rehabilitationstrainings sollte, wie es ja auch im Breitensport üblich ist, eine gesteigerte körperliche Aktivität nicht plötzlich abgebrochen werden. Dem Körper sollte vielmehr Zeit gelassen werden, sich langsam wieder zu erholen. In diesem Zusammenhang sind aktive Maßnahmen, wie z.B. ein lockeres Auslaufen oder muskelentspannende Dehnungsübungen, aber auch passive Therapieeinheiten sinnvoll (sog. **Entmüdungsprogramm**).

Bei der **apparativen technischen Ausstattung** sind für ein optimales Patiententraining Geräte wie Fahrradergometer, Rollenzüge, Schrägbretter, Schenkeltrainer, Trainingstische, eine Mobilisationsbank sowie Hanteln etc. erforderlich (s. Abb. 11.19–11.21).

Übungsposition: Trainiert wird aus Bauchlage, Rückenlage, Seitenlage sowie im Sitz und im Stand.

Über die **Einzelbehandlung** erlernt der Patient zunächst einfache selektive Funktionsabläufe, um diese dann zu komplexen Bewegungsmustern zusammenzusetzen. Er bleibt so lange in physiotherapeutischer Einzelbetreuung, bis er sich koordinativ weitgehend selbstständig kontrollieren kann.

Wichtig für den Erfolg der medizinischen Trainingstherapie ist das anschließende **Gruppentraining**, welches möglichst täglich, zumindest aber 3-mal wöchentlich jeweils über 30–60 Minuten und insgesamt über mehrere Monate stattfinden sollte, um neu erlernte Bewegungsmuster bestmöglich zu automatisieren. Hier fördert ein dem Patienten ständig neu angepasstes Trainings-

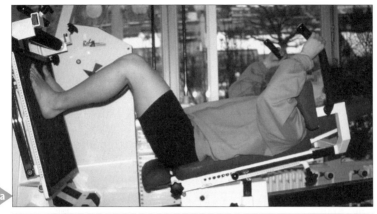

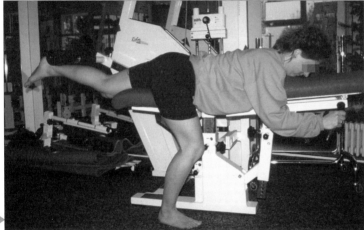

Abb. 11.19: Übungen aus der gerätegestützten Krankengymnastik (MTT) nach Hüft-TEP (frühestens ab der 4. postoperativen Woche) **a)** In Rückenlage auf dem Schenkeltrainer („leg press") zur gezielten Kräftigung der Oberschenkelstreckmuskulatur **b)** In Bauchlage zur gezielten Kräftigung der zweigelenkigen ischiocruralen Muskulatur (Hüftextension)

programm sicherlich deutlich die Motivation.

Dosierung/Behandlungsdauer: Nach hüft- oder knieendoprothetischem Ersatz kann etwa ab der 3.–4. postoperativen Woche mit dieser Behandlungsstrategie begonnen werden, anfangs täglich, ab der 6. bis zur 12. Woche dann 2- bis 3-mal wöchentlich. Die Dauer der Einzelbehandlung liegt zwischen 30 und 60 Minuten (s. Tab.11.13–11.14).

Ist es dem Patienten möglich, ein spezielles Gewicht repetitiv 10-mal zu bewegen und spürt er beim zehnten Mal eine gewisse muskuläre Belastung, so beansprucht er sich in einem Kraft-Leistungs-Bereich von etwa 60–70%. Kann der Patient die Übungen 25-mal hintereinander ausführen, bevor er eine

muskuläre Kraftanstrengung verspürt, liegt der Kraft-Leistungs-Bereich bei etwa 40%. Zu Beginn der medizinischen Trainingstherapie, z.B. nach alloplastischem Gelenksersatz, sind Kraft-Leistungs-Bereiche von 20–30% sinnvoll, was etwa 30 bis allenfalls 40 wiederholten Übungen mit niedrigen Gewichten entspricht, ohne dass dabei eine nennenswerte muskuläre Ermüdung auftritt (s. Tab. 11.15).

Bei den einzelnen Übungen sollte unbedingt auf einen langsamen Beginn mit möglichst exakter Ausführung der Bewegungsabfolge geachtet werden. Sowohl Patient als auch Therapeut sollten stets kontrollieren, dass tatsächlich auch nur der jeweils betroffene Muskel gezielt trainiert wird; Ausweichbewegungen, die dann meistens eine Belas-

Abb. 11.19: c) Im Stehen auf instabiler Unterlage zur Kräftigung der Hüftabduktoren (mit Rollenzug und Gewicht) **d)** In Seitenlage auf dem Schrägbrett zur Kräftigung der Hüftabduktoren (mit Beingewicht)

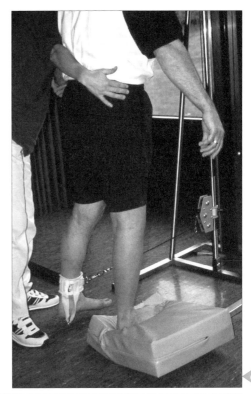

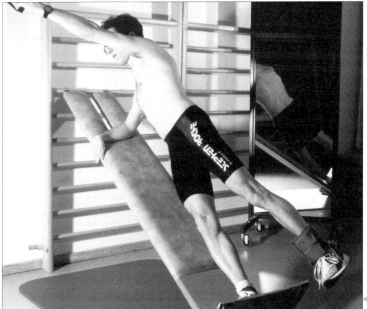

Tab. 11.13: Phasen des Aufbautrainings im Rahmen der MTT (allgemein)

1. Phase:	Allgemeine Mobilisation/Gelenkmobilisation (sog. frühfunktionelle Therapie)
2. Phase:	Stabilisation (funktionelle Therapie)
3. Phase:	Funktionelles Muskelaufbautraining bei gegebener uneingeschränkter Gelenkbeweglichkeit
4. Phase:	Muskelbelastungstraining bei gegebener uneingeschränkter Belastungsfähigkeit

Tab. 11.14: Phasen des Aufbautrainings im Rahmen der MTT nach Hüft- bzw. Knie-TEP

Diagnose	1. Phase	2. Phase	3. Phase	4. Phase
	Wochen nach der Operation			
Hüft-TEP	1.–2.	2.–4.	4.–6.	Ab 7.
Knie-TEP	1.–3.	4.–6.	7.–8.	Ab 9.

Tab. 11.15: Beurteilung der Belastungsintensität von Übungen der MTT innerhalb der orthopädischen Rehabilitation [nach Rühl 1992]

Muskuläre Belastungsintensität (Angabe in % der maximalen Kraftentfaltung)	Anzahl an Wiederholungen der jeweiligen Übung
20–30*	36–45*
30–40*	31–35*
40–50	25–30
50–55	19–24
55–60	15–18
60–65	11–14
65–70	9–10
75–80	7–8
80–85	5–6
85–90	3–4
90–95	2(–3)
95–100	1

* = Hier liegt der sinnvolle Trainingsbereich im Rahmen der Rehabilitation nach Implantation einer Hüft- bzw. Knie-endoprothese.

tung der Rumpfwirbelsäule mit sich bringen, sollten unterbleiben. Ursache für solche technische Fehler ist meistens die Verwendung eines zu großen Übungsgewichtes. Eine Pressatmung (Luftanhalten während der einzelnen Kraftleistungen) ist unbedingt zu vermeiden. Unter diesem Gesichtspunkt ist bei körperlicher Anstrengung die Ausatmung zu empfehlen, das Einatmen bei der Entlastung.

Kontraindikationen:

- Lokale entzündliche Prozesse
- Systemische virale oder bakterielle Infektionen
- Internistische Probleme (dekompensierte Herzinsuffizienz, medikamentös nicht ausreichend eingestellte Hypertonie u.a.m.).

Als Steigerung der medizinischen Trainingstherapie bleibt für das Spätstadium der Rehabilitation nach Abklingen jeglicher Gelenkbinnenreizzustände das **isokinetische (Kraft-)Training** zu erwähnen. Vordringliches Behandlungsziel ist dabei die Kräftigung der gelenkumspannenden Hüftmuskulatur, aber auch die des M. quadriceps femoris sowie die der Kniebeugergruppe. Die Besonderheit dieses technisch aufwendigen und kostenintensiven Trainingsprogrammes liegt darin, dass hier die individuellen Kraftvorgaben des Patienten den jeweiligen Übungswiderstand determinieren, der dann computergesteuert apparativ vorgegeben wird (s. Abb.11.22).

Der **therapeutische Sport** ist wesentlicher integrativer Bestandteil eines konservativen Rehabilitationsprogrammes, auch nach endoprothetischem Ersatz des Hüft- bzw. Kniegelenkes. Er steht meist erst am Ende des funktionellen Trainings, wobei hier, neben dem Erhalt einer beschwerdefreien (Rest-)Gelenkfunktion sowie der muskulären Kraftentfaltung v.a. auf die Verbesserung der koordinativen Leistungsfähigkeit (Schulung einer möglichst optimalen Körperbeherrschung) abgezielt wird; evtl. bestehende Behinderungen werden so leichter überwunden (Bedeutungsreduktion). Der

Abb. 11.20: Übungen aus der gerätegestützten Krankengymnastik (MTT) mit Rollenzügen und Gewichten nach Knie-TEP (frühestens ab der 4. postoperativen Woche) **a)** Training der Knieflexion im Sitzen **b)** Training der Knieflexion in Bauchlage

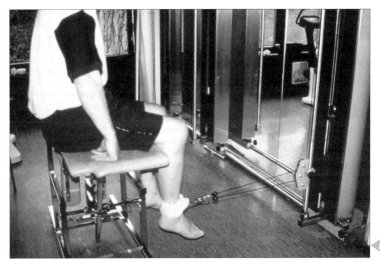

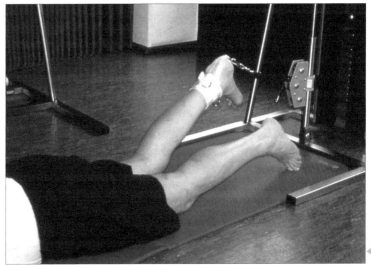

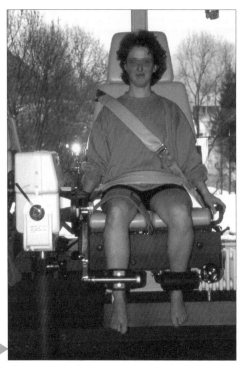

Abb. 11.20: c) Training der Knieextension am Kraft-
gerät

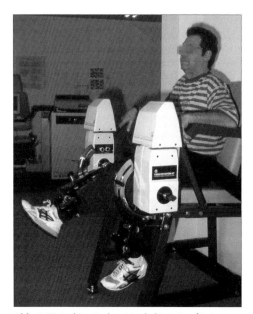

Abb. 11.22: Isokinetisches Muskeltraining (Knieextension) am Cybex-Gerät

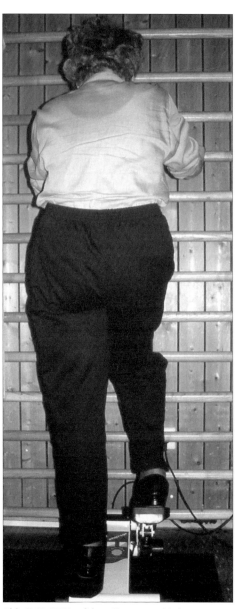

Abb. 11.21: MTT auf dem Stepper zur Verbesserung
der Gangökonomie und Koordination (nach Hüft-
und Knie-TEP)

Tab. 11.16: Ziele der Sporttherapie

Orthopädische Gesichtspunkte	• Aufschulung bestimmter Muskelgruppen mit Verbesserung ihrer Kraftentfaltung • Erhalt bzw. Verbesserung der Funktionalität von Gelenken und Wirbelsäule • Verbesserung der koordinativen Leistungsfähigkeit (Verbesserung der Körperbeherrschung)
Internistische Gesichtspunkte	• Verbesserung der Ausdauerleistung (Herz-Kreislauf-System) • Beschleunigte und flexiblere Stoffwechselreaktionen
Psychologische Gesichtspunkte	• Bewusstmachung der individuellen Belastbarkeit • Überwindung einer bestehenden Behinderung (Bedeutungsreduktion) • Gruppenerlebnis

psychische Einfluss durch das Gruppenerlebnis sowie die Bewusstmachung der individuellen Belastbarkeit dürfen nicht unterschätzt werden (s. Tab. 11.16).

Der Sportmediziner sollte dem betroffenen Patienten die einzelnen Bewegungsprogramme individuell und detailliert vorgeben, evtl. mit Anpassung bzw. Modifikation gewisser Sportarten an bereits bestehende Behinderungen (unterschiedliche Belastungsstufen). In diesem Zusammenhang müssen sportliche Betätigungen mit hohen kinetischen (dynamischen) Kraftspitzen unbedingt vermieden werden; in erster Linie sollten gleichmäßige Bewegungsabläufe in das Programm integriert werden, die die muskulären Schutzmechanismen des betroffenen Gelenkes nicht überfordern und somit das einliegende alloplastische Implantat nicht über Gebühr strapazieren. Unter diesem Gesichtspunkt sind vor allem Kampf- und Ballsportarten, die einen teilweise unkontrollierbaren direkten Körperkontakt mit sich bringen, unter therapeutischen Gesichtspunkten im Rahmen eines Rehabilitationsprogrammes weniger gut geeignet (s. Kap. 15).

11.3.5 Gangschulung

Prinzip: Schulung und Training des physiologischen Gangablaufes auf unterschiedlichem Untergrund unter krankengymnastischer Aufsicht, evtl. unter Einsatz spezieller Gehhilfen. Differenziert werden unterschiedliche **Gangformen** (s. Tab. 11.17), dies in Abhängigkeit von der axialen Belastbarkeit der betroffenen (operierten) Extremität.

Eingesetzte Hilfsmittel (sog. Gehhilfen s. Tab. 11.29).

Zur Beurteilung einer ökonomischen Gangabwicklung existieren einige grundsätzliche Beobachtungskriterien:

◢ Unter physiologischen Gesichtspunkten liegt die **Schrittlänge** des Menschen zwischen 60 und 90 cm bzw. zwischen 2,5 bis 4 Fußlängen. Als ein Schritt werden in der funktionellen Bewegungslehre (FBL) die beiden Kontaktstellen – Fußkontakt des vorderen Beines einerseits und Vorfußbelastung des hinteren Beines andererseits – angesehen. Der Patient tendiert mit seinem gesunden Bein meist dazu, einen kürzeren Schritt zu machen, um das operierte Bein weniger stark belasten zu müssen. In aller Regel beträgt das Verhältnis Standbein/Spielbein 60% : 40%.

◢ Normalerweise überholt die Ferse des Spielbeines mit ihrer inneren Seite das Standbein und berührt ganz knapp nicht den inneren Malleolus. Die **Spurbreite** ist abhängig u.a. vom Hüftgelenksabstand einer Person, einer evtl. vorliegenden Oberschenkeladipositas sowie einer möglicherweise bestehenden erheblichen Varus- oder Valgusfehlstellung der Beine. Ist ein Patient gezwungen, seine

Tab. 11.17: Gangformen

3-Punkte-Gang	Das betroffene Bein wird zwischen beide Gehstützen vorne nur mit Bodenkontakt bzw. mit der erlaubten Teilbelastung aufgesetzt und während des gesamten Stützvorganges (beide Gehstützen gleichzeitig belastet) nach vorne geführt (s. Abb. 11.23)
4-Punkte-Gang	Die Gehstützen werden diagonal nacheinander (rechtes Bein – linke Gehstütze – linkes Bein – rechte Gehstütze) jeweils zeitversetzt auf dem Boden aufgesetzt; hierbei erfolgt eine axiale Beinbelastung mit mehr als dem halben Körpergewicht (s. Abb. 11.24)
2-Punkte-Gang	Die Gehstützen werden diagonal nacheinander (rechtes Bein/linke Gehstütze – linkes Bein/rechte Gehstütze) jeweils zeitgleich auf dem Boden aufgesetzt; als funktionellere Gangform im Vergleich zum 4-Punkte-Gang erfolgt ebenfalls eine axiale Beinbelastung mit mehr als dem halben Körpergewicht
Gehen mit einer Unterarmgehstütze	Die Gehstütze wird auf der nicht betroffenen gesunden Seite eingesetzt und zeitgleich mit dem betroffenen, zu schonenden Bein zum Bodenkontakt gebracht; weitgehende axiale Vollbelastung; Ausweichbewegungen im Rumpf vermeiden

Füße breiter auseinander aufzusetzen, wird sein Gangbild unökonomischer, da in diesem Fall zu viel Gewicht von der rechten auf die linke Seite verlagert werden muss und er demzufolge nicht genügend vorwärts kommt.

◢ Am schonendsten und ökonomischsten für die Gelenke der unteren Extremität im Hinblick auf Zug- und Druckbelastungen ist ein **Gangtempo** von etwa 110–120 Schritten/min. Erst ab dieser Schrittfrequenz kann überhaupt ein reaktives Armpendel erwartet werden, was als aktiv-passives Widerlager für die Brustwirbelsäule angesehen werden kann. Durch den Gehmechanismus der Körperabschnitte Becken-Beine entsteht eine Rotationswirkung auf die Brustwirbelsäule, die jedoch aktiv durch die kleinen Rückenstrecker (u.a. Mm. rotatores, M. multifidus) widerlagert wird.

In der Anfangsphase der Gehschule darf ein derartiges Schritttempo nicht erwartet werden. Langsames bewusstes Üben des Bewegungsablaufes eines Schrittzyklus am Ort ist daher oftmals notwendig. Der Gehbarren gibt dem Patienten in der frühen Reha-Phase hierfür eine ausrei-

chende Sicherheit (s. Abb.11.25). Auch ein Gangtraining mit Begleitperson im Parcours (s. Abb. 11.26) zählt zu den wichtigen Einzelelementen der postoperativen Rehabilitation.

◢ Entscheidend ist in diesem Zusammenhang die Frage, ob die Brustwirbelsäule in ihrer **Körperlängsachse** erhalten bleiben kann oder ob sie zur operierten Seite im Sinne des sog. Duchenne-Phänomenes abweicht bzw. das Becken in der Spielbeinphase des nicht operierten Beines in die sog. Trendelenburg-Symptomatik absinkt.

◢ Die **funktionelle Fußlängsachse** ist eine virtuelle Achse, die vom lateralen Kalkaneus zum Großzehengrundgelenk verläuft. Beim Abrollen über diese in der Standbeinphase setzt der Fuß mit der lateralen Ferse auf; dann erst erfolgt der Sohlenkontakt über den lateralen Fußrand. Die letzte Kontaktstelle des Abrollvorgangs ist der Vorfuß in Höhe des Großzehengrundgelenkes.

Axiale Belastbarkeit

Nach Implantation einer zementierten, aber auch einer zementfreien Hüft- bzw. Knieen-

Abb. 11.23: 3-Punkte-Gang unter Einsatz von 2 Unterarmgehstützen (schematische Darstellung)

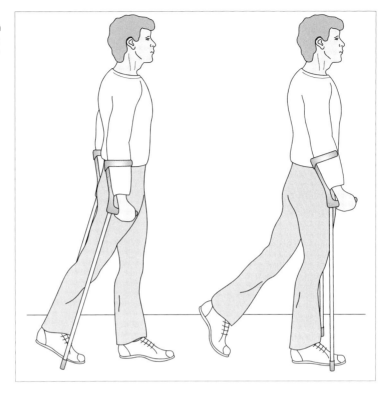

Abb. 11.24: 4-Punkte-Gang unter Einsatz von 2 Unterarmgehstützen (schematische Darstellung)

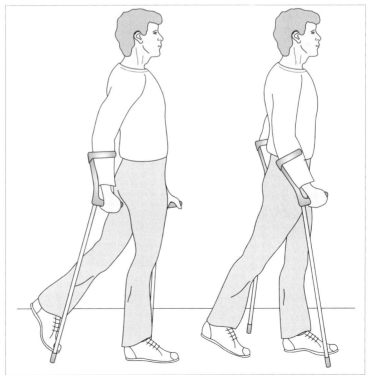

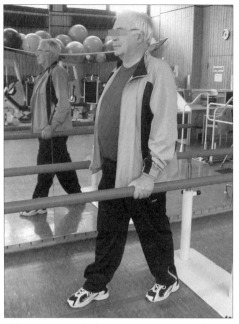

Abb. 11.25: Gangschulung im sog. Gehbarren (unter Spiegelkontrolle)

doprothese kann die betroffene Extremität im Rahmen der Frühmobilisation bereits in den ersten postoperativen Tagen axial zumindest teilbelastet werden (sog. 3-Punkte-Gang). Mit Abschluss der Wundheilung etwa ab dem 12.–14. Tag nach dem gelenkersetzenden Eingriff besteht dann – bei regulären anatomischen Verhältnissen – unter Einsatz von 2 Unterarmgehstützen meist eine volle Belastbarkeit (sog. 4-Punkte-Gang). Nur in Einzelfällen gehen die Empfehlungen des Operateurs noch dahin, innerhalb der ersten 4–6 Wochen lediglich eine Teilbelastung von 20–40 kp im 3-Punkte-Gang durchzuführen; in diesen Fällen wird dann meist ab der 4. postoperativen Woche eine schrittweise Steigerung des Belastungsgewichtes um 10–20 kp/Woche vorgegeben.

Als **Ausnahmen für eine längere Entlastung** des operierten Beines gelten:

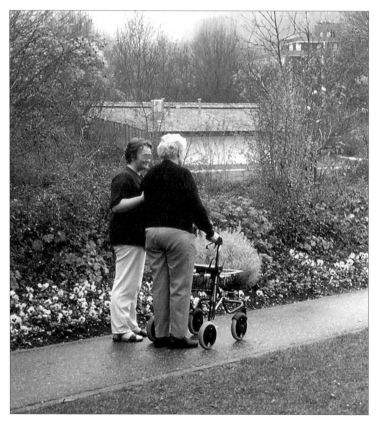

Abb. 11.26: Gangtraining am Rollator mit dem Physiotherapeuten im streckendefinierten Parcours

- Eine intraoperativ aufgetretene Fissur/Fraktur
- Ein erfolgter Pfannenaufbau (Osteoplastik des Pfannengrundes, Appositionspfannendachplastik; s. Abb. 11.27)
- Eine intraoperativ erfolgte Osteotomie mit Osteosynthese (z.B. Trochanter major, Tuberositas tibiae u.a.)
- Eine primäre Implantatfehlposition mit unklarer Stabilität
- Wechseloperationen mit schlechtem Knochenlager und unklarer Stabilität.

In der Frage, ob die **Abschulung von den Gehstützen** über den vorübergehenden Einsatz nur einer kontralateralen Gehhilfe erfolgen oder sofort mit einem freien Gehen begonnen werden sollte, gehen die Meinungen auseinander. Lediglich auf eine Unterarmgehstütze zurückzugreifen, hat den Nachteil, dass sich der Patient möglicherweise zu stark auf diese abstützt und somit ein schiefes Gangbild entwickelt. Andererseits ist aber auch die Umstellung von 2 Unterarmgehstützen auf überhaupt keine unterstützende Gehhilfe oft relativ groß, wird von einigen Patienten als unangenehm empfunden und daher auch nicht gerne toleriert. Bei längeren Gehstrecken kommen Ermüdungserscheinungen der hüftumspannenden Muskulatur hinzu, die dann, trotz zunächst zufriedenstellender Gangabwicklung, wieder einen Hinkmechanismus entstehen lassen. Insofern kann der Einsatz einer oder sogar beider Gehhilfen durchaus auch über einen längeren postoperativen Zeitraum sinnvoll sein.

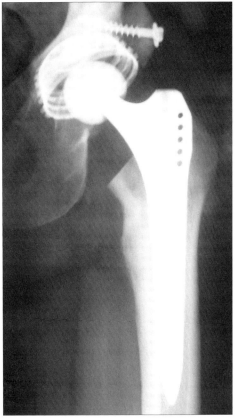

Abb. 11.27: Röntgenbild im a.-p.-Strahlengang nach zementfreier Hüft-TEP im Fall einer Dysplasiekoxarthrose links. Die durchgeführte laterale Appositionspfannendachplastik limitiert die axiale Belastbarkeit des betroffenen Beines in der frühen postoperativen Rehabilitationsphase

Auf die besonderen Hinweise und Wünsche des Operateurs bezüglich einer stufenweise aufzubauenden Belastung der operierten Extremität ist unbedingt zu achten.

Tab. 11.18: Axiale Belastung der unteren Extremität bei Einsatz unterschiedlicher Gehhilfen

Verwendete Gehhilfen	Axiale Beinbelastung
2 Unterarmgehstützen (3-Punkte-Gang)	20–30 kg
2 Unterarmgehstützen (4-Punkte-Gang)	50–60% des Körpergewichts
1 Unterarmgehstütze (kontralateral)	75% des Körpergewichts
2 Handstöcke	70–80% des Körpergewichts
1 Handstock (kontralateral)	80% des Körpergewichts
Rollator	80–90% des Körpergewichts

11.3.6 Balneotherapie

Der Begriff der **Balneo-** oder auch **Bädertherapie** bedeutet ursprünglich im engeren Sinne die therapeutische Nutzung des ortsgebunden vorkommenden Heilmittels Wasser, z.B. in Form spezieller Thermen mit darin gelösten Wirkstoffen als unspezifische Reiz- und Reaktionstherapie mit adaptationsinduzierenden Eigenschaften und Auswirkungen auf die vegetativen Körperfunktionen. Unter therapeutischen Gesichtspunkten erfolgt in aller Regel eine Kombination mit anderen physikalischen und vor allem krankengymnastischen Behandlungsstrategien – dies als wesentlicher Eckpfeiler der Rehabilitation eines frisch operierten Hüft- bzw. Kniepatienten.

Wirksame Faktoren:
- Gleichmäßige Kompression des Gefäßsystems durch den sog. **hydrostatischen Druck** mit konsekutiver Volumen-Mehrbelastung des Herzens und Blutdruckerhöhung
- Steigerung der peripheren Durchblutung
- Muskulär detonisierende Wirkung mit Abbau von Kontrakturen
- Durch den **Auftrieb** verliert der unter Wasser befindliche Anteil des menschlichen Körpers ca. 90% seines eigentlichen Gewichtes, was Eigenübungen bei noch schwacher muskulärer Kraftsituation und Koordination in der frühen Phase nach dem erfolgten alloplastischen Gelenkersatz wesentlich erleichtert. Unter diesen Bedingungen besteht immer eine axiale Vollbelastbarkeit der unteren Extremitäten (auch bei noch nicht abgeschlossener knöcherner Konsolidierung einer Fraktur o.Ä.).
- Des Weiteren kann der **Reibungswiderstand** des bewegten Wassers (sog. Hydrodynamik) als Führungswiderstand genutzt werden zur gezielten muskulären Kräftigung. Hier ist eine Steigerung möglich durch schnellere Bewegungen oder durch Vergrößerung der Angriffsflächen, z.B. durch den Einsatz von Paddeln, Bällen u.a. (s. Abb. 11.28).

Allgemeine Ziele sind hier die Steigerung der Vitalkapazität sowie der Gesamtkörperdurchblutung; eine Wassertemperatur von etwa 34–36°C wirkt detonisierend und hilft, muskuläre Kontrakturen abzubauen. Spezielle Übungen fördern die Mobilisation, die Koordination, die Ausdauer und schließlich auch die Kraftentfaltung der gelenkumspannenden Muskulatur, die häufig vorübergehend geschädigt ist durch längere Zeit bestehende degenerative Gelenkleiden und den gerade erst durchgeführten operativen Eingriff.

Unter diesem Gesichtspunkt ergeben sich als wesentliche **Behandlungsindikationen im Rahmen der Rehabilitation:**
- Unterstützung von Gangübungen (geringere Gewichtsbelastung) im Rahmen der frühen postoperativen Mobilisierungsphase
- Zutrauen gewinnen, das operierte Bein zu belasten
- Gezieltes Dehnen einer verkürzten gelenkumspannenden Muskulatur (M. iliopsoas, M. rectus femoris, ischiokrurale Muskelgruppe u.a.; s. Abb. 11.29a)
- Krafttraining einer geschwächten gelenkumspannenden Muskulatur (Glutaeen, Hüftabduktoren, Hüftbeuger, Kniestrecker und -beuger)
- Allgemeine muskuläre Schwäche (z.B. ältere Patienten) mit Erlernen eines sicheren Stehens u.Ä.

Behandlungsstrategien:
- Einzeltherapie (mit dem Therapeuten im Wasser; s. Abb.11.30)
- Gruppentherapie (mit dem Therapeuten am Beckenrand; s. Abb.11.31)
- In Eigenregie (z.B. freies Schwimmen, Aquajogging u.a.).
- **Wassertemperatur**: optimalerweise Indifferenztemperatur von 33–34°C.

Die **Einzelbehandlung** erfolgt vor allem in liegender Körperposition des Patienten, die **Gruppentherapie** im Stand, wobei verschiedene **Hilfsmittel** wie Ringe, Bälle, Reifen, Schwimmärmel, Flossen und schließlich auch Styropor-Stangen (sog. Aqua-Gym-Sticks) eingesetzt werden können. Diese Hilfsmittel dienen einerseits der Erleichterung gewisser Bewegungsabläufe, können aber auch, um gezielte Kraftübungen durchzuführen, erschwerend funktionieren.

Die krankengymnastische Einzelbehandlung im Rahmen der postoperativen Balneotherapie beginnt sinnvollerweise mit einem einleitenden Floaten zur allgemeinen muskulären Detonisierung und kurzfristigen Gewöh-

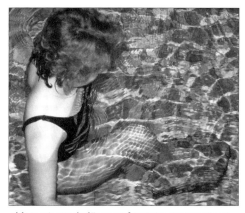

Abb. 11.28: Muskuläres Krafttraining im Wasser unter Ausnutzung des Wasserwiderstandes: Das Schwimmbrettchen wird mit dem rechten Bein nach unten gedrückt

Abb. 11.29: Krankengymnastisch geführte Einzeltherapie im Wasser zur Mobilisation
a) Im Stehen nach hüftendoprothetischem Ersatz links zur Verbesserung der Extension
b) Nach knieendoprothetischem Ersatz in Rückenlage unter Einsatz von Schwimmhilfen

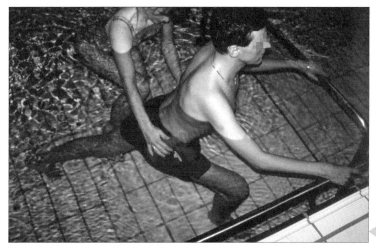

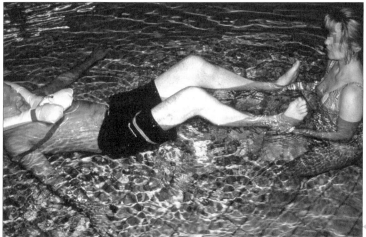

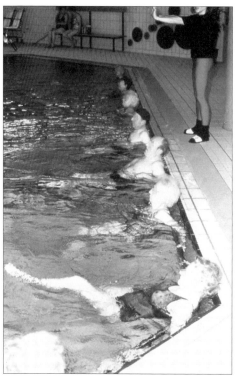

Abb. 11.30: Krankengymnastisch gesteuerte Gruppentherapie im Wasser – der Therapeut steht am Beckenrand

nung an das Medium, evtl. auch mit einigen spielerischen Übungen, bevor dann in die „Arbeitshaltung" (Rückenlage; s. Abb. 11.29b) übergegangen wird. Diese entspannte Körperposition kann bei älteren ängstlichen Menschen evtl. durch eine spezielle Halskrause (aufblasbare Manschette) erreicht werden, wobei der am Kopfende stehende Therapeut den Patienten im Bereich des Thorax mit beiden Händen fixiert und durch das Becken gleiten lässt.

Ein großer **Vorteil der Wasserbehandlung** nach endoprothetischem Gelenksersatz ist die Möglichkeit der sofortigen vollen axialen Belastung des betroffenen Beines, selbst im Fall einer problematischen Implantatfixation. Eine seitliche Abstützung auf Brettchen bei speziellen Übungen bzw. das eigenständige manuelle Absichern an einer Stange des Beckenrandes ist nur in Ausnahmesituationen erforderlich.

Andererseits beinhaltet die Balneotherapie generell aber auch einige **behandlungsimmanente Nachteile**, dies gerade im Hinblick auf eine mögliche Luxationsgefahr der Alloplastik bei Einsatz eines langen Hebelarmes und noch geschwächter hüftumspannender Muskulatur: So soll zum Beispiel das gestreckte Bein im Wasser nicht schnell angehoben werden, maximale Bewegungsausschläge (übersteigerte Hüftflexion über 90°) sowie Adduktions- und Außenrotationsbewegungen sollten vorerst limitiert bzw. vom Physiotherapeuten überwacht werden. Brustschwimmen sollte für die ersten 6 postoperativen Monate möglichst vermieden werden (cave: kein kraftvoller Beinschlag, Vermeidung einer Hyperlordose der LWS).

Dosierung/Behandlungsdauer: Sind in der frühen postoperativen Phase die Wundheilungsvorgänge unauffällig, liegen die laborchemischen Entzündungsparameter im Normbereich und verspürt der Patient keine wesentlichen lokalen Beschwerden, so kann bereits etwa ab dem 6.–7. Tag nach dem Eingriff unter Schutz eines wasserundurchlässigen Pflasters (s. Abb. 11.31) mit dem krankengymnastisch geleiteten Bewegungsbad begonnen werden. Sinnvoll sind in aller Regel tägliche Einzel- oder Gruppentherapien über 30 Minuten. Bei klinisch robusten Patienten ohne kognitive Auffälligkeiten und guter Compliance kann ab der 3.–4. Woche – falls gewünscht – eine weitere zusätzliche Wasserbehandlung in Eigenregie (sog. freies Schwimmen) in den Behandlungsplan integriert werden. Hier sollen dann die zuvor erlernten Übungen selbstständig durchgeführt werden.

Generelle Kontraindikationen:
- Wundheilungsstörungen bzw. eine tiefe Wundinfektion
- Frische Thrombosen bzw. Thrombophlebitiden
- Floride Allgemeinerkrankungen (insbesondere Infektionen)

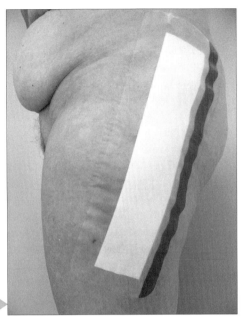

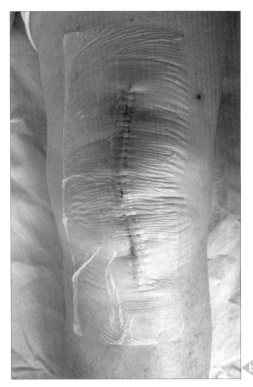

Abb. 11.31: Wasserdichtes Pflaster bei noch nicht vollständig abgeschlossener Wundheilung als Schutz vor Beginn einer Wassertherapie **a)** Nach Hüft-TEP (vor Abziehen der 2. Folie) **b)** Nach Knie-TEP; Metallklammern noch einliegend

◢ Dekompensierte Herz-Kreislauf-Erkrankungen

Problematisch sind eine Stuhl- und Harninkontinenz. Außerdem: Patienten mit Epilepsie in der Anamnese nie ohne Aufsicht lassen! **Unterwassermassagen** bzw. sonstige **Druckstrahlmassagen** sind in der frühen postoperativen Rehabilitation nicht zu empfehlen, da die Gewebeausheilungsvorgänge zu diesem Zeitpunkt noch nicht abgeschlossen sind und hier einer Serom- bzw. einer Hämatombildung Vorschub geleistet werden könnte. Darüber hinaus ist in dieser postoperativen Phase eine direkte, teilweise nur ungenügend dosierbare Druckstrahlbehandlung für die intraoperativ abgelöste bzw. reinserierte Muskulatur nicht selten mit erheblichen lokalen Beschwerden verbunden.

11.4 Physikalische Behandlungsmaßnahmen

11.4.1 Allgemeine Grundlagen

Die Integration auch lokal wirksamer physikalischer Behandlungsstrategien in das Rehabilitationskonzept nach hüft- und knieendoprothetischem Ersatz ist vor allem in der frühen postoperativen Phase unverzichtbar, bestehen zu diesem Zeitpunkt doch in aller Regel teilweise erhebliche operationsimmanente periarthralgische Irritationen und hierauf begründete Schmerzbilder, die eine aktive funktionelle Nachbehandlung beträchtlich limitieren können. So gilt es auch als wesentliches **Ziel** dieser Strategien – ganz allgemein betrachtet – das subjektive Beschwerdebild zu lindern (Analgesie) und den Rückgang des begleitenden reaktiv-entzündlichen Prozesses zu erreichen (Antiphlogese).

Zu den einzelnen, meist passiven Behandlungsmaßnahmen zählen:

- Thermotherapie (Wärme- und Kälteeinsatz), evtl. unter Integration von Wasser als Trägermedium (Hydrotherapie)
- Massagetherapie (klassische manuelle Massage, Lymphdrainage)
- Elektrotherapie
- Ultraschalltherapie
- Magnetfeldtherapie.

11.4.2 Thermo- und Hydrotherapie

Bei der Thermotherapie kommen Kälte oder Wärme zum lokalen oder systemischen Einsatz, wobei hier unterschiedliche temporäre Trägermedien wie Peloide u.a., aber auch Wasser (Hydrotherapie) verwendet werden können.

Kälte dringt wesentlich tiefer in das exponierte Gewebe ein als Wärme, da diese bei weit gestellten Hautgefäßen konvektiv subkutan wieder zügig nach zentral abtransportiert wird. Im Rahmen der Rehabilitation nach endoprothetischem Gelenksersatz spielen vor allem **lokale Applikationsformen** eine Rolle bei der direkten oder reflektorischen Beeinflussung örtlicher Gewebeprozesse (s. Tab. 11.19).

Kältetherapie bezeichnet einen globalen systemischen Einsatz von Kälte, **Kryotherapie** eine lediglich lokale Kälteapplikation, beschränkt auf einzelne anatomische Gewebeareale zum Wärmeentzug.

Effekte:

- **Kurzfristiger Einsatz** mit Herabsetzung der lokalen Durchblutung und dann reaktiver Hyperämie mit längerfristig um 20–30% erhöhter Schmerzschwelle
- **Langzeitanwendung** mit deutlicher Verminderung der Gewebedurchblutung und gleichzeitiger Stoffwechseldämpfung (Antiphlogese, Abnahme der Aktivität enzymatischer Prozesse); länger anhaltende muskuläre Detonisierung; ausgeprägte Analgesie durch Herabsetzung der nervalen Aktivität; Blutungs- und Ödemhemmung; Erhöhung des venösen Druckes.

Anwendungsformen im Rahmen der Rehabilitation:

- **Ganzkörperexposition** (sog. Hypothermie) in einer Kältekammer (Stickstoff, CO_2, Kaltluft) beschränkt auf aggressive Erkrankungen aus dem rheumatischen Formenkreis, in Einzelfällen auch bei ausgeprägter Spastik

Tab. 11.19: Physiologische Wirkung einer Wärme- und Kältetherapie

Gewebestruktur bzw. -prozess	Wärmewirkung	Kältewirkung
Blutgefäße	Dilatation	Konstriktion
Kapillarpermeabilität	Steigerung	Herabsetzung
Zellstoffwechsel	Steigerung	Herabsetzung
Gewebeentzündung	Verstärkung	Abschwächung
Bindegewebsdehnbarkeit	Verbesserung	Verminderung
Muskeltonus	Herabsetzung	Erhöhung
Muskelkontraktilität	Erhöhung	Herabsetzung
Nervenleitgeschwindigkeit	Verbesserung	Verminderung
Viskosität der Synovialflüssigkeit	Herabsetzung	Erhöhung

Abb. 11.32: Klassischer Eisbeutel (mit Granulat) zur lokalen Applikation postoperativ
a) Nach Hüft-TEP
b) Nach Knie-TEP

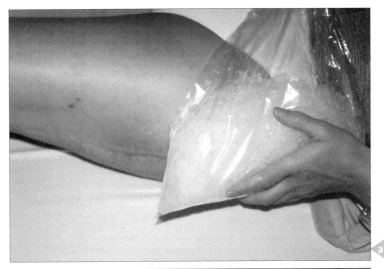

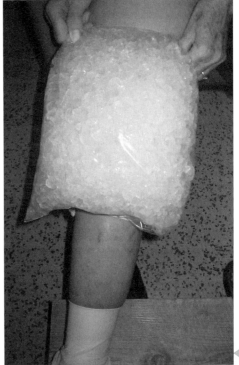

⊿ **Lokale** unmittelbare (direkte) oder mittelbare (indirekte) **Applikation:** Eisbeutel (s. Abb. 11.32), anmodellierbare Gelpackungen (s. Abb. 11.33), industriell vorgefertigte geschlossene Kältesysteme, Eiskompressen, Eiswickel, Eismassagen; Eisabtupfungen; leicht verdunstende Kältesprays, Kaltgase über eine handgeführte Düse, kalte Peloide (z.B. Retterspitz), Quark u.a. (→ Hydrotherapie).

Indikationen:

⊿ Lokal begrenzte postoperative Gewebereizzustände
⊿ Gelenkkapselschwellung (v.a. Knie)
⊿ Periphere Umlaufstörungen
⊿ Ödem(prophylaxe).

Dosierung/Behandlungsdauer: Im Fall erheblicher lokaler Schwellungszustände (v.a. im Bereich des Knies) und bei erheblichen Schmerzbildern durchaus 5–6 Anwendungen täglich für jeweils etwa 10–12 Minuten.

Kontraindikationen:

⊿ Ungünstig bei chronischen Schmerzbildern
⊿ Ausgeprägte periphere arterielle Durchblutungsstörungen, Angina pectoris, Raynaud-Syndrom (ab Stadium II), Anämien älterer Patienten
⊿ Kälteallergien (Kälteurtikaria), Kryoglobulinämie, Kältehämoglobinurie
⊿ Akute Nieren- und Blasenerkrankungen
⊿ Schädigungen des peripheren Lymphgefäßsystems.

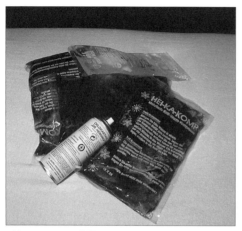

Abb.11.33: Anmodellierbare Gelbeutel und Kälte-spray zur postoperativen lokalen Kryotherapie

Der therapeutische Einsatz von Wärme (**Wärmetherapie**) kann über Wärmeleitung, Konvektion (Wärmeströmung) oder Wärmestrahlung erfolgen.

Effekte:
- Vasodilatation der kapillaren Endstrombahn v.a. im Bereich der Hautoberfläche mit lokaler Hyperämie
- Stimulation der Phagozytose (Antiphlogese)
- Vermehrte Flüssigkeitstranssudation (Ödemneigung!)
- Reflektorische Herabsetzung des Muskeltonus
- Verbesserung der Dehnbarkeit (Elastizität) des Kollagengewebes
- Primäre Analgesie durch maximale reflektorische Erregung der kutanen Thermorezeptoren.

Anwendungsformen:
- **Ganzkörperthermotherapie** wie z.B. Saunagänge oder Heißluftganzbäder
- **Teilanwendungen** wie Dampfduschen
- **Umschriebener Einsatz von trockener Wärme**: Wärmflasche, Heizkissen, Wärme-Pad, Heißluft, Wickel (Heublumensack, Kartoffelbrei, Leinsamen), heißer Sand, Infrarot- oder Laser-Strahler, Dia-

thermie mit Kurzwellenströmen, Ultraschall u.a.
- **Umschriebener Einsatz von feuchter Wärme**: siehe Hydrotherapie.

Indikationen im Rahmen der Rehabilitation:
- Als sog. vorbereitender Bewegungsstarter vor Durchführung einer krankengymnastischen Übungsbehandlung oder einer manuellen Massage
- Schmerzhafte chronische Irritationen der gelenkumgebenden Weichteile
- Schmerzhafte Wirbelsäulensyndrome mit Myalgien und/oder Myogelosen infolge einer hüftkompensierenden Hyperlordose der LWS.

Kontraindikationen bei allen Störungen mit bereits gesteigertem Metabolismus wie:
- Akute generalisierte entzündliche Prozesse (Infektionskrankheiten u.a.)
- Frühe postoperative Phase mit noch nicht abgeschlossener Wundheilung
- Ausgeprägtes lokales Ödem, chronisch venöse Insuffizienz, ausgeprägte Varikosis, Thrombophlebitis
- Erhebliche arterielle Durchblutungsstörung, M. Sudeck Stadium I–II, blutende Magen-Darm-Ulzera
- Neurogen beeinträchtigte Temperaturempfindung (z.B. im Fall einer Syringomyelie) mit der Gefahr der Verbrennung
- Spastik und Kontrakturen bei zerebralen Paresen, akuten Neuritiden.

Vorsicht bei arterieller Hypertonie und bei Herzinsuffizienz!

Im Rahmen der **Hydrotherapie** werden Kälte- oder Wärmereize global oder auch nur lokal begrenzt unter Verwendung von Wasser als Temperaturträger appliziert, dies evtl. unter Zusatz chemischer oder mechanischer Reize (z.B. hyperämisierende Bürsten- oder Druckstrahlmassagen u.a.m.; s. Tab. 11.20).

Tab. 11.20: Unterschiedliche Stufen hydrotherapeutischer Reize

Milder Reizeffekt	Abreibungen, Waschungen, Trockenbürstungen
	Ansteigende Teilbäder (Unterarm, Füße)
	Wechselwarme Fußbäder
	Kalte Güsse (bis Knie)
	Wassertreten
	Wickel (Gelenke, Hals, Kreuz, Brust, Rumpf, Lende, Hüfte, Bein)
Mittlerer Reizeffekt	Ansteigende Sitz- und Beinbäder
	Halbbäder
	Wechselwarme Sitzbäder
	Wickel (Brust, Rumpf)
	Sitzdampfbad
Starker Reizeffekt	Vollguss, Blitzguss, Kaltdusche
	Saunasitzung
	Dampfbad
	Überwärmungsbad
	Ganzpackung
Sehr starker Reizeffekt	Tauchbad im Eiswasser

Anwendungsformen:

◿ **Feuchte Kälte:** Eiswasser(teil)bäder, Waschungen, Güsse (s. Abb. 11.34), Auflagen, Packungen, Wickel (s. Abb. 11.35)

◿ **Feuchte Wärme:** heiße Rolle (s. Abb. 11.36), heißer Wickel (nach Prießnitz), organische Peloide (Torf, Moorerde, Schlick), Paraffin, anorganische mineralische Peloide (Fango, Lehm, Kreide; s. Abb. 11.37), Wannenbäder (s. Abb. 11.38), Thermalbäder, Bewegungsbäder, Dampfbäder, Dampfdusche, Wechselbäder.

Wichtige Indikationen im Rahmen der Rehabilitation:

◿ Hydrotherapie mit *Kälteanwendung*
   – Postoperative Reizzustände und Schwellung des Gelenkes selbst, vor allem in der frühen Phase nach dem operativen Eingriff
   – Akute periartikuläre Irritationen der gelenkumspannenden Weichteile (v.a. Knie)
   – Periphere Umlaufstörungen, v.a. in der frühen postoperativen Phase (Aktivierung der Gefäßmuskulatur, reaktive Hyperämie)
   – Erkrankungen des rheumatischen Formenkreises im floriden Stadium.

◿ Hydrotherapie mit *Wärmeanwendung*
   – Frühe postoperative Phase mit limitierter muskulärer Kraftentfaltung
   – Schmerzhafte muskuläre Kontrakturen
   – Schmerzhafte degenerative Rumpfwirbelsäulensyndrome, v.a. der LWS aufgrund einer teilkontrakten, die Beckenanteklination bzw. die Hüftbeugekontraktur kompensierenden Hyperlordose.

Dosierung/Behandlungsdauer: *Kälteanwendungen* möglichst nur kurz und evtl. einschleichend; bei postoperativen Reizzuständen tägliche Wickel sinnvoll (20–30 Minuten); anschließend rasche Wiedererwärmung des Patienten mit adäquater Nachruhe ratsam. *Wärme* sollte im Rahmen der Hydrotherapie immer langsam ansteigend appliziert werden.

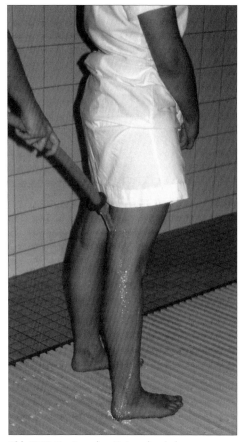

Abb. 11.34: Kneippscher Unterschenkelguss

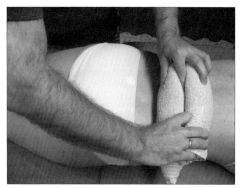

Abb. 11.36: Heiße Rolle zur Detonisierung der verspannten Rückenstreckmuskulatur

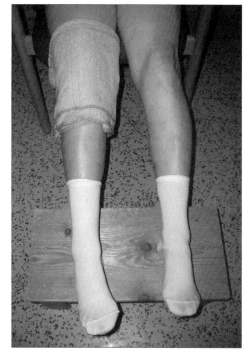

Abb. 11.35: Antiphlogistisch wirkender feuchtkalter Kniewickel in der frühen postoperativen Phase nach Implantation einer Knie-TEP

Kontraindikationen:

◢ Akut entzündliche oder fieberhafte Erkrankungen, floride Tuberkulose

◢ Entzündliche Hauterscheinungen (z.B. Erysipel)

◢ Dekompensierte Herzinsuffizienz

◢ Schwere arterielle Durchblutungsstörungen, M. Sudeck Stadium I–II.

11.4.3 Massagetherapie

Im Rahmen der postoperativen Rehabilitation sind vor allem die klassische manuelle Massage und die periphere Lymphdrainage wesentliche Bausteine des therapeutischen Konzeptes. Andere Techniken – hier in erster Linie manuelle Maßnahmen der Reflextherapie – spielen nach alloplastischem Gelenksersatz nur in Ausnahmefällen eine Rolle. Hier muss auf die Spezialliteratur verwiesen werden [Heisel 2005].

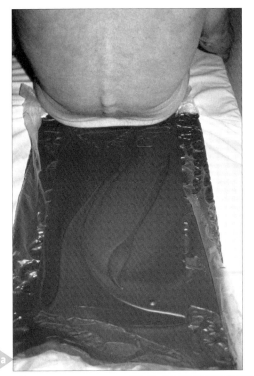

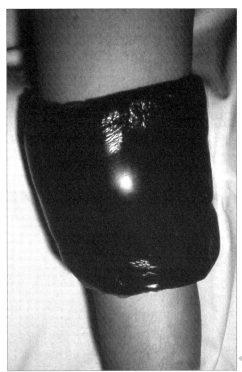

Abb. 11.37: Fango-Anwendung im Rahmen der lokalen Wärmetherapie **a)** Rumpfwirbelsäule **b)** Hüftgelenk **c)** Kniegelenk

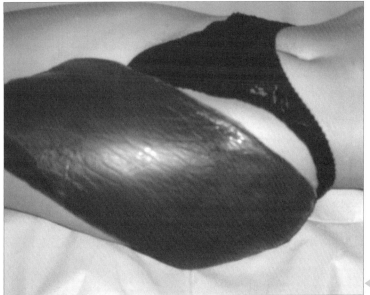

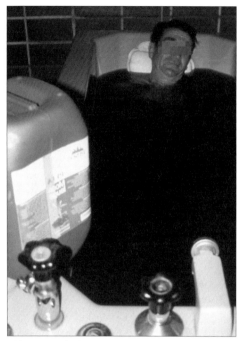

Abb. 11.38: Ganzkörper-Moorbad

Bei der **klassischen Massage** handelt es sich um eine meist *manuell* durchgeführte mechanische Manipulation bzw. Stimulation der Propriozeptoren der Weichteilgewebe in relativ monotoner, sich wiederholender Weise durch unterschiedliche, jeweils rhythmische, mit variabler Druck- oder sonstiger Kraftentfaltung (z.B. Zug, Verschiebung, Erschütterung) gezielt applizierte Handgriffe (Streichung, Drückung, Knetung, Rollung, Walkung, Friktion als Reibung oder Zirkelung, Klopfung und Vibration sowie Dehnung als Hautverschiebung; s. Abb. 11.39). Unterschieden werden neben den reinen Muskelmassagen auch mechanische Bürstungen, die Vakuumsaugung sowie unterschiedliche Formen einer Reflexzonenmassage u.a.m.

Ziel ist hier vor allem eine Verbesserung der muskulären Durchblutung und damit auch eine muskuläre Lockerung mit Rückgang lokaler Schmerzbilder. Auch ein *apparativer Einsatz* (Massageliegen, Massagestühle; s. Abb. 11.40) ist möglich. Der Angriffspunkt einer manuellen Massage liegt in Abhängigkeit

von der jeweiligen Technik mehr oder weniger oberflächlich in der Körperdecke (Haut, subkutanes Bindegewebe, Muskulatur).

Globale Wirkungen einer Massage:
- **Haut:** Lokaler mechanischer Effekt mit Steigerung der Perspiration und der Talgdrüsenproduktion, Verbesserung der Trophik, was das Gewebe weicher und elastischer macht; Aufbrechen von adhärentem Narbengewebe durch Dehnungen und Friktionen.
- **Muskulatur:** Intermittierende Aktivierung des Blut- und Lymphstromes; Beseitigung einer Muskelermüdung während der Erholungsphase nach prolongierter Muskelarbeit oder längerer Inaktivität.
- **Kreislauf:** Zirkulationshilfe durch Saug-Druck-Pumpwirkung; reaktive lokale Hyperämie aufgrund der gesteigerten arteriellen Gewebedurchflutung; Normalisierung einer vorbestehenden vegetativen Dysregulation im therapierten Segment.
- **Psyche:** Reduzierung von Angstgefühlen, allgemeine körperliche und seelische Entspannung durch vermehrte Ausschüttung körpereigener Endorphine.

Indikationen der klassischen Massage im Rahmen der Rehabilitation:
- Schmerzhafte muskuläre Verspannungen der Rückenstreckmuskulatur (nach Hüft-TEP v.a. bei Anteklinationskippung des Beckens infolge einer zuvor bestehenden Hüftbeugekontraktur).
- Schmerzhafte muskuläre Tonuserhöhung der Quadrizepsmuskulatur nach Hüft- und Knie-TEP (auch als Eigenbehandlung mit einem Massageroller möglich; s. Abb. 11.41).
- Postoperativ bestehende Weichteilverklebungen.

Dosierung/Behandlungsdauer: 2 bis maximal 3 Anwendungen in der Woche über 20–30 Minuten.

Kontraindikationen:

Allgemein:

- Akute fieberhafte Allgemeinerkrankungen
- Akute Entzündungen innerer Organe
- Blutungsneigung (z.B. im Rahmen einer Antikoagulanzientherapie)
- Dekompensierte Herz-Kreislauf-Erkrankungen.

Lokal:

- Entzündliche Haut- und/oder Muskelerkrankungen im Behandlungsgebiet
- Thrombophlebitiden, Phlebothrombosen
- Ausgeprägte frische Hämatome

- Frische Verletzungen, die einer Immobilisation bedürfen
- M. Sudeck Stadium I
- Arterielle Verschlusserkrankung im betroffenen Gebiet
- Schwere knöcherne Affektionen (Osteomalazie, erhebliche Osteoporose, akute Osteomyelitis), auch periphere Weichteilverkalkungen (z.B. Myositis ossificans)
- Kardiale oder nephrogene Ödeme
- Bösartige Tumore im Behandlungsgebiet.

Nach erfolgtem endoprothetischen Gelenksersatz bestehen in den ersten Wochen nach

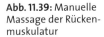

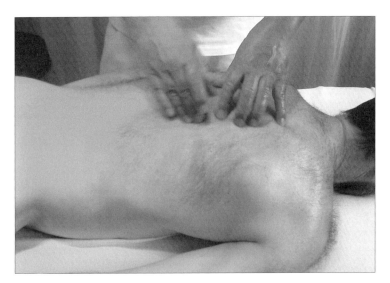

Abb. 11.39: Manuelle Massage der Rückenmuskulatur

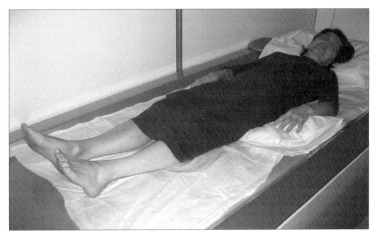

Abb. 11.40: Apparative Rückenmassage auf dem sog. Hydrojet

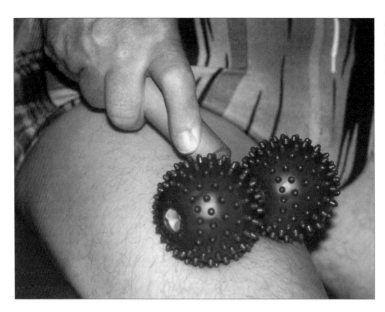

Abb. 11.41: Eigenbehandlung der streckseitigen Oberschenkelmuskulatur mit einem Massageroller

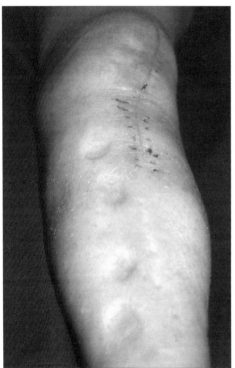

Abb. 11.42: Deutliche Lymphabflussstörung (mit Dellenbildung im Bereich des Subkutangewebes) nach Knie-TEP links

dem Eingriff in aller Regel nicht unerhebliche periphere Umlaufstörungen (s. Abb. 11.42), die auf einer Beeinträchtigung des Lymphabflusses beruhen. Begünstigt wird diese Problematik durch eine Insuffizienz der Muskelpumpe in der frühen Rehabilitationsphase bei noch limitierter axialer Belastbarkeit des betroffenen Beines, nach einer Knieoperation zusätzlich durch die bekannte schlechte Weichteildeckung dieses Gelenkes. Zur Förderung der passiven Zirkulation der Gewebelymphe und damit einer peripheren Entstauung sowie zur mechanischen Anregung der aktiven Lymphvasomotorik kommt als manuelle Maßnahme die sog. **Lymphdrainage** in Frage. Hier werden ausschließlich weiche, gewebeschonende Massagehandgriffe eingesetzt, überwiegend an der Körperoberfläche (Subkutangewebe) mit Strichrichtung von proximal nach distal (s. Abb. 11.43a); bei deutlichen Befunden wird eine anschließende Wicklung des Beines mit Watte und elastischen Binden (s. Abb. 11.43b) bzw. das konsequente Tragen eines Stützstrumpfes empfohlen. Auch eine apparative Maßnahme unter Einsatz eines sog. Lymphomaten (s. Abb. 11.44) ist möglich.

Abb. 11.43: Manuelle Lymphdrainage der unteren Extremität
a) Ausstreichung von proximal nach distal
b) Anschließende elastische Wickelung des Beines

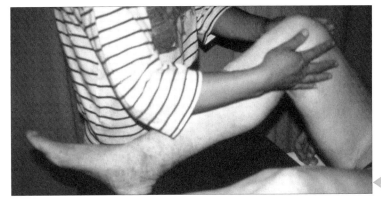

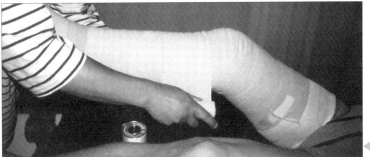

Dosierung/Behandlungsdauer: Grundregel: so stark wie nötig, um den gewünschten Behandlungserfolg zu erzielen, so schwach wie möglich, um lokale Unverträglichkeitsreaktionen des Gewebes zu vermeiden. In der frühen Phase nach der Operation sollte etwa 3- bis 5-mal wöchentlich über 20–30 Minuten behandelt werden; bei persistierenden leichteren Störungen in der späteren Phase sind dann in Einzelfällen noch einmal wöchentliche Anwendungen sinnvoll (s. Tab. 11.21).

Kontraindikationen:

◢ Entzündliche Haut- und/oder Muskelerkrankungen im Behandlungsgebiet
◢ Frische Thrombosen, Thrombophlebitiden
◢ Dekompensierte Herzinsuffizienz.

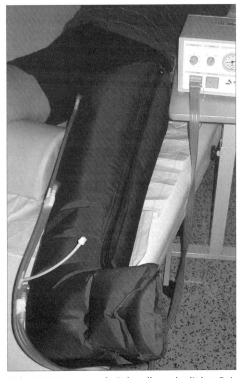

Abb. 11.44: Entstauende Behandlung des linken Beines mit dem Lymphomat

Tab. 11.21: Stadienabhängige konservative Therapie des Lymphödems [nach Földi et al. 1998]

Stadium	Klinisches Bild	Therapie		
		Phase I (Entstauung)	Phase II (Optimierung)	Phase III (Konservierung)
I	Ödem von weicher Konsistenz; rückläufig bei Hochlagerung	1-mal/Tag LD, Kompressionsbandage, krankengymnastische Mitbehandlung (2–3 Wochen)	–	Evtl. LD-Serie (6- bis 10-mal); Tragen von Kompressionsstrümpfen; evtl. krankengymnastische Mitbehandlung
II	Ödem mit bereits sekundären Gewebeveränderungen; keine Rückbildung bei Hochlagerung	2-mal/Tag LD, Kompressionsbandage, krankengymnastische Mitbehandlung (3–4 Wochen)	1- bis 2-mal/Woche LD für 2–5 Jahre; Tragen von Kompressionsstrümpfen; krankengymnastische Mitbehandlung (u.a. in Eigenregie)	Öfter LD-Serien (6–10 Einzelbehandlungen) oder 1-mal/Woche; Kompressionsstrümpfe auf Dauer; Krankengymnastik (in Eigenregie)
III	Harte Schwellung (Elephantiasis), häufig lobuläre Form mit typischen Hautveränderungen	2- bis 3-mal/Tag LD; Kompressionsbandage, krankengymnastische Mitbehandlung (4–5 Wochen)	2- bis 3-mal/Woche LD für 5–10 Jahre; Tragen von Kompressionsstrümpfen; konsequente krankengymnastische Mitbehandlung; evtl. plastisch-chirurgisches Vorgehen	Öfter LD-Serien (6–10 Einzelbehandlungen) oder 1- bis 2-mal/Woche; Kompressionsstrümpfe auf Dauer; Krankengymnastik (in Eigenregie)

11.4.4 Elektrotherapie

Im Rahmen der Elektrotherapie werden bestimmte Eigenschaften des elektrischen Stromes (Bewegungen ionaler Ladungsträger mit Verschiebungen im Elektrolytmilieu der durchflossenen Gewebe) therapeutisch genutzt, wobei der menschliche Körper oder aber nur bestimmte Körperareale, wie z.B. große oder mittelgroße Gelenke, Teile des Stromkreises sein können; andererseits werden auch elektromagnetische Felder und Schwingungen zur Behandlung eingesetzt.

Elektrische Ströme entfalten – abhängig von ihrer Frequenz – im menschlichen Organismus völlig unterschiedliche Wirkungen:

⊿ Im **Niederfrequenzbereich** erfolgt beim *Gleichstrom* im behandelten Körperareal ein kontinuierlicher Ionenfluss gleich-

bleibender Intensität in nur eine Richtung, ohne dass hierbei am exponierten nervösen und muskulären Gewebe eine fortgeleitete Erregung zustande kommt. Beim *Wechselstrom* mit sich ändernder Flussrichtung bedarf es einer Mindestdauer des Stromflusses in einer bestimmten Richtung, um einen Reiz auszulösen. Je häufiger der Strom seine Richtung ändert, d.h. je höher seine Frequenz ist, desto geringer ist seine elektrochemische Reizwirkung. So führen niederfrequente **Impuls-** oder auch **Reizströme** (z.B. als Resultat eines unterbrochenen Gleichstromes) zu einer gewollten Erregung der Nervenmembran und auch zu einer muskulären Reaktion (sog. Schwellenströme, Exponentialströme).

◢ **Mittelfrequente Wechselströme** lösen im betroffenen Nervenausbreitungsgebiet Parästhesien aus mit konsekutiver „Verdeckung" einer subjektiven Schmerzempfindung.

◢ **Hochfrequente Wechselströme** entfalten als elektromagnetische Schwingungen im durchflossenen Gewebe aufgrund ihrer nur sehr kurzen Impulsdauer keine chemische Wirkung mehr; sie besitzen im Hinblick auf die lokal freigesetzte Energie lediglich einen hohen (Widerstands)Wärmeeffekt (Diathermie).

Typische Wirkeffekte und Behandlungsziele: Ganz allgemein gesprochen zielt die Therapie mit elektrischen Strömen auf die Beeinflussung der subjektiv beeinträchtigenden Sekundärsymptome einer peripheren Störung im Weichteilmantel des Körpers ab. Therapeutisch genutzt werden die analgetischen, die hyperämisierenden, die Resorption fördernden bzw. die Trophik steigernden sowie die muskulär detonisierenden oder tonisierenden Wirkungen.

Allgemeine Dosierungsrichtlinien: Grundregel: Je *akuter* der Prozess, desto kürzer sind die Einzelbehandlungszeit und das Behandlungsintervall, aber um so häufiger sollte therapiert werden. Je *chronischer* der Prozess, desto länger und öfter sind Stromapplikationen sinnvoll, wobei Gewöhnungseffekte im Bereich der durchflossenen Gewebe zu beachten sind. Die verwendeten Spannungen des elektrischen Stromes bewegen sich meist in einer Größenordnung von 10–100 Volt, die Stromstärken (Intensität) liegen in aller Regel zwischen 1–50 mA.

Generelle Kontraindikationen:
Relativ:
◢ Einliegende Osteosynthesematerialien
◢ Stärkere Beeinträchtigung der Oberflächen- und/oder der Tiefensensibilität

◢ Lokale Hautaffektionen wie offene Verletzungen, Verbrennungen, Ekzeme, Entzündungen
◢ Thrombophlebitiden oder frische Thrombosen
◢ Gutartige Tumore
◢ Noch offene Wachstumsfugen (bei Kindern und Jugendlichen)
◢ Gravidität.

Absolut:
◢ Einliegender Herzschrittmacher
◢ Herzrhythmusstörungen
◢ Hoch fieberhafte akute oder subakute Allgemeininfektionen, auch akute Schübe von Erkrankungen aus dem rheumatischen Formenkreis
◢ Gerinnungsstörungen
◢ Metastasierende Tumore
◢ Schwere periphere Arteriosklerose
◢ Nach hoch dosierter Analgetikagabe.

Die lokale Anwendung der Elektrotherapie im frisch operierten Wundbereich kann nicht empfohlen werden, da eine lokale Überwärmung des einliegenden metallischen Implantates und damit eine vermehrte Irritation des umgebenden, noch in Abheilung befindlichen Gewebes nicht ausgeschlossen werden kann. Eine Ausnahme hiervon bieten lediglich die *Hochvolttherapie* (s.u.) und die *Interferenzstrom-Anwendung* (s.u.). Auf der anderen Seite werden einzelne Strategien der Elektrotherapie auch in der frühen und späten Phase der Rehabilitation nach endoprothetischem Gelenksersatz genutzt, um subjektiv beeinträchtigende implantatferne Störungen mitzubehandeln:

Exponentialstrom-Therapie
Prinzip: *Niederfrequenter* galvanischer Einzelimpuls zur selektiven Reizung partiell oder total denervierter Muskulatur (gestörte Reizleitung), v.a. in der Umgebung normal funk-

tionierender Muskelgruppen zum Erhalt der Kontraktilität der betroffenen Muskelfasern. **Impulsdauer**: 50–500 ms, **Pausendauer**: 3–5 s; allmählich einschleichender Stromanstieg (Dreieckimpuls); quasiselektive Stimulation denervierter quergestreifter Skelettmuskulatur in unmittelbarer Nachbarschaft normal erregbarer Muskelzellen bis zur unvollständigen dauerhaften Kontraktion. Zur Förderung

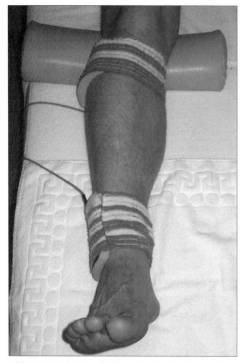

Abb. 11.45: Reizstrombehandlung bei postoperativer Peronaeusparese

der Innervationsschulung kann der elektrische Reiz vom Patienten selbst gesteuert werden mit gleichzeitig synchron ausgelöstem Willensimpuls. Die **Therapiedauer** ist bei günstiger Prognose mit der Aussicht auf Regeneration oft über mehrere Monate anzusetzen.

Indikationen im Rahmen der postoperativen Rehabilitation:
Schwere, atrophisch schlaffe muskuläre Paresen, z.B. infolge einer iatrogenen Femoralis- oder Peronaeusläsion (Kraftgrad 2–3) (s. Abb. 11.45)

Dosierung/Behandlungsdauer: Möglichst täglich für 15–20 Minuten.

Gefahren: Möglichkeit einer Überdosierung der elektrischen Stromwirkung (subjektive Missempfindungen, vorzeitige muskuläre Ermüdung) beachten.

Iontophorese
Prinzip: Transkutane Applikation ionisierter oder undissoziierter Wirkstoffe (entzündungshemmende Substanzen, Lokalanästhetika u.a. als wässrige Lösungen, Salben oder Gele; s. Tab. 11.22) unter Einsatz eines konstant fließenden galvanischen Gleichstromes.

Therapeutischer Effekt: Muskeldetonisierung und Analgesie unter der *Anode*, Durchblutungssteigerung mit besonders starker Hyperämisierung und Antiphlogese unter der *Kathode*. Das transkutan applizierte

Tab. 11.22: Iontophorese und externe Begleitmedikation

Platzierung unter der Kathode (negative Ladung der Präparate)	• NSAR wie Salicylsäure (3%), Hydroxyethylsalicylat, Diclofenac • Nikotinsäure (3%) • Ascorbinsäure (Vitamin C) • Metamizol • Heparin, Hirudin • Kaliumjodat u.a.
Platzierung unter der Anode (positive Ladung der Präparate)	• Lokalanästhetika • Histamin (1 : 10 000 – 3 : 100 000), Bienengift Nicoboxil • Acetylcholin • Hyaluronidase • Vitamin B u.a.

Pharmakon wird außerdem über die Blutgefäße der Haut aufgenommen und im ganzen Körper verbreitet.

Wichtige Indikationen innerhalb der Rehabilitation:
Degenerativ bedingte (peri)arthralgische Reizzustände v.a. des Schultergelenkes (infolge einer Degeneration der Rotatorenmanschette und eines dann längeren Einsatzes axial entlastender Unterarmgehstützen) (s. Abb. 11.46).

> Kein lokaler Einsatz im Bereich der einliegenden Endoprothese!

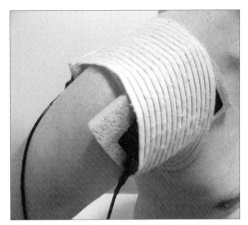

Abb. 11.46: Iontophorese-Applikation im Bereich der rechten Schulter

Transkutane elektrische Nervenstimulation (TENS)
Prinzip: Transkutanes Analgesieverfahren mit Applikation *niederfrequenter* nulllinien-symmetrischer bidirektionaler Impuls- und Gleichströme über ein batteriebetriebenes Taschengerät mit Ein- oder Zweikanaltechnik und aufklebbaren Elektroden; lokaler analgetischer Verdeckungseffekt über die Reizung peripherer Vibrationsrezeptoren der Unterhaut. Die sensible Reizschwelle liegt unter der motorischen; verspürt wird eine deutliche, aber noch keinen motorischen Effekt auslösende Gewebeirritation mit subjektiv empfundener Schmerzlinderung, die in aller Regel etwa 2–4 Stunden anhält. Um den eintretenden Gewöhnungseffekt zu reduzieren, besitzen manche Geräte eine Frequenzmodulation, auch die Impulsbreite ist teilweise intervallmäßig zu variieren.

Anwendung: Platzierung der Elektroden mit hoher Frequenz direkt über dem Hauptschmerzpunkt oder über dem Hautareal, das vom jeweilig betroffenen Nerven sensibel versorgt wird; Mindestabstand zwischen den Elektroden: 1,0 cm. Bei niederfrequenter Reizung wird das entsprechende Myotom elektrisch stimuliert. In Einzelfällen ist eine geduldige Einstellungs- und Platzierungsarbeit erforderlich, bis die optimale Position der Elektroden und die adäquate Stromqualität bestimmt sind. Kriterium für den Reizerfolg ist ein deutlich spürbares Stromgefühl mit anschließend subjektiv empfundener Besserung der Schmerzempfindung.

Indikationen im Rahmen der Rehabilitation: Generell im Fall chronischer, kausal sonst nicht ausreichend behandelbarer Schmerzzustände, wie z.B. bei:
- Peripheren Neuralgien
- Spannungskopfschmerz
- Chronischem Rückenschmerz (s. Abb. 11.47).

> Der Einsatz ist vor allem dann geboten, wenn eine Kontraindikation für eine (längere) medikamentöse Schmerztherapie besteht.

Dosierung/Behandlungsdauer: Mindestens einmal täglich für 30 Minuten; in Einzelfällen auch öfters.

Hochvolttherapie
Prinzip: Extrem kurze polare Doppelimpulse *niederfrequenter* Ströme ohne elektrolytische Gewebewirkung; es resultiert eine lokale Analgesie mit Hyperämisierung (Verbesserung der Wundheilung) sowie eine Detonisierung der darunter liegenden Muskulatur.

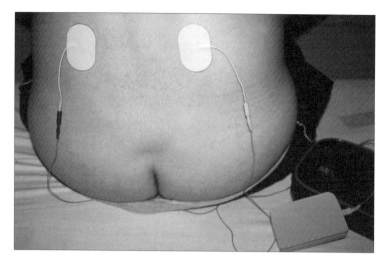

Abb. 11.47: TENS-Anwendung im Bereich der unteren paravertebralen Rumpfstreckmuskulatur

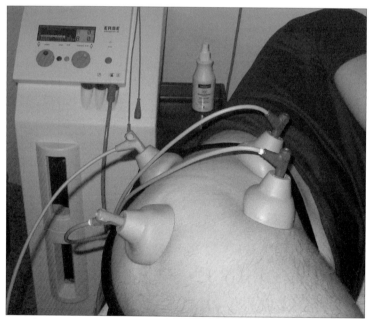

Abb. 11.48: Hochvolttherapie bei periartikulärem Reizzustand nach endoprothetischem Hüftgelenksersatz

Indikationen im Rahmen der Rehabilitation:

◿ Posttraumatische Schmerzzustände

◿ Trophische Hautulzera (auch beim Diabetes mellitus), Gewebeödeme

◿ Myogelosen (auch im Bereich des Rückens)

◿ Periphere Neuralgien.

Dosierung/Behandlungsdauer: 3- bis 5-mal/ Woche über 10–12 Minuten.

Vorteil: Einsetzbar auch bei einliegenden Metallimplantaten (Endoprothesen; s. Abb. 11.48)!

Konventioneller Interferenzstrom (Nemec-Verfahren)

Prinzip: Mischung zweier *mittelfrequenter* sinusförmiger Wechselströme (4000–5000 Hz), die sich in der Frequenz jeweils nur geringfügig unterscheiden oder aber phasenverschoben sind mit konsekutiver Reizerhöhung in

Abb. 11.49: Interferenz-strom-Applikation im Bereich der paraverte-bralen lumbalen Rückenstreckmuskulatur

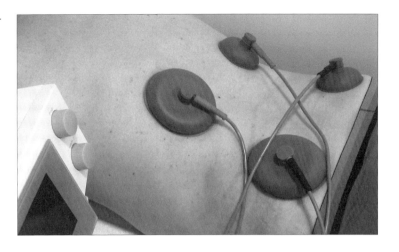

ihrem Überlappungsgebiet in tiefer gelegenen Gewebeschichten; meist statische Stromzuführung über 4 fest angebrachte (2 jeweils gegenüberliegende) Saugelektrodenpaare.

Effekt: Gute Tiefenwirkung; gute Analgesie, muskuläre Detonisierung.

Dosierung/Behandlungsdauer:

◿ Akute Symptomatik: konstant 100 Hz oder 200 Hz
◿ Subakute Symptomatik: 80–100 Hz oder 100–200 Hz
◿ Chronische Symptomatik: wechselnd 1–100 Hz oder 1–200 Hz.
◿ 2- bis 3-mal/Woche für etwa 15 Minuten

Je akuter das klinische Bild, desto langsamer sollte der Frequenzwechsel erfolgen.

Wichtige Indikationen im Rahmen der Rehabilitation:

◿ Chronische degenerative lumbale Wirbelsäulensyndrome mit reflektorischen muskulären Dysfunktionen (s. Abb. 11.49)
◿ Chronische Zervikalsyndrome mit Verspannungen der Schulter-/Nackenmuskulatur
◿ Schmerzhafte Periarthropathien (v.a. der Schulter und des Hüftgelenkes)

Vorteile: Kein Verätzungsrisiko der Haut; Lokalbehandlung auch über einliegenden Metallimplantaten möglich.

Hochfrequente Wechselströme

Bei der Behandlung mit dieser Stromart handelt es sich um eine spezielle selektive (Tiefen-)Thermotherapie, bei der die lokale Wärmewirkung im Gewebe einerseits durch elektrische und magnetische Felder (**Kurzwelle**), andererseits durch elektromagnetische Wellen (**Dezimeterwelle**, **Mikrowelle**) hervorgerufen wird.

Die verwendeten Stromfrequenzen liegen bei über 300 000 Hz; aufgrund der sehr kurzen Impulsdauer von nur wenigen Millisekunden kommt es nicht mehr zu einer direkten Reaktion der Nerven- und/oder Muskelzellen, sondern lediglich zu einem lokalen chemischen Reiz mit anschließend einsetzendem Wärmeeffekt (sog. *Diathermie*; s. Tab. 11.23), wobei die Kreislaufbelastung im Gegensatz zu anderen Spielarten der Thermotherapie deutlich geringer ist. Ein unmittelbarer Hautkontakt der Elektroden – wie bei der Nieder- und Mittelfrequenztherapie – ist nicht erforderlich.

Effekt: lokale Hyperämie mit Stoffwechselsteigerung (Phagozytose, Leukodiapedese) im durchflossenen Gewebe; gute Analgesie und Relaxation der glatten und quergestreiften Muskulatur, Bindegewebsauflockerung. Während der Behandlung tritt nicht selten eine als angenehm empfundene Müdigkeit auf.

Anwendungsformen:
- **Kurzwelle** (Stromfrequenz: 27,12 MHz; Wellenlänge: 11,062 m).
  Eingesetzt wird in erster Linie die **Kondensatorfeldbehandlung** mit 2 isolierten Plattenelektroden parallel zur Körperoberfläche (Abstand 1–4 cm) mit dazwischen liegendem zu behandelndem Areal. Wasserreiches Gewebe wie die Muskulatur und die inneren Organe werden weniger stark erwärmt als wasserarme Gewebestrukturen wie Knochen und v.a. das Fettgewebe (sog. Fettbelastung).
- **Dezimeterwelle** (Stromfrequenz: 433,92 MHz; Wellenlänge: 0,69 m).
  Applikation über besonders geformte Rundfeld-, Langfeld- oder Großfeldstrahler; Hohlfeldstrahler (umgreifende Muldenelektroden) zur Behandlung des Rumpfes; bevorzugte Absorption v.a. im wasserhaltigen Gewebe (Muskulatur, Blut); thermische Fettgewebsentlastung. Eingesetzt vor allem bei tiefer gelegenen Irritationen und Reizzuständen infolge degenerativer Prozesse größerer Muskelschichten (z.B. Rückenstrecker).
  Vorteil: Nur kurze Einzelbehandlungszeit und kurze Behandlungsserien.
- **Mikrowelle** (Stromfrequenz: 2450,00 MHz; Wellenlänge: 0,122 m).
  Verwendung von Distanz- oder Kontaktstrahlern mit möglichst ausreichendem Abstand zur Haut (10 cm; s. Abb. 11.50); in Abhängigkeit von der Form des Strahlers wird die abgegebene Energie mehr oder weniger stark gebündelt. Es besteht eine nur geringe Eindringtiefe bis zu etwa 3–4 mm; Wärmeumsatz v.a. in flüssigkeitsreichen oberflächlichen Gewebeschichten (Haut, Muskulatur, Bänder, Gelenke), deutlich weniger stark im subkutanen Fettgewebe (sog. Fettentlastung). Eingesetzt v.a. bei schmerzhaften muskulären Prozessen.

Indikationen im Rahmen der Rehabilitation: alle Erkrankungen, bei denen lokal unterhalb der Körperoberfläche Wärme erzeugt werden soll, v.a. bei:
- Schmerzhaften chronisch degenerativen Wirbelsäulensyndromen mit muskulären Verspannungen
- Tendinosen, Insertionstendopathien
- Myalgien und Myogelosen.

Gefahren/Kontraindikationen:
- Aufheiz- und Verbrennungsgefahr bei einliegenden Metallimplantaten
- Eine zu starke Erwärmung (selten) kann zu einer zunehmenden Vasokonstriktion bis hin zur völligen Stase und kompletten Ischämie führen (cave: pAVK).

Tab. 11.23: Dosisstufen bei der Wärmetherapie mit hochfrequenten Strömen [mod. nach Schliephake 1960]

Dosisstufe	Stärke	Subjektiv empfundener lokaler Effekt
I	Sehr schwach	Sensibel unterschwellig, keine Wärme zu spüren. Zunächst erfolgt ein Hochregeln der Stromstärke bis zum gerade eben empfundenen Wärmereiz; anschließende Dosisreduktion, bis dieses Wärmegefühl wieder verschwindet
II	Schwach	Sensibel schwellig, leichte Wärme gerade eben zu verspüren
III	Mäßig	Angenehm empfundenes mittleres (deutliches) Wärmegefühl
IV	Stark	Sehr starkes, als gerade eben noch erträglich angegebenes Wärmegefühl (nicht unangenehm)

Abb. 11.50: Klinische Anwendung der Mikrowelle zur Behandlung schmerzhafter muskulärer Verspannungen im oberen BWS-Bereich durch Distanzstrahler; das Ablegen der Kleidung ist nicht erforderlich

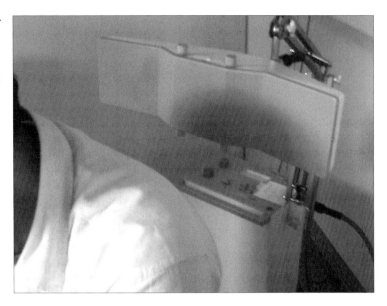

11.4.5 Ultraschalltherapie

Prinzip: Gezielte lokale Applikation mechanischer Druckwellen (800 kHz–1 MHz) über einen Schallkopf (Abstrahlungsfläche: 1 cm² oder 4 cm²) mit direktem Hautkontakt (ein Luftspalt wird nicht überwunden); Vorteil der guten Fokussierbarkeit und Richtfähigkeit; Eindringtiefe in das Gewebe etwa 3–8 cm, Reflexion bzw. Brechung der Schallwellen an Grenzflächen (z.B. am Übergang von Weichteilgewebe zum Knochen). Hauptwirkungsort ist demzufolge in erster Linie der Grenzflächenbereich unterschiedlicher Dichte (z.B. am Übergang von Weichteilen zum Knochengewebe).

Effekte:
- *Physikalisch:* Piezoelektrischer Effekt
- *Thermisch:* Lokale Wärmewirkung durch absorbierte Ultraschallenergie
- *Biologisch:* Mechanisch (Vibration) mit Lösung lokaler Verklebungen des Bindegewebes; muskuläre Detonisierung (Analgesie), Permeabilitäts- und damit Diffusionssteigerung
- *Chemisch:* Steigerung des lokalen Gewebestoffwechsels.

Anwendung: Vor allem *dynamische* (s. Abb. 11.51), seltener *statische* (kontinuierliche) Applikation.

Gleitschall: Kontinuierliche Beschallung mit überwiegend mechanischer und thermischer Wirkung.

Impulsschall: Intermittierende Beschallung (reduzierte Dosis) mit überwiegend physikalisch-chemischem (Stoffwechsel-)Effekt.

Behandlungsdauer/Dosierung: Je akuter die klinische Symptomatik, desto geringer ist die Intensität und desto kürzer die Applikationsdauer (3–7 min); je chronischer der Prozess, desto höher die Intensität und die Einwirkungsdauer mit häufigeren Anwendungen hintereinander.

Dosis: Anfänglich 0,1–0,5 W/cm² Hautoberfläche; Steigerung bis auf maximal 3,0 W/cm² Hautoberfläche möglich. Behandlungsserien von 6–12 Einzelanwendungen.

Indikationen im Rahmen der postoperativen Rehabilitation:
- Oberflächlich liegende Sehnen- bzw. Kapselansatz-Irritationen und Periarthropathien
- Sekundäre Myalgien und Myotendinosen

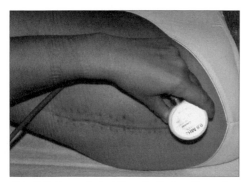

Abb. 11.51: Dynamische Ultraschallbehandlung einer schmerzhaften Trochanter-Tendinose nach alloplastischem Hüftgelenksersatz

◢ Beschwerden bei umschriebenen indurierenden Haut- und Narbenkontrakturen.

Kontraindikationen:
◢ Lokale oder generalisierte Infektionen
◢ Phlebothrombosen, Thrombophlebitiden, arterielle Durchblutungsstörungen
◢ Gerinnungsstörungen.

11.4.6 Magnetfeldtherapie

Prinzip: Bei dieser Behandlungsmethode kommen extrem niederfrequente, niederenergetische, gepulste Magnetfelder (Wechselströme; sog. PEMF) zum therapeutischen Einsatz. Ihre Gewebewirkung beinhaltet:
◢ Erhöhung der Kristallisationsgeschwindigkeit

◢ Anregung mesenchymaler Zellen
◢ Verstärkung der Vernetzung von Kollagenfasern.

Die **Indikation** im Rahmen der frühen postoperativen Rehabilitation ist vor allem im Fall einer frisch implantierten zementfreien Endoprothese zu sehen mit dem Ziel der Beschleunigung einer stabilen Osteointegration der Implantate (s. Abb. 11.52).

Behandlungsdauer/Dosierung: Möglichst täglich innerhalb der ersten 4–6 Wochen (z.B. im Rahmen der stationären AHB); Einzelbehandlung von etwa 15–20 Minuten.

Kontraindikationen:
◢ Fieberhafte Allgemeinerkrankungen
◢ Hyperthyreose
◢ Magen-Darm-Blutungen
◢ Koronare Herzerkrankungen/einliegender Herzschrittmacher
◢ Epilepsie
◢ Gravidität.

11.5 Neuraltherapie (therapeutische Lokalanästhesie – TLA)

Die Neuraltherapie ist eine invasive medikamentöse ärztliche Behandlungsmaßnahme, die besondere Kenntnisse der anatomischen Strukturen voraussetzt.

Prinzip: Anwendung gezielter Infiltrationen mit *Lokalanästhetika* (s. Tab. 11.24) im

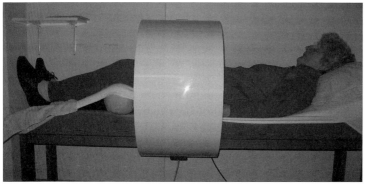

Abb. 11.52: Magnetfeldtherapie in der frühen postoperativen Rehabilitation nach Implantation einer zementfreien Hüft-TEP

gestörten Segment (Heilanästhesie) mit Hemmung der Weiterleitung nozizeptiver Aktionspotenziale in die zentralen Strukturen des Rückenmarks und Gehirns. Ziel ist ein konsequenter Abbau der Schmerzreize mit einer gleichzeitigen Ausschaltung peripherer Störfelder; in Einzelfällen zur Verlängerung der Wirksamkeit Zugabe von *Kristallglukokortikoiden* sinnvoll (s. Tab. 11.25).

Relevante Behandlungsformen im Rahmen der Rehabilitation:

⊿ **Intrakutane Quaddelung:** Schmerzblockade über kutisviszerale Reflexe
⊿ **Infiltrationen:** Schmerzhafter Triggerpunkte sowie dolenter Band- und Muskelansätze und Gelenkkapseln
⊿ **Facettenblockade** im Bereich der Wirbelbogengelenke (v.a. bei Hyperlordose der Lendenwirbelsäule)

⊿ **Gelenkinfiltrationen:** z.B. Lokalanästhetika in das nach Hüft-TEP häufig irritierte Iliosakralgelenk (s. Abb. 11.53); auch Kristallglukokortikoid-Applikation in die großen Körpergelenke der unteren Extremität im Fall einer aktivierten Arthrose (Hüfte, Knie), die nicht selten durch das veränderte Gangbild bzw. eine temporäre Überlastung bei kontralateraler Teilentlastung symptomatisch wird; infolge des Gehens mit 2 UAG und damit evtl. deutlichem Schmerzbild in den Daumensattelgelenken bei Rhizarthrose u.a.

⊿ **Subakromiale Infiltrationen** (mit Lokalanästhetika bzw. Kristallglukokortikoiden; s. Abb. 11.54) im Fall eines subakromialen Impingements bei degenerativen Veränderungen der Rotatorenmanschette – oft provoziert durch intensiven Ein-

Tab. 11.24: Wichtige Lokalanästhetika

Wirkstoff	Konzentration	Handelsname (Beispiele)
Bupivacain	0,25%, 0,5%	Bucain, Carbostesin
Mepivacain	0,5%	Meaverin, Scandicain
Lidocain	0,5%	Lidoject sine
Prilocain	0,5%, 1,0%	Xylonest
Ropivacain	2 mg/ml	Naropin

Tab. 11.25: Glukokortikoide zur lokalen und intraartikulären Injektion (Auswahl)

Wirkstoff	Handelsname (Auswahl)	Konzentration
Triamcinolon-Diacetat	Delphicort 25/40 Delphimix	25 mg, 40 mg 40 mg
Triamcinolon-Acetonid	Triam Lichtenstein Kristall-Suspension Triamhexal Kristallsuspension Triam-Inject Kristallsuspension Volon A Kristallsuspension	10 mg, 40 mg 10 mg, 40 mg 10 mg, 40 mg, 60 mg 10 mg, 40 mg, 80 mg
Dexamethason-Acetat	Supertendin-Depot (mit 30 bzw. 60 mg Lidocain)	5 mg, 10 mg
Dexamethason-Palmitat	Lipotalon	4 mg (2,5 mg Dexamethason)
Betamethason	Celestan Depot	4 mg B-Hydrogenphosphat und 3 mg B-Acetat

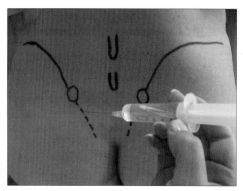

Abb. 11.53: ISG-Infiltration

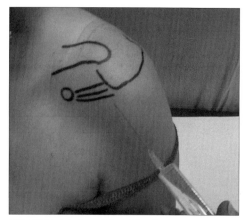

Abb. 11.54: Subakromiale Infiltration

satz von 2 UAG in der frühen postoperativen Rehabilitation.

Indikationen: Jede lokalisierbare anatomische Störung oder Projektionsfeldern zuzuordnende Schmerzbilder v.a. des muskuloskeletalen Systems.

Komplikationen: Bei Überdosierung evtl. Atemdepression, Herz-Kreislauf-Störungen, gesteigerte zentralnervöse Erregbarkeit (Krampfneigung), seltener Blutungen oder lokale Infektionen.

Kontraindikationen:

◢ Bekannte Allergieneigung auf Lokalanästhetika
◢ Lokale Hautentzündungen
◢ Gerinnungsstörungen, aktuelle Antikoagulanzientherapie
◢ Leberfunktionsstörungen
◢ Schwere Infektionskrankheiten.

11.6 Ergotherapie und Hilfsmittelversorgung

11.6.1 Allgemeine Grundlagen

Bei der Ergotherapie handelt es sich um eine funktionelle und ablenkende Selbstbeschäftigung mit integrierter aktiver Bewegungstherapie durch immer wiederkehrendes Üben von Gelenk- und Muskelfunktionen

im Rahmen alltäglicher Handlungsweisen, aber auch handwerklicher Tätigkeiten. Ziel ist die Wiedergewinnung komplexer Handlungskompetenzen im Hinblick auf eine selbstständige und sinnvolle Lebensführung. Wichtigste Aufgabe ist somit die Beurteilung, ob *innere*, vom Patienten selbst ausgehende Kompensationsmechanismen genügen, um eine defizitäre Situation auszugleichen, oder ob hierfür zusätzliche unterstützende *äußere* Hilfsmittel erforderlich werden. Am Anfang steht auch hier eine detailliierte Befunderhebung beim betroffenen Patienten (s. Tab. 11.26).

Im Rahmen der Rehabilitation nach endoprothetischem Gelenksersatz von Hüfte und Knie ist dieses Behandlungskonzept vor allem bei den (älteren) Patienten von Bedeutung, bei denen bereits mehr oder weniger stark ausgeprägte Defizite in den Aktivitäten des täglichen Lebens (ADL) bestehen. Integriert ist eine individuelle Hilfsmittelberatung und -ausstattung, ebenfalls mit dem Ziel der Kompensation evtl. bleibender funktioneller Defizite.

11.6.2 Spezielle Einzelmaßnahmen

Das individuelle **Funktionstraining** beinhaltet ein zielgerichtetes repetitives Üben

Tab. 11.26: Ergotherapeutische körperliche Befunderhebung

Inspektion	Fehlstellungen, lokale Reizzustände, Schwellungen u.a.m.
Palpation	Erfassung von Schmerzpunkten, Gelenkreiben, Umfangsmessung, Möglichkeit der muskulären Kraftentfaltung u.a.
Funktion	Gang- und Standsicherheit, Bewegungsspiel und Stabilität der Gelenke, Kraftmessung, Muskelfunktionsprüfung, Erfassung komplexer Bewegungsfunktionen (z.B. Greifbewegung der Hand) v.a. im Hinblick auf den ADL-Status, Sensibilitätsprüfung; funktionaler Selbstständigkeitsindex (FIM)

Tab. 11.27: Spezielle ergotherapeutische Maßnahmen bei Gelenkaffektionen

Betroffenes Gelenk	Typische ergotherapeutische Maßnahmen
Hüftgelenk	Weben; Holzarbeiten (Sägen, Hobeln)
Kniegelenk	Weben am Kufenwebstuhl; Holzarbeiten (Sägen); Töpferarbeiten

einzelner Bewegungsabläufe, v.a. im Hinblick auf vorbestehende Fähigkeits- und Funktionsstörungen, die nach dem erst kürzlich durchgeführten gelenkersetzenden Eingriff weiter fortbestehen (z.B. Trainieren der Gelenkbewegung am Kufenwebstuhl; s. Tab. 11.27 u. Abb. 11.55), evtl. auch im Hinblick auf eine berufliche Wiedereingliederung. Des Weiteren ist die psychologische Ablenkung von Krankheit und funktioneller Behinderung von Bedeutung.

Zum **Selbsthilfetraining** mit konsequentem repetitiven Üben von Bewegungsabläufen, die im Alltag zum Erhalt der Eigenständigkeit unverzichtbar sind, gehören:

- Nahrungsaufnahme (Essen, Trinken)
- Körperhygiene (Waschen, Haare kämmen, Rasieren, Toilettengang)
- An- und Auskleiden (Einsatz von Hilfsmitteln wie Knöpfhilfen oder Reißverschluss mit Schlüsselringen bei manueller Beeinträchtigung; Strumpf- und/oder Schuhanziehhilfen, Schuhe mit Klettverschluss bzw. mit elastischen Schuhbändern u.a.)
- Haushaltsführung (Zubereitung von Mahlzeiten, Spülen, Staubsaugen, Bügeln, Betten machen u.a.)
- Einkaufen
- Fortbewegung (Hilfsmittel?)
- Kommunikation.

Der **Gelenkschutz** mit gezieltem Training aller für die Aktivitäten des täglichen Lebens (ADL) wichtigen Bewegungsabläufe zielt auf das Erlernen eines bewussten Handelns ab mit Neuordnung der Umgebung (z.B. gut erreichbare Hilfsmittel in der Küche, Regalfächer in Greifnähe), auch auf das Training modifizierter Verhaltensweisen und neuer Bewegungsabläufe für temporär oder bleibend gestörte Gelenke oder ganzer Gliederketten (s. Tab. 11.28). Hierzu zählen auch eine gleichzeitige Versorgung mit gelenkstabilisierenden und damit funktionsverbessernden Schienen (v.a. bei Erkrankungen aus dem rheumatischen Formenkreis).

Nach endoprothetischem Gelenksersatz wird ein besonderes **Transfer-** bzw. **Rollstuhltraining** nur in wenigen Ausnahmefällen nötig, in erster Linie bei betagten Patienten, von denen eine eigenständige Mobilisation nicht (mehr) erwartet werden kann.

Kontraindikationen: Eigentlich keine; Zurückhaltung ist allenfalls bei schwersten globalen Beeinträchtigungen des Gesamtzustandes des Patienten geboten (kardiopulmonales Defizit), auch bei völlig fehlender Compliance oder bei fortgeschrittener Demenz.

Tab. 11.28: Spezielle Maßnahmen des Gelenkschutzes

- Achten auf achsengerechte Gelenkstellungen und korrekte Körperhaltung
- Körpernahes Tragen von Lastgewichten
- Vermeidung isolierter Gelenkbelastungen (sinnvolle gleichmäßige Lastverteilung), v.a. beim Tragen
- Vermeidung von unnötigem Bücken und Strecken
- Ausnutzung der Hebelgesetze (evtl. mit Funktionshilfen)
- Einsatz individuell abgestimmter Greif- und Funktionshilfen

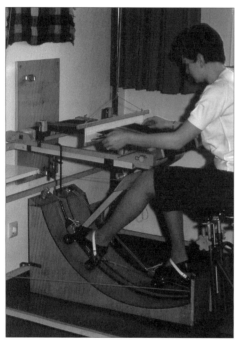

Abb. 11.55: Kufenwebstuhl in der ergotherapeutischen Nachbehandlung nach Implantation einer Hüft- oder Knieendoprothese

11.6.3 Gruppentherapie

Gruppentherapeutische Maßnahmen der Ergotherapie dienen im Wesentlichen der Intensivierung und Vertiefung der Behandlungsinhalte, die zuvor im Rahmen des Einzeltrainings erarbeitet und erlernt wurden. Gerade bei erheblichen bleibenden Beeinträchtigungen wichtiger Körperfunktionen und Behinderungen ist ein konsequentes, wiederholtes Üben wichtiger alltäglicher Abläufe zur Wiedergewinnung bzw. zum Erhalt von Eigenständigkeit und Unabhängigkeit

vordringlich; das psychologische Gruppenerlebnis dient der Bedeutungsreduktion der Fähigkeitsstörungen und fördert die Motivation des betroffenen Patienten.

11.6.4 Hilfsmittelversorgung

Wichtig ist in jedem Einzelfall bereits in der frühen Phase der postoperativen Rehabilitation die individuelle Überprüfung, ob eine temporäre oder gar dauerhafte Versorgung mit besonderen Hilfsmitteln erforderlich ist. Im weiteren Verlauf erfolgt dann der probatorische Einsatz dieser Hilfsmittel unter Anleitung des Therapeuten mit abschließendem eigenständigem (repetitiven) Üben im Rahmen einer Einzel- oder Gruppenbehandlung.

Grundregel: So viel Hilfsmittel wie eben nötig, so wenig wie möglich!

⊿ **Gehhilfen** (s. Tab. 11.29): Handstock, Fritzstock, Fischer-Gehstock (anatomischer Griff), Unterarmgehstütze (evtl. mit speziellen Weichpolsterungen für die Hand bzw. mit aufsteckbaren rutschfesten Puffern; s. Abb. 11.56–11.59), Unterarmgehstütze mit Unterarmauflage und besonderer Griffadaptation im Fall eines nicht belastbaren Handgelenkes (s. Abb. 11.60), Vierfüßlergehstütze (s. Abb. 11.61), Achselgehstütze, Rollator (s. Abb. 11.62), Deltarad, Gehwagen mit Unterarmauflage (s. Abb. 11.63), Achselgehwagen (s. Abb. 11.64).

⊿ **Weitere Mobilitätshilfen:** Rollstuhl (mit entsprechenden Auflagen), Transferhil-

Tab. 11.29: Gehhilfen und ihre Indikationen [nach Heisel 2005]

Art der Gehhilfe	Voraussetzungen zum Einsatz	Typische Indikationen
Handstock (mit oder ohne anatomischen Griff)	Volles Gleichgewicht, volle Koordination, sicherer Stand und Gang, nahezu volle Belastbarkeit des Beines	Arthrotischer oder arthritischer Binnenreizzustand der unteren Extremitäten
Unterarmgehstütze (UAG, Kirschner-Stöcke; mit oder ohne anatomischen Handgriff; evtl. zusätzliche rutschfeste Puffer; Einsatz ein- oder doppelseitig)	Belastbarkeit der Handgelenke und Hände, ausreichende muskuläre Kraftentfaltung, ausreichendes Gleichgewicht und Koordinationsvermögen, Balancefähigkeit, ausreichende Fähigkeit der Rumpfaufrichtung	(Teil-)Entlastung der unteren Extremität(en) im 3- oder 4-Punkte-Gang postoperativ, bei schmerzhaften Gelenkaffektionen, bei Lähmungen, nach Oberschenkel- oder Unterschenkelamputation
Gehstütze mit Unterarmauflage und Handgriff	Ausreichende Belastbarkeit des Ellenbogen- und Schultergelenkes, ausreichende muskuläre Kraftentfaltung, ausreichendes Gleichgewicht und Koordinationsvermögen, Balancefähigkeit, ausreichende Fähigkeit der Rumpfaufrichtung	(Teil-)Entlastung der unteren Extremität(en) im 3- oder 4-Punkte-Gang bei eingeschränkter Belastbarkeit der Handgelenke und Hände (v.a. im Fall einer rheumatoiden Arthritis)
Achselkrücke	Ausreichende muskuläre Kraftentfaltung, ausreichendes Gleichgewicht und Koordinationsvermögen, Balancefähigkeit	Eingeschränkte aktive Stützfähigkeit der oberen Extremitäten, z.B. bei nicht ausreichender Armkraft oder im Fall einer gleichzeitigen homolateralen Arm- und Beinfraktur
4-Punkt-Gehstütze (Tetrapode, evtl. anatomische Handgriffe, ein- oder doppelseitiger Einsatz)	Ausreichende muskuläre Kraftentfaltung zum Stützen, Stehen und Gehen, ausreichendes Gleichgewicht und Koordinationsvermögen	V.a. bei zentralen Störungen (ICP, Gangataxie, Schwankschwindel) entzündliche Gelenkaffektionen der unteren Extremitäten mit Gelenkinstabilität (z.B. im Fall einer rheumatoiden Arthritis)
Deltarad (mit 3 Rädern und Handbremsen ohne Sitzmöglichkeit; wendiger aber instabiler)	Selbstständiges Stehen mit voller axialer Belastbarkeit der Beine muss möglich sein, sicheres Gleichgewichtsempfinden	Leichte Gangunsicherheiten (v.a. älterer Patienten), denen ein Handstock keine ausreichende Stabilität bietet
Rollator (Gehgestell mit Rädern und Handbremsen, Sitzmöglichkeit und Korb zum Transportieren von Gegenständen)	Teilbelastbarkeit einer Extremität im 3-Punkte-Gang, ausreichende Kraftentfaltung zum Stützen, Stehen und Gehen; auch bei eingeschränktem Gleichgewichtsempfinden und beeinträchtigter Koordination	Gangunsicherheit mit Sturzneigung (geriatrische Patienten, ICP), wenn Einsatz von UAGs (noch) nicht möglich
Gehbock (starres oder reziprok bewegliches Gehgestell)	Ausreichende Kraftentfaltung zum Stützen, Stehen und Gehen, ausreichende Belastbarkeit der Handgelenke und Hände, ausreichende Koordination	Erhebliche Beeinträchtigung der axialen Belastbarkeit eines Beines (Totalentlastung mit unbelastetem Sohlenkontakt möglich)

Tab. 11.29: Fortsetzung

Art der Gehhilfe	Voraussetzungen zum Einsatz	Typische Indikationen
Gehwagen mit Unterarmauflage	Ausreichende Kraftentfaltung der Oberarme, zumindest teilweiser Erhalt der Beinkoordination, teilweise Belastbarkeit der Beine	Erhebliche (postoperative) Beeinträchtigung der muskulären Kraft mit Störung der Koordination
Achselgehwagen	Ausreichende axiale Belastbarkeit des Schultergelenkes; zumindest teilweiser Erhalt der Beinkoordination, teilweise Belastbarkeit der Beine	Zur (postoperativen) Frühmobilisation bei Beeinträchtigung der Belastbarkeit der Wirbelsäule und der unteren Extremitäten
Gehbarren	Ausreichende Kraftentfaltung zum Stützen und Stehen, ausreichende Belastbarkeit der Handgelenke und Hände	Erheblich eingeschränkte Mobilität und beeinträchtigtes Koordinationsvermögen; zum Training des Aufstehens und Hinsetzens sowie des Standes in der Frühphase der Rehabilitation; PNF-Gangschulung
Via Mobilis (Gurtaufhängung des gesamten Körpers am Deckengerät)	Vertikalisierung möglich	Aufgehobene Koordination und Belastbarkeit der unteren Extremitäten (z.B. im Fall einer inkompletten Paraplegie)

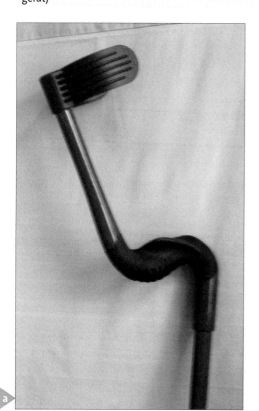

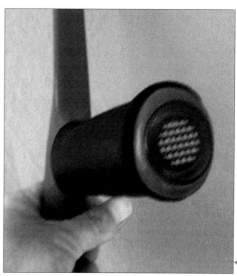

Abb. 11.56: Spezielle Weichpolsterung für die Handgriffe der UAG (z.B. bei Polyarthrose, Karpaltunnelsyndrom u.a.) **a)** Konfektioniert vorgegeben **b)** Individuell aufgebracht

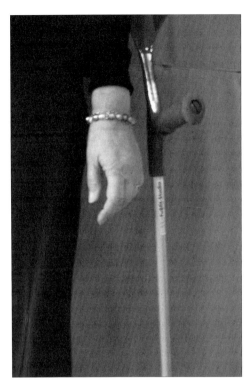

Abb. 11.57: Anpassen der Griffhöhe der Unterarm-gehstützen: Der Handgriff sollte beim aufrecht stehenden Patienten in Höhe des Handgelenkes liegen (optimaler Hebelarm)

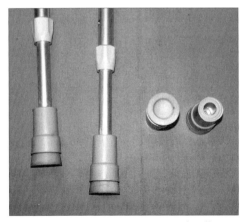

Abb. 11.58: Unterarmgehstützen mit Haftpuffern

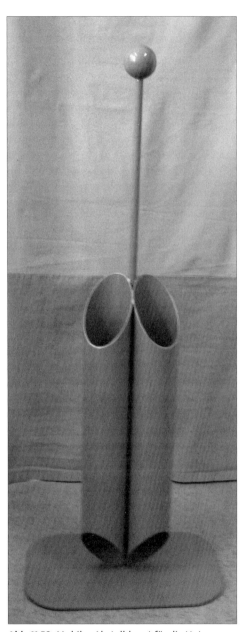

Abb. 11.59: Mobiles Abstelldepot für die Unterarm-gehstützen im Patientenzimmer

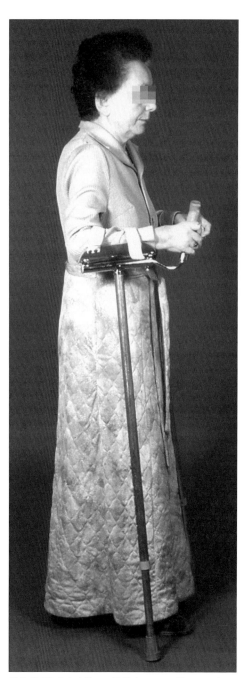

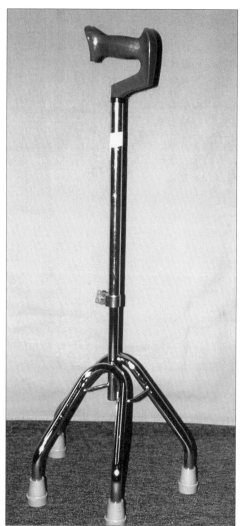

Abb. 11.61: Vierfüßlergehstütze

Abb. 11.60: Gehstütze mit Unterarmauflage und speziellen Haltegriffen

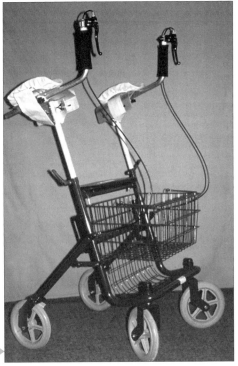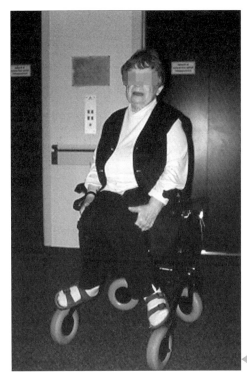

Abb.11.62: Rollatoren **a)** Mit Ablagekorb **b)** Mit breiter Sitzfläche

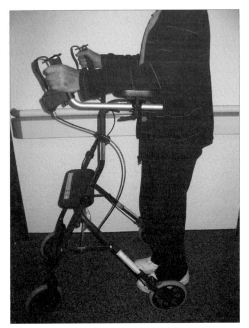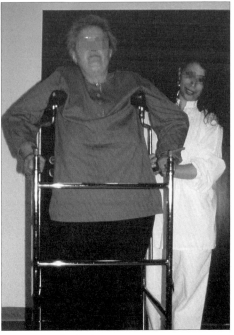

Abb. 11.63: Gehwagen mit bilateraler Unterarmauflage im Fall eines deutlich unsicheren Gangbildes

Abb. 11.64: Achselgehwagen

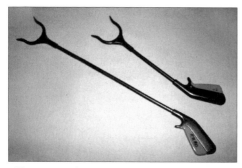

Abb. 11.65: Greifzangen aus Kunststoff als verlängerte Arme (Luxationsprophylaxe in der frühen Reha-Phase nach Hüft-TEP)

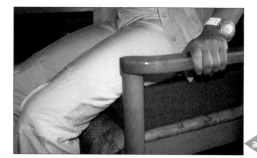

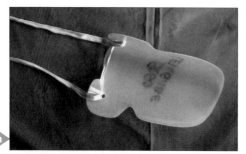

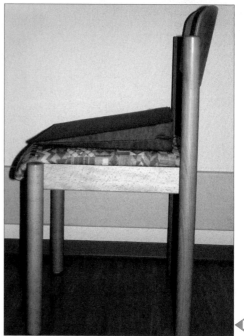

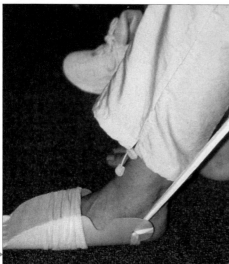

Abb. 11.66: Strumpfanziehhilfe **a)** Einfache Fertigung aus Polyethylen **b)** Beim eigenständigen Anziehen eines Stützstrumpfes kann eine übersteigerte Hüftflexion vermieden und damit einer Luxationsneigung einer Hüft-TEP entgegengewirkt werden

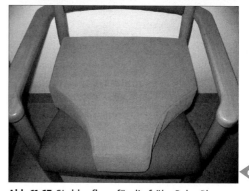

Abb. 11.67: Stuhlauflage für die frühe Reha-Phase nach Implantation einer Hüftendoprothese (Luxationsprävention) **a)** Quaderförmig **b)** Als Keilkissen **c)** Als speziell für Hüftpatienten ausgeschnittenes „Arthrodese-Kissen"

Abb. 11.68: Toilettenaufsätze nach Hüft-TEP **a)** Konventionelles Design **b)** Mit seitlichen Haltegriffen

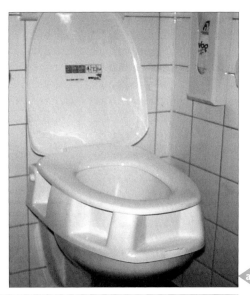

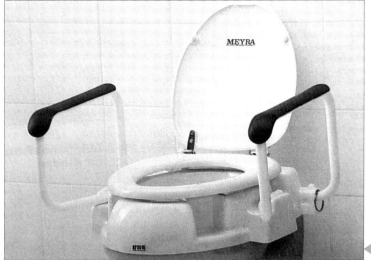

fen (Rutschbrett, Drehscheibe, Gleittuch, Lifter u.a.)

⊿ **Funktionshilfen für die ADL:** Greifzangen (s. Abb. 11.65), Spezialbürsten mit verlängertem Griff, Ankleidehilfen vor allem zur Verhinderung einer übersteigerten Hüftflexion (Luxationsprophylaxe nach Hüft-TEP) wie langstielige Schuhlöffel, Strumpfanziehhilfen (s. Abb. 11.66), Stuhlauflagen (s. Abb. 11.67), Badewannenlifter, Badewannenbrett, Duschho-

cker, erhöhter Toilettenaufsatz (s. Abb. 11.68) u.v.a.

⊿ **Ergonomische Umrüstung des Kraftfahrzeuges:** Schalt- und Lenkhilfen, Spezialpedale u.v.a.

⊿ **Ergonomische Einrichtung des Arbeitsplatzes:** Optimal angepasste Sitz-, Tisch- und Bildschirmhöhe, Sitzschale nach Maß, Stehpult, spezielle Arbeitsplatten, Zeichengeräte, Spezialtastaturen für Schreibmaschine und Computer.

11.7 Schienen und Orthesen

Persistierende postoperative Instabilitäten nach endoprothetischem Gelenksersatz bei korrekter standardisierter Operationstechnik sind insgesamt recht selten. Vor Abschluss des operativen Eingriffes mit Wundschluss wird noch im Operationssaal das jeweilig betroffene Kunstgelenk in der Regel nochmals auf eine ausreichende Funktionalität und Stabilität überprüft. Ist Letztere im Bereich der *Hüfte* nicht ausreichend gegeben (z.B. spontane Luxationsneigung des Gelenkes in Flexion und/oder Außenrotation), so wird meist ein längeres Kopf-Hals-Stück gewählt, um die periartikuläre Muskulatur unter einer vermehrten Spannung zu halten. Bei zu steiler Position der Pfanne ohne ausreichende Antetorsion muss evtl. eine Stellungskorrektur erfolgen. Fällt nach Implantation eines **Knieoberflächenersatzes** aufgrund einer in-

suffizienten Kreuzbandführung eine erhebliche a.-p.-Instabilität auf, muss ein Austausch auf ein posterior stabilisiertes Tibiaimplantat oder gar auf eine voll achsgeführte Endoprothese erfolgen. Eine leichtere Seitenbandinstabilität im Valgus- oder Varusstress kann evtl. durch Wechsel auf ein höheres Tibiaimplantat korrigiert werden.

Kommt es postoperativ zu einer Prothesenluxation der **Hüfte** im Zuge eines nicht adäquaten Traumas oder einer alltagsüblichen Bewegung (v.a. Hüftüberbeugung beim Anziehen von Strümpfen und Schuhen; bei Adduktion des Beines über die Mittellinie mit evtl. gleichzeitiger Außenrotation), so muss nach erfolgter Gelenkreposition eine temporäre Limitierung des Bewegungsausschlages der betroffenen Hüfte erfolgen. Leibbinden aus Drellstoffen sind hierfür nicht geeignet. Empfohlen wird der konsequente Einsatz einer konfektionierten **star-**

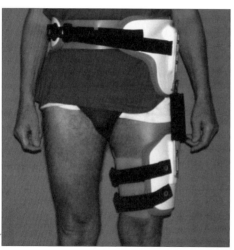

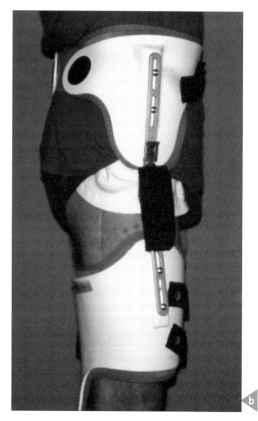

Abb. 11.69: Starre konventionelle Hüftorthese (Typ Newport) bei Luxationsneigung in der frühen postoperativen Phase nach Implantation einer TEP **a)** Vorderansicht **b)** Seitenansicht

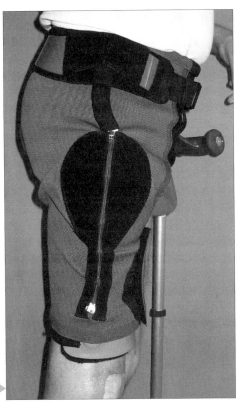

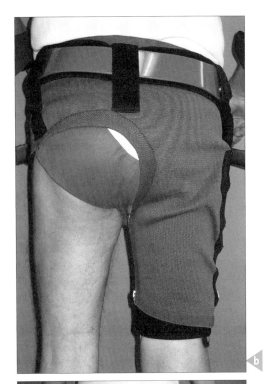

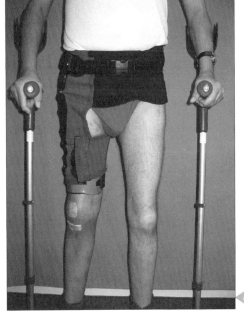

Abb. 11.70: Dynamische Hüftorthese (Typ DynaCox) im Fall einer postoperativen Hüftinstabilität nach TEP **a)** Vorderansicht **b)** Seitenansicht **c)** Rückansicht

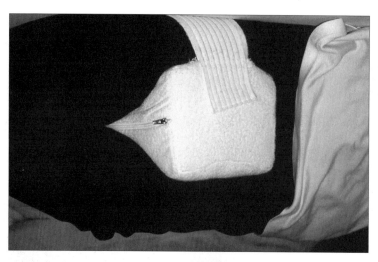

Abb. 11.71: Keilkissen zur Luxationsprävention in der frühen postoperativen Reha-Phase nach Hüft-TEP (beim nächtlichen Liegen auf der nicht operierten Seite)

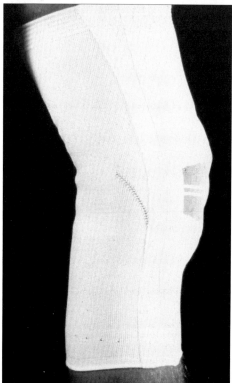

Abb. 11.72: Kniebandage aus Drellstoffen im Fall einer nur geringfügigen Bandinstabilität

ren **Becken-Hüftorthese** (z.B. Typ Newport; s. Abb. 11.69), besser noch einer **dynamischen Orthese** (z.B. Typ DynaCox; s. Abb. 11.70; s. Kap. 16.1.8), dies über einen Zeitraum von etwa 3 Monaten nach dem gelenk-

ersetzenden Eingriff, bis nach Eintreten einer Schrumpfung der hüftumspannenden Weichteile wieder eine ausreichende Gelenkstabilität gegeben ist. Die Orthesen bestehen zur besseren Handhabung und optimalem Tragekomfort meist aus thermoplastischen Leichtwerkstoffen bzw. aus glas- oder karbonfaserverstärkten Gießharzen.

Auch im Fall einer Resektionshüfte nach Girdlestone (entweder als primäre Situation nach eitriger Coxitis mit nachfolgender Kopfhalsresektion oder sekundär nach septischem Fehlschlagen einer Totalalloarthroplastik mit Belassen der defizitären Situation) resultiert neben einer teilweise nicht unerheblichen Beinverkürzung oft auch eine schmerzhafte instabile und damit wenig belastbare Hüftsituation, die eine dauerhafte orthetische Versorgung erforderlich machen kann.

Zur Vermeidung einer Subluxation eines endoprothetisch versorgten Hüftgelenkes beim Schlafen auf der nicht betroffenen Körperseite kann für einige Monate ein sog. Keilkissen (mit Klettverschluss; s. Abb. 11.71) verordnet werden, das dann zwischen den Oberschenkeln fixiert wird.

Im Fall einer persistierenden **Knicinstabilität** mit deutlicher Beeinträchtigung der axialen Belastbarkeit des betroffenen Beines und damit auch des Gangablaufes, des Wei-

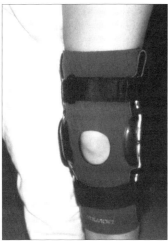
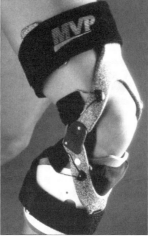
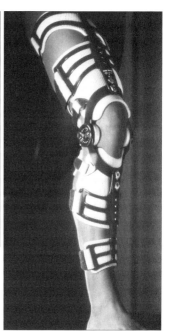

Abb. 11.73: Unterschiedliche teilimmobilisierende Knieorthesen, z.B. im Fall einer Bandinstabilität

teren bei vorliegender Lateralisationsneigung der Kniescheibe, stehen – je nach Ausmaß und subjektivem Empfinden – unterschiedliche Knieorthesen zur Verfügung:

◿ Bandagen nur aus Drellstoffen, evtl. mit seitlicher Führung (s. Abb. 11.72)
◿ Seitlich starre Orthesen mit Scharniergelenk (s. Abb. 11.73)
◿ Bewegungslimitierende Orthesen u.a.m.

Liegt postoperativ eine operationsimmanente **Lähmung des Ischiadikus- bzw. des Femoralnerven** vor – nicht ganz seltene Komplikationen nach endoprothetischem Hüftgelenksersatz – ist unter Umständen zur Mobilisation des betroffenen Patienten eine mehr oder weniger aufwendige **orthopädische Apparateversorgung** notwendig. Bei einer **(Teil-)Lähmung des N. peronaeus** mit Fallfuß und nachfolgendem Steppergang – in Einzelfällen beobachtet nach Einsetzen einer Knieallloplastik – ist eine Peroneusfeder aus Kunststoff (s. Abb. 11.74) für eine sichere Gangabwicklung in aller Regel unerlässlich (s. Kap. 16.1.7).

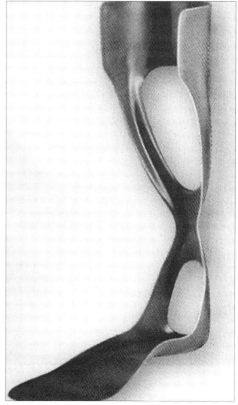

Abb. 11.74: Peronaeusfeder aus Kunststoff

11.8 Orthopädische Schuh- und Einlagenversorgung

Vor allem nach Implantation einer Hüftendoprothese bestehen postoperativ nicht selten **Beinlängendifferenzen**, in der Regel Verlängerungen von 0,5 bis zu 2,0 cm. Folgende Ursachen kommen hierfür infrage:

▰ Kontralaterale Coxa vara
▰ Intraoperativ aufscheinende muskuläre Gelenkinstabilität mit Luxationsneigung der TEP in Hüftflexion; diese wird dann in der Regel durch Aufsatz eines halsverlängernden Hüftkopfes kompensiert
▰ Zu hohe Resektion des Schenkelhalses
▰ Nicht ausreichend tiefe Positionierung der Hüftpanne im Acetabulum
▰ Zu groß dimensioniertes femorales Implantat, das nicht vollständig und ausreichend tief (und evtl. nur varisch) impaktiert werden konnte.

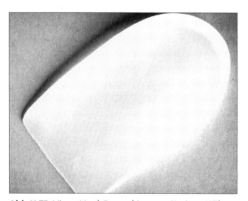

Abb.11.75: Visco-Heel-Fersenkissen mit einer Höhe von 0,5 cm als Schuheinlage

Postoperativ gegebene Beinverlängerungen von mehr als 0,7 cm sollten dann möglichst frühzeitig durch entsprechende Schuhzurichtungen ausgeglichen werden. Da die klinische Längenmessung der Beine oft nicht ausreichend genau ist, wird eine radiologische Dokumentation durch eine Beckenübersichtsaufnahme im Stehen (evtl. in Rastertechnik) mit Bewertung der Höhe der Beckenkämme, der Neigung des Sakrumplateaus bzw. der Höhe der Sitzbeinäste empfohlen.

Die Möglichkeiten der technischen Versorgung reichen von einfachen Ferseneinlagen (Visco-Heel-Fersenkissen; s. Abb. 11.75) bis hin zu aufwendigen orthopädischen Apparaten (s. Tab. 11.30).

Zur **Dämpfung der axialen Belastung** der unteren Extremität (und damit auch zur Implantatschonung) können des Weiteren die Schuhe mit Pufferabsätzen versehen werden. Die individuelle Verordnung differenzierter technischer Zurichtungen am Schuhwerk oder auch besonderer form- und funktionsgerechter Einlagen – bei gleichzeitiger optimaler Bequemlichkeit (weiche oder starre Werkstoffe) – erfolgt stets nach Maß in enger Zusammenarbeit mit dem Orthopädiemechaniker und/oder orthopädischen Schuhmacher (s. Tab. 11.31).

Nach Einsetzen einer Knieendoprothese mit meist erfolgter Korrektur der Beinachse sind Beinlängendifferenzen eher die Ausnahme. In Einzelfällen ist – vor allem bei sehr kontrakter Situation des Reservestreckappa-

Tab. 11.30: Therapierichtlinien bei Beinverkürzung [Heisel 2005]

Ausmaß der Beinverkürzung	Therapeutische Maßnahmen
0,5–0,75 cm	Keine
0,75–1,0 cm	Absatzerhöhung oder Einlage
Bis 1,5 cm	Absatzerhöhung (und Einlage)
1,5–4,0 cm	Sohlenerhöhung (Zwischensohle), Ballenrolle, evtl. kontralaterale Absatzminderung am Konfektionsschuhwerk
4,0–7,0 cm	Orthopädisches Maßschuhwerk mit eingearbeitetem Längenausgleich

Tab. 11.31: Krankheitsbilder und Möglichkeiten der (Teil-)Kompensation durch spezielle Zurichtungen am Konfektionsschuh [Heisel 2005]

Vorliegende Störung	Spezielle Maßnahmen
Beinverkürzung	Fersenkissen (bis 0,5 cm)
	Absatzhöhenausgleich (bis 1,0 cm)
	Sohlenhöhenausgleich (über 1,0 cm)
X-Bein	Schuhinnenranderhöhung (0,5–0,75 cm)
O-Bein	Schuhaußenranderhöhung (0,5–0,75 cm)
Hüft-/Knie-/Sprunggelenkarthrose	Stoßdämpfende Pufferabsätze
Fersensporn/Plantarfasziitis	Fersenweichbettung (evtl. mit Aussparung)
Einsteifung im oberen und/oder unteren Sprunggelenk	Abrollhilfe im Mittelfußbereich
Großzehengrundgelenkarthrose/rheumatische Vorfußdestruktion	Abrollhilfe im Vorfußbereich
Abflachung bzw. (Teil-)Kontraktur des vorderen Fußquergewölbes	Spreizfußpelotte
Überlastungsproblematik der Zehengrundgelenke II–IV (z.B. im Fall einer rheumatoiden Arthritis)	Schmetterlingsrolle

rates – eine ideale Einstellung der **Beinachse** nicht möglich. In diesen Fällen kann eine entsprechende Korrektur am Konfektionsschuhwerk (Innenranderhöhung beim Valgus, Außenranderhöhung bei Varus) überlegt werden.

11.9 Psychologische Mitbetreuung

Für orthopädisch ausgerichtete Rehabilitationskliniken, die Patienten der deutschen Rentenversicherung (Bund, Länder) betreuen, ist die Mitarbeit fest angestellter Psychologen zwingend vorgegeben. In vielen Fällen ist ihre Integration in das Reha-Team unter ärztlicher Leitung auch bedeutungsvoll. In Bad Urach werden unter diesem Aspekt wichtige begleitende Einzel- und Gruppentherapien, die auch für eine optimale Rehabilitation unverzichtbar sind, von Psychologen geleitet.

11.9.1 Psychologische Einzelgespräche

Die Einzelbetreuung durch den Psychologen im Rahmen der Frührehabilitation ist nur in wenigen Ausnahmefällen erforderlich:

◿ Begleitende depressive Haltung, die eine Lethargie verursacht und somit der aktiven Ausrichtung der Rehabilitation entgegensteht

◿ Posttraumatische Angst- und Schlafstörungen

◿ Zwischenmenschliche Probleme des Alltags, z.B. drohende Partnerschaftskonflikte nach Entlassung aus der Rehabilitation u.a.m.

11.9.2 Progressive Muskelentspannung nach Jacobson (PMR)

Grundlagen: Prinzipiell handelt es sich bei dieser Behandlungsstrategie um eine gezielte Muskelentspannung nach zunächst erfolgter Anspannung (sog. Tiefenmuskelentspannungstraining). Gedanklicher Ausgangspunkt ist hier die Annahme, dass der Zustand der Ruhe und Entspannung zu einer deutlichen Reduktion des neuromuskulären Tonus führt; umgekehrt führt eine Verminderung einer muskulären Verspannung auch zu einer Herabsetzung der Aktivität im ZNS – zentralnervöse mentale Prozesse einerseits und periphere quergestreifte und autonom innervierte Muskulatur andererseits beeinflussen sich wechselseitig. Der Patient soll im Rahmen der Behandlung bewusst wahrnehmen, welche seiner Muskeln verspannt, also kontrahiert sind, um dann zu erkennen, wo diese sich entspannen sollen.

Technik/Ausführung: Bequeme sitzende Körperhaltung, Tragen bequemer Kleidung, Augen möglichst geschlossen; die Arme liegen neben dem Körper. Beginn des Spannungsaufbaus mit zunächst geringer Intensität an kleinen Muskelgruppen; allmähliche Steigerung bis zur Spannung des ganzen Körpers mit maximaler Intensität, wobei keinerlei Schmerzen entstehen oder vorbestehende Beschwerden verstärkt werden dür-

fen; Halten der muskulären Kontraktion über etwa 1–2 Minuten. Nach jedem Spannungsaufbau erfolgt dann eine generelle optimale Entspannung. Diese Haltung wird dann bewusst über etwa 3–4 Minuten beibehalten.

Es ist auch ein Spannungsaufbau der Muskulatur für nur etwa 5 Sekunden möglich; hierbei soll der Atem möglichst nicht angehalten werden; Spannungslösung dann nach 5–8 Sekunden, nachfolgende Pause von ca. 30 Sekunden.

Auch im Rahmen einer **Gruppentherapie** möglich (s. Abb. 11.76).

Ziele:

◢ Vermittlung der Fähigkeit, Spannungszustände im Nerv-Muskel-System zu erkennen und auch zu beeinflussen
◢ Erreichen eines muskulären Normotonus
◢ Verbesserung der muskulären Koordination und Durchblutung
◢ Verbesserung der Körperwahrnehmung
◢ (Psychische) Entspannung.

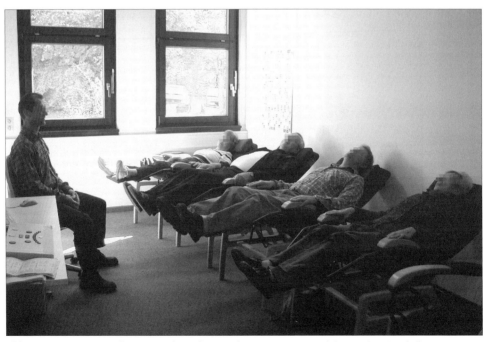

Abb. 11.76: Entspannungstherapie nach Jacobson in der Gruppe unter Anleitung eines Psychologen

Behandlungsmöglichkeiten im Rahmen der Rehabilitation: Arm- und Beinübungen, Übungen im Rumpfbereich, Nackenübungen.

Behandlungsdauer/Dosierung: Etwa 30 Minuten; entscheidend ist nicht die einzelne Übung, sondern das langfristige, möglichst tägliche, evtl. auch eigenständige Üben.

Indikationen:
- Hyper- und Hypotonus der Muskulatur (v.a. im Schulter-/Nackenbereich sowie im Bereich des Rumpfes), nicht selten gegeben nach Implantation einer Hüft-TEP
- Allgemeine Nervosität und vegetative Übererregbarkeit
- Psychische Alterationen, Angststörungen, Schlafstörungen.

Kontraindikationen: Bei sachgemäßer Ausführung keine!

11.9.3 Schmerzverarbeitungsprogramme

Vor allem bei chronischen Schmerzpatienten (Typ III nach Gerbershagen) kommt einer gezielten psychologischen Unterstützung im Rahmen einer multimodalen Rehabilitation

große Bedeutung zu. Im Rahmen der standardisierten Nachbehandlung von Patienten nach endoprothetischem Ersatz von Hüft- oder Kniegelenk spielen derartige Maßnahmen allenfalls eine untergeordnete Rolle.

11.10 Aufgaben des Sozialarbeiters

In jeder orthopädisch ausgerichteten Rehabilitationsklinik ist zumindest ein Sozialarbeiter fest angestellt. Auf ärztliche Anweisung hin übernimmt er innerhalb des Reha-Teams mannigfaltige Aufgaben, die vor allem die postrehabilitative bzw. poststationäre Phase älterer Menschen betreffen:

- Organisation der poststationären Betreuung des Patienten wie häusliches Umfeld, Essen auf Rädern, Mittagstisch, ambulante Pflegedienste (über Sozialstation), betreutes Wohnen, Kurzzeitpflege, Heimunterbringung u.a.
- Beratung im Hinblick auf die berufliche Wiedereingliederung wie Stufeneinstieg, Planung von Umschulungsmaßnahmen, vorzeitige Berentung u.a.
- Beratung bzgl. einer Schwerbehinderung (Antragsausfüllung, Erfolgsaussichten, Problematik der Merkzeichen u.a.).

12 Theoretische Schulung – Endoprothesenschule

Ein mit einer Endoprothese versorgter orthopädischer Patient ist ein Dauerpatient: Mit dem Einbau einer Alloarthroplastik ist die Behandlung einer Arthrose nicht abgeschlossen, es erfolgt lediglich eine **Änderung des Handlungsregimes**, in aller Regel ist eine lebenslange Betreuung des Implantatträgers erforderlich.

Der künstliche Ersatz des degenerativ oder traumatisch veränderten natürlichen Hüft- und Kniegelenkes bedeutet für den betroffenen Patienten einen wichtigen Wendepunkt in seinem Leben. Im Vordergrund steht zunächst die deutliche subjektive Verbesserung der Lebensqualität aufgrund von Beschwerdearmut oder sogar völliger Schmerzfreiheit nach oft jahrelanger schmerzbedingter Beeinträchtigung. Hinzu kommt die Verbesserung der Funktionalität des betroffenen Gelenkes, die eine erheblich günstigere Situation der Gesamtmobilität im Beruf, in der Freizeit und im Sport mit sich bringt. Vor allem hierauf begründet sich der durchaus verständliche Wunsch des betroffenen Patienten im Gefolge des künstlichen Gelenksersatzes nach einer optimierten Teilhabe am täglichen Leben.

Vor allem in der frühen Rehabilitationsphase bis zu 3 Monate nach dem gelenkersetzenden Eingriff sind wichtige **operationsimmanente Besonderheiten** zu beachten, die für eine stabile Ausheilung und damit für ein gutes Langzeitergebnis der Alloarthroplastik unabdingbar sind:

◢ Konsequenter Einsatz von 2 Unterarmgehstützen innerhalb der ersten 6 Wochen (in Einzelfällen bis zu 12 Wochen), dies in erster Linie zur Schonung der gelenkumspannenden Weichteile; in der Regel ist bei der überwiegenden Anzahl der Fälle unter diesen Bedingungen eine axiale Vollbelastbarkeit der betroffenen Extremität gegeben. Ausnahmen bilden lediglich Patienten mit alloplastischem Hüftgelenksersatz infolge einer Schenkelhalsfraktur. Da in diesen Fällen aufgrund der Dauer der Anamnese normalerweise keine schwere muskuläre Atrophie vorliegt, kann bei diesem Krankengut häufig bereits ab der 5. postoperativen Woche mit dem Übergang auf eine kontralateral eingesetzte Unterarmgehstütze begonnen werden.

◢ Gelenkschutz mit Bettein- und -ausstieg möglichst über die operierte Seite

◢ Hinweise auf ein besonderes Schlafverhalten: Innerhalb der ersten 2–4 Wochen nach Implantation einer Hüft-TEP sollte der Patient ganz überwiegend in Rückenlage schlafen; dann ist ein Liegen auf der nicht operierten Seite mit einem Kissen zwischen den Beinen erlaubt; ab der 6. postoperativen Woche und reizfreien Wundverhältnissen ist auch das Liegen auf der operierten Seite gestattet.

◢ Sitzerhöhung (Stuhl, Sessel, Toilette u.a.): Im Fall einer Körpergröße von bis zu 185 cm liegt die Mindestsitzhöhe bei 50 cm; bei einer Körpergröße von über 185 cm wird eine Sitzhöhe von etwa 60 cm empfohlen. Diese Vorgabe ist v.a. in den ersten 12 postoperativen Wochen nach endoprothetischem Hüftgelenksersatz zwingend zu beachten.

◢ Vorübergehende Erhöhung des Bettes in den ersten Wochen nach dem Eingriff (z.B. durch eine zweite Matratze)

⊿ Temporäre Vermeidung übersteigerter Bewegungsausschläge (vor allem am Hüftgelenk mit temporärer Limitierung der Flexion auf 90°, Vermeidung einer Adduktion über die Körpermittellinie und auch Einschränkung von Rotationsbewegungen zur Prävention einer Gelenkluxation). Am problematischsten ist eine übersteigerte Flexion mit gleichzeitiger Außenrotation bzw. Adduktion!

⊿ Vermeidung von Oberkörperdrehbewegungen bei fixiertem Fuß des operierten Beines (z.B. beim Stehen auf Teppichboden)

⊿ Keinerlei körperlich belastende sportliche Betätigungen vor Ablauf von 6 postoperativen Monaten

⊿ Autofahren ist in aller Regel möglich nach erfolgter weitgehender Abschulung von den Gehstützen. Berücksichtigt werden sollte die operierte Körperseite (rechts/links) sowie die Art der PKW-Gangschaltung (Automatikgetriebe/konventionelle Kupplung) (s. Tab. 12.1).

⊿ Konsequente regelmäßige klinische und auch radiologische Befundkontrollen (s. Kap. 18) mit Dokumentation im Endoprothesenpass (s. Abb. 12.1).

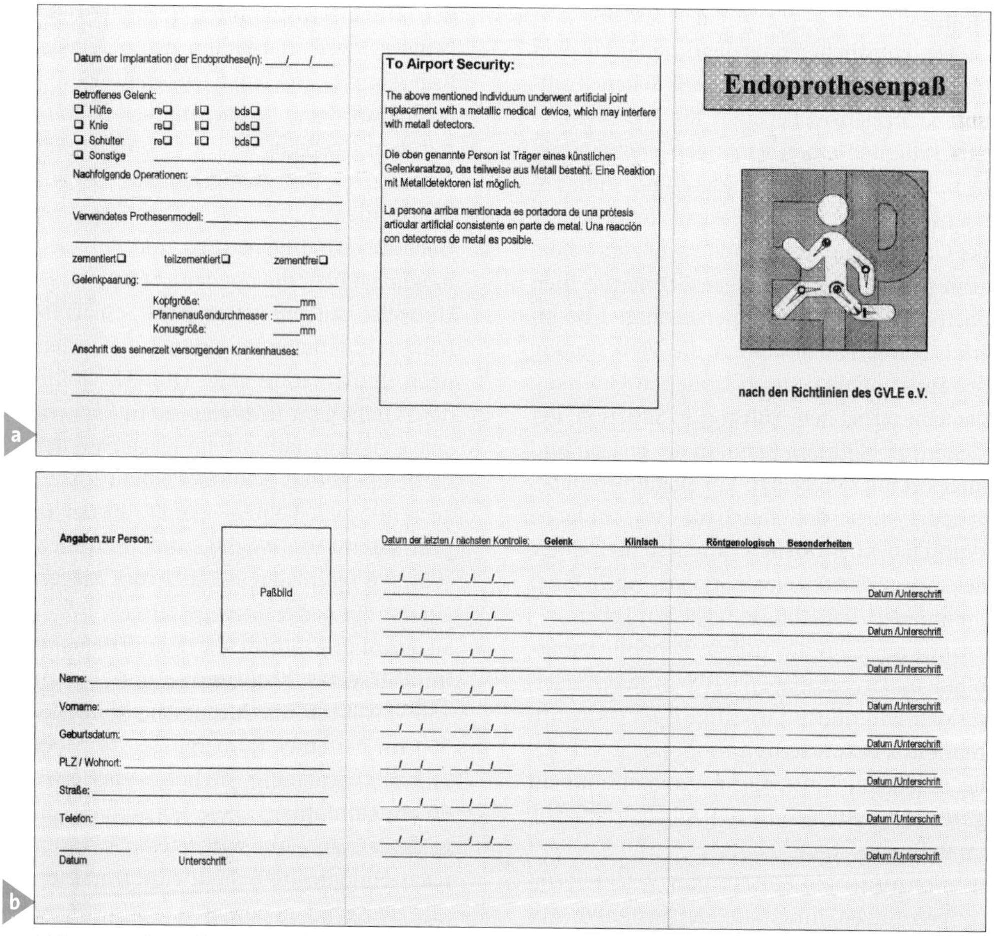

Abb. 12.1: Endoprothesenpass **a)** Vorderseite **b)** Rückseite

Tab. 12.1: Frühestmögliches eigenständiges PKW-Fahren nach alloplastischem Gelenksersatz

Operiertes Gelenk	Automatikgetriebe	Schaltgetriebe
Hüfte links	Ab 5. Woche	Ab 9. Woche
Hüfte rechts	Ab 7. Woche	Ab 9. Woche
Knie links	Ab 5. Woche	Ab 9. Woche
Knie rechts	Ab 7. Woche	Ab 9. Woche

Auch über die Phase der Frührehabilitation hinaus, sind im nachfolgenden Lebensabschnitt weitere **implantattypische Besonderheiten** zu beachten, hier vor allem im Hinblick auf eine problemfreie Wundheilung und auch auf die Mechanik des einliegenden künstlichen Gelenkes als klassisches Verschleißteil (s. Tab. 12.2 u. 12.3). In erster Linie gilt es in diesem Zusammenhang zu beachten, dass nur eine gesunde gelenkumspannende Muskulatur das Implantat schützt. Im Fall auftretender kinetischer Spitzenbelastungen des Kunstgelenkes, die muskulär nicht abgefangen werden können, ist eine direkte Einwirkung auf das Implantat mit möglicher Schädigung nicht auszuschließen. Unter diesem Aspekt gilt als Hauptmaxime:

> Möglichst gleichmäßige und dabei regelmäßige Belastungen des Implantates; hierzu zählen sicherlich auch sportliche Bewegungsabläufe.

Bei den einzelnen Operateuren und Sportmedizinern gehen die Ansichten über mögliche sportliche Betätigungen im weiteren Leben teilweise nicht unerheblich auseinander (s. Kap. 15). Hier wird im Großen und Ganzen global zwischen empfohlenen, tolerierten sowie verbotenen Sportarten differenziert.

Aufgrund der vielschichtigen Besonderheiten nach alloplastischem Gelenksersatz sollte im Rahmen der frühen postoperativen Rehabilitation eine intensive **theoretische Schulung** des betroffenen Patienten erfolgen. Bewährt hat sich an der Rehabilitationsklinik in Bad Urach ein einwöchiges Seminar mit insgesamt 5 Stunden (2 Arztreferate sowie 3 Therapeutenvorträge). Im Rahmen dieser wichtigen Informationsveranstaltung sollte zunächst auf die **biophysikalischen Besonderheiten** des künstlichen Gelenksersatzes hingewiesen werden:

◢ Belastbarkeit des betroffenen Beines
◢ Mögliche Abnutzung von Verschleißteilen
◢ Gefahr der Infektion, z.B. durch einen streuenden bakteriellen Herd; in diesem Zusammenhang Betonung der Bedeutung einer Infektionsprophylaxe bei massiver Keimexposition
◢ Langzeitproblematik der aseptischen und septischen Implantatlockerung u.a.

Darüber hinaus sollte vor allem der Therapeut auf besondere Bewegungsabläufe und sinnvolle Übungen hinweisen, die implantatschonend sind und zur Verbesserung der muskulären Gelenkführung im täglichen Leben beitragen – mit günstiger Einflussnahme auf die Standzeit der Alloplastik. Der Patient muss wissen, was im Alltag für sein künstliches Gelenk förderlich ist, was vielleicht noch toleriert werden kann und was ungünstig ist und somit weitgehend vermieden werden sollte.

Von großer Bedeutung ist die besondere Affinität von alloplastischen Fremdmaterialen – hier in erster Linie des Polyethylens – zu bakteriellen Keimen, vor allem zum klassischen Eitererreger Staphylococcus aureus. Im Fall eines Streuherdes im menschlichen Körper wäre das Implantat in hohem Maß gefährdet, und zwar im Sinne der Ausbil-

Tab. 12.2: Besonderheiten in der frühen Nachbehandlung nach Hüft-TEP

Liegen auf der nicht operierten Seite (mit einem Kissen zwischen den Beinen)	2.–4. Woche
Liegen auf der operierten Seite	5.–6. Woche
Übereinanderschlagen der Beine	Ab 6. Woche
Tiefes Bücken, Extrembewegungen (z.B. Kürzen der Zehennägel)	Ab 12. Woche
Freies Gehen	8.–12. Woche
Autofahren	5.–12. Woche
Sexualität (abhängig von Mann/Frau und abhängig von der Körperstellung)	4.–12. Woche

Tab. 12.3: Besonderheiten in der frühen Rehabilitation nach Knie-TEP

Trotz gehäuft vorliegendem intraartikulärem Rest- bzw. Reizerguss: Zurückhaltung bzgl. Punktion des Kniegelenkes	
Keine provozierte mechanische Ablösung von Hautkrusten bzw. trockenen Oberflächennekrosen (Infektionsgefahr, da oft schlechte Weichteildeckung!)	
Postoperative Rückenlagerung (keine Knierolle)	Etwa 2 Wochen
Keine Widerstandsextension am langen Hebel (nur nach erfolgter Osteosynthese der Tuberositas tibiae)	Für 6–8 Wochen
Freies Gehen	8.–12. Woche
Autofahren	5.–12. Woche
Sexualität (abhängig von Mann/Frau und abhängig von der Körperstellung)	4.–12. Woche

dung einer **metastatischen tiefen Infektion**. Unter diesem Gesichtspunkt ist der betroffene Endoprothesenträger angehalten, in diesen Fällen eine **kurzfristige Antibiotikaprophylaxe** mit einem breit abdeckenden Präparat (Gyrasehemmer wie z.B. Tarivid) durchzuführen, insbesondere

◢ bei Zahnwurzelbehandlungen,
◢ im Fall einer fieberhaften eitrigen Angina bzw. einer eitrigen Nasennebenhöhlenentzündung,

◢ bei Infektionen der ableitenden Harnwege, auch bei einer Prostatitis,
◢ bei Vorliegen einer Cholezystitis u.a.m.

Diese theoretischen Informationen werden im Wesentlichen in der sog. **Endoprothesenschule** [Heisel, Jerosch 1996] zusammengefasst. In diesem Zusammenhang gelten auch die 10 wichtigsten Regeln, die der betroffene Patient schnellstmöglich verinnerlichen sollte (s. Tab. 12.4).

Tab. 12.4: 10 Regeln der Endoprothesenschule (nach Implantation eines künstlichen Hüft- oder Kniegelenkes) [Jerosch, Heisel 1996]

1. Eine Endoprothese kann das natürliche Gelenk nie voll ersetzen!

2. Schon einige Wochen nach der Operation sind alle normalen Bewegungsabläufe wieder möglich – lediglich extreme Gelenkstellungen sind zu meiden!

3. In sitzender Körperhaltung sollen die Kniegelenke nie höher stehen als die Hüften (Gefahr der Luxation einer Hüft-TEP)!

4. Das operierte Bein sollte im täglichen Leben möglichst gleichmäßig belastet werden; Bewegungsabläufe mit kinetischen Kraftspitzen (plötzlich einwirkende oder auch maximale Belastungen) sind auszuschließen!

5. Das Tragen von Lastgewichten, die mehr als 20% des eigenen Körpergewichtes betragen, sollte vermieden werden!

6. Der Endoprothesenträger muss bei veränderten äußeren Gegebenheiten mit erhöhter Sturzgefahr (z.B. nasser Bodenbelag, Schnee, Glatteis) besondere Vorsicht an den Tag legen!

7. Die Endoprothese muss stets vor der gefürchteten Komplikation einer eitrigen Entzündung geschützt werden! Daher ist im Fall einer fieberhaften bakteriellen Infektion, bei zahnärztlichen oder urologischen Behandlungen immer ein besonderer Antibiotikaschutz erforderlich!

8. Im Fall unklarer, insbesondere zunehmender Schmerzbilder im Bereich des Kunstgelenkes, vor allem unter körperlicher Belastung, sollte unverzüglich der betreuende Arzt konsultiert werden!

9. Auch wenn keine wesentlichen Beschwerdebilder bestehen, sollte das künstliche Gelenk regelmäßig in etwa jährlichen Abständen ärztlicherseits klinisch und röntgenologisch kontrolliert werden!

10. Der (sorgfältig ausgefüllte) Endoprothesenpass sollte immer bei sich getragen werden!

13 Spezielle Rehabilitationskonzepte

Trotz der weltweit über 400 Hüft- und über 150 Knieendoprothesenmodelle sind die operativen Zugangswege und auch der gelenkersetzende Eingriff selbst sowie die frühe postoperative Nachbehandlung inzwischen weitgehend standardisiert. Bezüglich der dann folgenden rehabilitativen Nachbehandlung gehen die Ansichten und Direktiven teilweise deutlich auseinander, z.B. was die frühe axiale Aufbelastung, den Einsatz muskulärer Kräftigungsprogramme, die Wiederaufnahme sportlicher Betätigungen u.a.m. betrifft.

Die Gesamtdauer der postprimären Rehabilitation nach alloplastischem Gelenkersatz im Bereich der unteren Extremitäten ist im Durchschnitt mit etwa 10–12 Wochen zu veranschlagen. In den nachfolgenden Kapiteln und Abschnitten sollen die wichtigsten Fakten, die die postoperative Nachsorge der frisch endoprothetisch versorgten Patienten betreffen, eingehend besprochen werden. Mehr als 80% dieses orthopädischen Krankengutes (sog. Durchschnittspatient) können anhand dieser allgemeinen Vorgaben betreut und behandelt werden. Nach dem erfolgten Eingriff wird die Rehabilitation in 3 wesentliche Phasen differenziert, die dann jeweils eigene besondere Behandlungsinhalte umfassen (s. Tab. 13.1).

13.1 Reha-Konzepte nach endoprothetischem Hüftgelenksersatz

Der endoprothetische Ersatz des Hüftgelenkes zählt innerhalb des orthopädisch-unfallchirurgischen Fachgebietes mit zu den am häufigsten durchgeführten operativen Eingriffen. Der betroffene Patient ist zu diesem Zeitpunkt im Durchschnitt etwa 65 Jahre alt, die früher von Charnley so streng beurteilte Altersindikation hat bei deutlich verbesserter Biotechnik heutzutage keine Gültigkeit mehr [Heisel et al. 1996]. DRGs und Fallpauschalen haben zu einer wesentlichen Verkürzung der Aufenthaltsdauer im Akuthaus geführt; knapp die Hälfte dieses Krankengutes nimmt postoperativ über die Gesetzlichen oder Privaten Krankenkassen bzw. über die Rentenversicherungsträger die Möglichkeit einer stationären Anschlussheilbehandlung in einer speziellen, orthopädisch ausgerichteten Nachsorgeklinik wahr. Andererseits steuern unter Kostengesichtspunkten die Versicherungsträger in den letzten beiden Jahren vor allem die jüngeren Patienten vermehrt in ambulante Nachsorgeprogramme.

Die einzelnen wichtigen diagnostischen und therapeutischen Maßnahmen innerhalb

Tab. 13.1: Phasen der Rehabilitation nach endoprothetischem Gelenksersatz von Hüfte und Knie

Postoperative Phase	Zeitraum nach der Operation	Ort	Verantwortlicher Mediziner
Früh postoperativ	1.–8. (max. 14.) Tag	Akuthaus	Operateur
Frühe Reha	2.–5. (max. 6.) Woche	Reha-Klinik, Reha-Zentrum	Reha-Mediziner
Späte Reha	6.–12. Woche	Ambulant von zu Hause	Niedergelassener Facharzt, Hausarzt

der jeweiligen Phasen der postoperativen Rehabilitation werden chronologisch aufgelistet und besprochen. Das hier präsentierte – teilweise schematisch anmutende – Vorgehen hat sich nach unserer Erfahrung bei zwischenzeitlich mehr als 18 000 Patienten als sehr sinnvoll und vor allem auch als ökonomisch erwiesen.

13.1.1 Frühe postoperative Phase im Akuthaus

Wichtige Diagnostik

◢ **Röntgenkontrolle** (betroffenes Hüftgelenk in 2 Ebenen im Liegen): Befunddokumentation noch im OP, dann noch einmal vor der Entlassung aus dem stationären Aufenthalt (Implantatsitz? Femurschaftfissur? Trochanter-major-Abriss?)

◢ **Weichteil-Sonographie** des betroffenen Hüftgelenkes: bei klinischem Verdacht auf ein postoperatives Hämatom (lediglich resorptionsfördernde Maßnahmen? Punktion? Operative Revision?)

◢ **Laborkontrollen** alle 3–4 Tage: BSG, CRP (Entzündungsparameter), BB (Blutverlust? Thrombopenie bei Heparinprophylaxe?); evtl. Elektrolyte u.a.m.

◢ **Dopplersonographie** des Beines: nur bei Thromboseverdacht.

Allgemeine therapeutische Maßnahmen

Medikamentöse Schmerztherapie und **Resorptionsförderung:** NSAR (mit Protonenpumpenhemmern), evtl. Enzympräparate (z.B. Bromelain); innerhalb der ersten 48 Stunden nach dem Eingriff besteht nicht selten ein erhöhter Schmerzmittelbedarf (dann Rückgriff auf das WHO-Schema).

Konsequente lokale Kryotherapie mit anmodellierbaren Eis- oder Gelbeuteln.

Die einliegenden Drainagen sollten möglichst innerhalb der ersten beiden postoperativen Tage entfernt werden.

Pneumonieprohylaxe: Beginn möglichst noch am Abend des Operationstages mit Atemübungen; ab dem 1. postoperativen Tag regelmäßiges Sitzen an der Bettkante, evtl. Vibrationsmassage).

Perioperative Infektionsprophylaxe: Applikation eines breit abdeckenden Antibiotikums (v.a. Cephalosporine der zweiten Generation) als „one shot", bei einer Operationsdauer von mehr als 3 Stunden evtl. zweite Gabe; nur in Risikofällen mit Infektion in der Anamnese evtl. auch länger.

Thromboseprophylaxe: Gabe eines für die Hochrisikogruppe zugelassenen Präparates (fraktioniertes Heparin, Calciparin, Fondaparinux u.a.) bis zur Vollbelastung (mindestens jedoch für 4 Wochen, bei deutlichen Risikofaktoren auch länger).

Frühmobilisation mit Sitzen an der Bettkante bereits ab dem ersten postoperativen Tag; isometrische Muskelanspannungsübungen (Wadenmuskulatur, M. quadriceps femoris); elastische Wickelung der Beine bzw. Antithrombosestrümpfe (zumindest bis zum Abschluss der Wundheilung; bei deutlichem Ödem auch länger); Lymphdrainage zur Förderung des venösen Abflusses.

Ossifikationsprophylaxe: postoperativ mit NSAR in therapeutischer Dosis (vor allem Diclofenac bzw. Indometacin; gleichzeitige Gabe eines Protonenpumpenhemmers!) für eine Woche (bis maximal 14 Tage); bei gesicherter Disposition auch postoperative fraktionierte Röntgenbestrahlung. Des Weiteren wird in Einzelfällen eine einmalige präoperative Röntgenbestrahlung am Vortag des Eingriffs vorgeschlagen.

Spezielle physiotherapeutische Maßnahmen

Lagerung des Beines: für die ersten Tage nach der Operation in einer weichen Schaumstoffschiene in Neutralstellung bzw. in leichter Abduktion; bei deutlicheren peripheren Umlaufstörungen evtl. temporäre leichte Hochlagerung des betroffenen Beines.

Krankengymnastische Mobilisation und Gangschulung: ab dem ersten postoperativen Tag unter strenger Beachtung der vorübergehend limitierten Bewegungsausschläge (Gefahr der Prothesenluxation bei übersteigerter Flexion, Adduktion und Außenrotation). Hierzu gehören:

◢ Vorsichtige, passiv geführte Flexion im betroffenem Hüftgelenk bis 70° ab dem Operationstag-Tag bzw. ab dem 1. postoperativen Tag (Einzeltherapie)
◢ Sitzen auf der Bettkante mit Pendelübungen des betroffenen Beines
◢ Beginn mit CPM-Schieneneinsatz 1- bis 2-mal täglich für 20–30 Minuten ab dem 1. postoperativen Tag
◢ Isometrische Anspannungsübungen des M. quadriceps femoris
◢ Schrittweise Steigerung des passiven/aktiv assistierten Übungsprogrammes (möglichst 1- bis 2-mal/Tag für 10–20 min) durch den Physiotherapeuten
◢ Tägliches teilentlastetes Gangtraining an 2 Unterarmgehstützen im 3-Punkte-Gang oder im Gehwagen etwa ab dem 2.–4. Tag post Op. (Abrollen des Beines mit seinem Eigengewicht, 20 kp Teilbelastung) zunächst unter therapeutischer Aufsicht, dann auch zunehmend eigenständig
◢ Etwa ab dem 7. postoperativen Tag Beginn mit widerlagernder Mobilisation aus der funktionellen Bewegungslehre (FBL), auch im Sinne der Abduktion, dann auch Steigerung der Hüftflexion bis auf 90°.

Der Beginn der **Balneotherapie** ist ab der 1. postoperativen Woche im Fall einer reizfreien Wunde und weitgehend unauffälligen Laborparametern auch bei noch liegendem Fadenmaterial mit wasserdichtem Pflaster prinzipiell möglich: Floaten, vorsichtige Koordinationsübungen bei Vollbelastung.

Physikalische Maßnahmen, Massage:

◢ Lokale *Kryotherapie* (Eisbeutel, Gelpackungen, Wickel u.a.) 3- bis 4-mal täglich für 10–15 Minuten
◢ *Querdehnung* und funktionelle Weichteilbehandlung der schmerzhaften und hypertonen hüftumspannenden Muskulatur
◢ *Lymphdrainage* (3- bis 5-mal/Woche für 20–30 min) in Abhängigkeit von der Schwellneigung des betroffenen Beines, zusätzliche *elastische Wickelung* bzw. Antithrombosestrümpfe.

Ergotherapie:

◢ Schrittweise gesteigertes, schmerzadaptiertes *ADL-Training* ab dem 2. postoperativen Tag
◢ *Hilfsmittelversorgung:* kein tiefes Sitzen (Stuhl- und Toilettensitzerhöhung für mindestens 12 postoperative Wochen); Schuh- und Strumpfanziehhilfe, spezielle Greifzangen zur Vermeidung einer übersteigerten Hüftflexion (Gefahr der Prothesenluxation); weich gepolstertes Schuhwerk (mit Klettverschluss, besser noch Slipper); evtl. Beinlängenausgleich (Absatzerhöhung, Fersenkissen); Versorgung mit adäquaten Gehhilfen oder einem Rollator.

Behandlungsziele

Zum Zeitpunkt der Entlassung aus dem Akuthaus sollte bereits ein ausreichendes Bewegungsspiel der operativ versorgten Hüfte bestehen: Bei freier Streckung sollte eine Beugefähigkeit von etwa 80–90° und eine Abduktion von etwa 20° gegeben sein.

Des Weiteren sollte der Patient in der Lage sein, das operierte Bein im 4-Punkte-Gang an 2 Unterarmgehstützen weitgehend zu belasten. *Ausnahmen* sind:

◢ Noch deutliche lokale Reizzustände
◢ Erfolgte knochenplastische Rekonstruktion des Acetabulums

⊿ Zustand nach Trochanterosteotomie, -fraktur oder femoraler Schaftsprengung
⊿ Erfolgte Austauscheingriffe [Heisel et al. 1998].

13.1.2 Frühe postoperative Rehabilitationsphase

In der Regel sollte bis zum Ablauf der 6. postoperativen Woche eine engmaschige ärztliche und physiotherapeutische Nachbetreuung des hüftendoprothetisch versorgten Patienten gewährleistet sein. Dabei sollte mit einem möglichst standardisierten Nachbehandlungsprogramm gearbeitet werden – dies in Abhängigkeit vom Alter sowie vom klinischen Bild des jeweiligen Patienten –, unter stationären oder ambulanten Bedingungen (AHB) mit zumindest wöchentlicher ärztlicher Befundkontrolle und evtl. Modifikation des Therapieplanes. Regelmäßige Rücksprachen des betreuenden Arztes mit dem Reha-Team (sog. Teamsitzungen) sind wünschenswert.

Zum Zeitpunkt der Übernahme des Patienten durch den Rehabilitationsmediziner erfolgen zunächst die Erhebung der *speziellen Anamnese* (aktuelles Beschwerdebild, mögliche Komplikationen während und nach der Operation) und eine eingehende *klinische Untersuchung* mit Erfassung des Barthel-Index sowie des Staffelstein-Scores (s. Kap. 17.3); die mitgebrachte bildgebende Diagnostik wird eingesehen. Nach Feststellung der Reha-Fähigkeit wird der *medikamentöse Behandlungsplan* schriftlich festgehalten, dies unter Berücksichtigung der Medikation des zuvor betreuenden Hausarztes sowie des Operateurs in der Akutklinik; der *individuelle Therapieplan* wird ausgearbeitet, auch die Termine für weitere diagnostische Maßnahmen (Sonographie, röntgenologische Abklärung, Laboruntersuchungen) werden festgelegt.

Im Fall einer stationären AHB wird grundsätzlich auf ein *erhöhtes Krankenhaus-* *bett* (evtl. mit Galgen) zurückgegriffen, Einstieg über die operierte Seite (zur Prävention einer Gelenkluxation!).

Diagnostik

Detaillierte standardisierte **Erfassung des klinischen Befundes:** zu Beginn, im Verlauf sowie zum Abschluss dieser Reha-Phase mit Dokumentation
⊿ des aktuellen subjektiven Beschwerdebildes,
⊿ der lokalen Wundsituation (evtl. noch verbliebener Reizzustand),
⊿ der Gelenkfunktionalität und -stabilität,
⊿ der allgemeinen Mobilität mit Gangabwicklung (Gehhilfen?),
⊿ der Durchblutungssituation,
⊿ der nervalen Funktionen.

Röntgenkontrolle des betroffenen Hüftgelenkes in 2 Ebenen (Beckenübersicht im Stehen, betroffenes Hüftgelenk axial) nach 4–6 postoperativen Wochen (Beinlänge und Beckenstand? Implantatsitz? Periartikuläre Ossifikationen? Knochenheilung bei vorausgegangener Schaftsprengung, Trochanter-major-Abriss bzw. erfolgte Knochenplastik?).

Weichteilsonographie des Hüftgelenkes (statisch) bei Beginn der Reha zur Erfassung eines möglichen postoperativen Hämatomes (Punktion?); bei Bedarf Befundüberprüfung im weiteren Verlauf.

Laborkontrollen: vor allem BSG, CRP, BB zu Beginn der AHB; weitere Kontrollen nicht normgerechter Werte in wöchentlichen Abständen. Im Fall einer medikamentösen Thromboseprophylaxe mit fraktioniertem Heparin wird eine konsequente wöchentliche Blutbildkontrolle mit Throbozytenzählung empfohlen (im Hinblick auf eine seltene, wenngleich mögliche HIT – heparininduzierte Thrombozytopenie).

Dopplersonographie des betroffenen Beines: nur bei Thromboseverdacht.

Zu Beginn der AHB wird bei Patienten über 60 Jahre eine **EKG-Untersuchung** zur

Abklärung der körperlichen Belastbarkeit empfohlen.

Allgemeine therapeutische Maßnahmen

Medikamentöse Schmerztherapie und **Resorptionsförderung:** Bei einem Großteil der Patienten ist im Hinblick auf das notwendige passive und aktive physiotherapeutische Nachsorgeprogramm auch zu diesem Zeitpunkt der postoperativen Rehabilitationsphase noch eine adäquate medikamentöse Schmerzabdeckung erforderlich. In aller Regel genügen hier NSAR (mit Protonenpumpenhemmern), in Ausnahmefällen mit noch erheblichen Schmerzbildern wird auf das Stufenschema der WHO zurückgegriffen.

Thromboseprophylaxe: Da der Patient immer noch dem Hochrisikobereich zuzuordnen ist, wird die medikamentöse Maßnahme zumindest bis zum Abschluss der 4. postoperativen Woche fortgeführt [Theil, Heisel 2006]. Ein zuvor abgesetztes Präparat (z.B. bei kurzfristigem Zwischenaufenthalt des Patienten zu Hause) wird wieder angesetzt.

Die **Ossifikationsprophylaxe** ist in Ausnahmefällen bei anamnestisch gesicherter Disposition bis auf den 14. postoperativen Tag auszudehnen.

Spezielle physiotherapeutische Maßnahmen

Krankengymnastische Behandlung:

◢ *Einzeltherapie* (3- bis 5-mal/Woche über 20–30 min) mit Dehnungsübungen der betroffenen (meist hypertonen) hüftumspannenden Muskulatur; mobilisierende Massagen (v.a. des M. piriformis!), evtl. manuelle Therapie; PNF (Beinpattern), Koordinationsübungen mit einem Ball

◢ Aufhängung im *Schlingentisch* bei noch deutlich schmerzhafter Funktionsbeeinträchtigung (dann möglichst täglich)

◢ *CPM-Schiene* zur Verbesserung der Gleiteigenschaften der gelenkumspannenden Gewebeschichten sowie bei noch beeinträchtigter Hüftflexion (< 70°), dann 1- bis 2-mal/Tag für 20–30 Minuten; später (3. postoperative Woche) Übergang auf das *Motomed,* ab der 4. postoperativen Woche auch auf *Ergometertraining* (tgl. 1- bis 2-mal 10–15 min; 25–50 Watt ausreichend!)

◢ *Eigenständige* sowie evtl. *Partnerübungen* an Geräten (Rollen eines Pezzi-Balles oder Skateboardes), Verwendung von Therabändern

◢ Ab der 3.–4. Woche postoperativ wird die Einzelbehandlung schrittweise durch *krankengymnastische Gruppentherapien* ersetzt (Patienten mit gleichem Reha-Stand; z.B. Vollbelastung, Teilbelastung, geriatrische Begleitstörungen u.Ä.), möglichst täglich über etwa 30 Minuten.

◢ Ab der 3–5. Woche nach dem Eingriff zusätzliche muskuläre Kräftigungsprogramme aus der *gerätegestützten Krankengymnastik* (medizinische Trainingstherapie – MTT) unter Einsatz spezieller Hilfsmittel wie z.B. Trampolin, Kreisel, Schaukel- bzw. Kippbrett, Stepper, Seil- oder Rollenzüge zur Schulung von Kraft, Gleichgewicht und Koordination (zunächst ein-, später dann auch mehrdimensionale Übungen möglichst unter Spiegelkontrolle); 1- bis 2-mal täglich für 15–20 Minuten.

Balneotherapie:

In aller Regel sind *Gruppentherapien* ausreichend, nur in besonderen Problemfällen ist Einzeltherapie im Wasser geboten; mindestens 3-mal/Woche, wenn möglich täglich. Spezieller Einsatz von Hilfsmitteln (z.B. Aqua-Gymsticks, Stangen, Schwimmbrettchen, Schwimmpaddel, Bälle).

Im Wasser ist grundsätzlich eine axiale Vollbelastbarkeit der operierten Extremität gegeben; maximale Bewegungsausschläge (vor allem eine übersteigerte Flexion > 90° sowie eine Adduktion des Beines über die Mittellinie) sind im Hinblick auf die Luxationsgefahr unbedingt zu meiden.

Keine Unterwassermassage im Operationsgebiet zur Vermeidung lokaler Gewebeirritationen, die einer schnellen Heilung entgegenstehen könnten. Außerdem: Kontraindikationen beachten!

Physikalische Maßnahmen/Massagen:

◢ Lokale *Kryotherapie* durch Eis- oder Gelbeutel bei deutlicher lokaler Schwellung mit Schmerzhaftigkeit (2- bis 4-mal/Tag für 10–15 min); in der Regel durchaus bis zum Abschluss der 3. postoperativen Woche empfehlenswert

◢ *Retterspitz-Wickel, Packungen* oder *Güsse* lokal als ergänzende Maßnahmen (1-mal/Tag)

◢ Bei den meistens in dieser Phase nachweisbaren noch deutlichen Umlaufstörungen wird eine anfängliche temporäre Hochlagerung des betroffenen Beines (Hochstellen des distalen Bettanteiles um etwa 10 cm) empfohlen; *Lymphdrainage* (3- bis 5-mal/Woche über 20–30 min) ist in vielen Fällen sinnvoll (bis etwa zur 3.–4. postoperativen Woche).

◢ In Einzelfällen *Fußreflexzonenmassagen* oder *Narbenmassagen* als Alternativbehandlungen

◢ *Manuelle Massagen* der lumbalen Rückenstrecker (2- bis 3-mal/Woche) bei oft gegebener Beeinträchtigung der Hüftüberstreckung (Beckenkippung mit kompensatorischer LWS-Hyperlordose im Fall einer präoperativ schon länger bestehenden Hüftbeugekontraktur).

◢ *Ultraschallanwendungen* sowie *Elektrotherapie*: Letztere bis auf Hochvolt-Anwendungen lediglich außerhalb des Operationsbereiches (z.B. bei schmerzhaften Muskelansätzen, auch im LWS-Bereich).

Während der Implantation einer Hüftendoprothese wird, vor allem zur exakten Positionierung des Prothesenstieles über den gebräuchlichsten lateralen Zugang, das operierte Bein in die sog. Viererposition gebracht,

was eine erhebliche Rotation des Kniegelenkes in 90°-Beugestellung beinhaltet. Bei vorbestehenden degenerativen Veränderungen, insbesondere bei Meniskopathien, kann unter diesem Aspekt in der frühen postoperativen Phase evtl. ein deutlicher Reizzustand des Kniegelenkes provoziert werden, der im Zuge des Rehabilitationsprogrammes unter axialer Belastung teilweise erhebliche Schmerzbilder mit sich bringen kann. Unter diesem Aspekt sind zusätzliche Behandlungsmaßnahmen für das Kniegelenk (z.B. Retterspitzwickel, Iontophorese-Applikation), evtl. auch intraartikuläre Injektionsserien von Kortikoiden (z.B. Dexamethason), sinnvoll.

Ergotherapie:

◢ Zu Beginn der AHB Überprüfung der ADL durch den Fachtherapeuten; bei Bedarf tägliches *Selbsthilfetraining* über 20–30 Minuten, vorzugsweise morgens, bis weitgehende Unabhängigkeit von fremder Hilfe besteht

◢ Frühzeitige Klärung und Einleitung einer evtl. notwendigen, adäquaten *Hilfsmittelversorgung*.

Theoretische Schulung und Information (Endoprothesenschule): In allen Fällen wird in der AHB-Klinik in Bad Urach bei hüftendoprothetisch versorgten Patienten ein einwöchiges Seminar integriert mit 1–2 Arztvorträgen (Belastbarkeit des Implantates; was ist erlaubt, was ist verboten?) und 2–3 Referaten von Therapeuten mit Demonstration sinnvoller Übungen für das tägliche Leben.

Eine temporäre **orthetische Versorgung** mit einem konfektionierten Brace ist nur im Fall einer deutlichen Instabilität des Gelenkes bzw. nach bereits eingetretener Hüftluxation erforderlich (dann für insgesamt 12 Wochen, auch zur Nacht; Abnahme lediglich zur Körperhygiene sowie zur funktionellen Übungsbehandlung erlaubt).

Reha-Beratung (Sozialdienst): Vor allem bei älteren Patienten mit primär nicht geklärter weiterer Versorgung nach der Anschlussheilbehandlung ist eine frühzeitige Terminierung sinnvoll: Überprüfung der späteren häuslichen Versorgung (evtl. Erleichterung durch temporären Mittagstisch, Haushaltshilfe, Pflegestation; im Ausnahmefall Einleitung häuslicher Umbaumaßnahmen u.a.m.); evtl. temporäre/dauernde Heimunterbringung bei sich abzeichnender fortbestehender Hilfsbedürftigkeit; Fragen der Schwerbehinderung u.Ä.; Abklärung einer möglichen beruflichen Wiedereingliederung über den gesetzlichen Rentenversicherungsträger u.a.m.

Psychologische Mitbetreuung: Entspannungstraining, Schmerzverarbeitungstraining.

Diätberatung: Bei deutlichem Übergewicht des Patienten werden individuelle Informationen angeboten zum Anstreben des Ideal-, zumindest des Normalgewichtes.

Ärztliche Maßnahmen: in Einzelfällen bei hartnäckigen lokalen Irritationen *TLA* (Sehnenansätze), auch *Akupunktur, Chirotherapie* (v.a. ISG).

Die Verordnung der einzelnen Maßnahmen innerhalb der frühen postoperativen Nachbehandlung durch den Rehabilitationsmediziner erfolgt in aller Regel individuell mit einer sinnvollen *Kombination aktiver und passiver Einzel- bzw. Gruppenstrategien.* Wichtig ist eine ungefähr gleichmäßige Verteilung der einzelnen Therapiemaßnahmen über den ganzen Tag mit dazwischenliegenden längeren Ruhepausen. Bewährt hat sich nach unserer Erfahrung die grobe Richtlinie mit Durchführung von etwa 4 Behandlungseinheiten am Tag, 2 am Vormittag, 2 am Nachmittag.

Für die jeweilige Verordnung maßgeblich ist vor allem das aktuelle klinische Bild mit mehr oder weniger stark ausgeprägten lokalen schmerzhaften Reizzuständen, Umlaufstörungen, funktionellen Beeinträchtigungen u.a.

Zur *personell* möglichst *ökonomischen Ausgestaltung* eines 3- bis 4-wöchigen ambulanten oder stationären Frühreha-Programmes mit Integration der wichtigsten Behandlungsmaßnahmen wurden in Bad Urach im Laufe der letzten Jahre *spezielle Behandlungsmodule* entwickelt. Es handelt sich dabei um ein grobes Gerüst grundlegender Behandlungseinheiten für den sog. Durchschnittspatienten in minimaler Dosierung; bei Bedarf können selbstverständlich eine höhere Einzelfrequenz (z.B. 1- bis 2-mal täglich Krankengymnastik-Einzelbehandlung und mehrmals täglich Schienenbehandlungen) sowie zusätzliche Maßnahmen (z.B. ergänzende Behandlungen für die Rumpfwirbelsäule u.a.) verordnet, in anderen Fällen aber auch Anwendungen gestrichen werden (z.B. Wassertherapie im Fall einer Wundheilungsstörung o.Ä.). Differenziert wird zwischen 4 Modulen für *hüftendoprothetisch* versorgte Patienten (Vollbelastung schwer bzw. leicht sowie Teilbelastung schwer bzw. leicht; s. Tab. 13.2–13.5). Diese unterschiedlichen Module sind im computerisierten Therapieprogramm fixiert und werden nach erfolgter Aufnahmeuntersuchung in etwa 70–80% der Fälle global verordnet.

Behandlungsziele

6–7 Wochen nach (primärem) künstlichem Hüftgelenksersatz sollte der betroffene Patient in der Lage sein, sein operiertes Bein weitgehend schmerzfrei axial voll zu belasten. Das Bewegungsspiel der Hüfte sollte bzgl. der Flexion gut 90°, der Abduktion 30° erreicht haben, ein Streckdefizit sollte nicht mehr vorliegen. Eine deutliche Adduktion des Beines über die Mittellinie sowie eine stärkere Außenrotation sollten noch für weitere 5–6 Wochen limitiert werden. Die ADL sollten spätestens 6 Wochen nach dem Eingriff selbstständig beherrscht werden.

Innerhalb eines Zimmers sollte sich der Patient ohne Gehhilfe oder maximal mit einer kontralateral eingesetzten Unterarmgehstütze über kurze Wege fortbewegen können; außerhalb des Hauses – bei längeren Strecken

Tab. 13.2: Behandlungsmodul Bad Urach 1: AHB nach Hüft-TEP mit noch unbefriedigender funktioneller Ausgangssituation, axiale Teilbelastbarkeit des operierten Beines

Art der Behandlungsmaßnahme	1. Woche	2. Woche	3. Woche	4. Woche
Krankengymnastik-Einzelbehandlung	3	3	1	1
Krankengymnastik-Gruppenbehandlung	–	3	4	4
Bewegungsbad	3	3	2	–
Thermalbad	4	4	5	7
Mediator (Gangschulung)	Bei Bedarf täglich 1–2 mal			
CPM-Schiene	5	–	–	–
Motomed-Training	–	5	–	–
Ergometer-Training	–	–	5	5
Medizinische Trainingstherapie (MTT)	1	5	5	5
Lymphdrainage	3	–	–	–
Lymphomat-Anwendung	–	2	–	–
Hydrojet-Anwendung	–	–	2	2
Magnetfeld-Anwendung	2	2	2	2
Ergotherapie (Selbsthilfetraining)	3	Bei Bedarf		
Hilfsmittelberatung	1	Bei Bedarf		
Theoretische Schulung	Einwöchiges Seminar (theoretisch/praktisch)			
Reha-Beratung	Bei Bedarf			
Rekreationstherapie	2	2	2	2
Ernährungsberatung	1	–	–	–

– sollten beide UAG zur Vorbeugung einer muskulären Ermüdung allerdings noch für weitere 4–6 Wochen eingesetzt werden. Hat ein Patient Koordinationsprobleme beim Gehen mit einer Gehstütze, wirkt das Gangbild unsymmetrisch oder gar hinkend, sollte er – unter Vollbelastung – auch bei kurzen Wegstrecken weiterhin auf 2 Stützen zurückgreifen.

Ein völlig unterstützungsfreies Gehen sollte nach 10–12 Wochen erreicht sein; zu diesem Zeitpunkt ist der Patient auch wieder in der Lage, selbstständig einen PKW zu fahren.

13.2 Reha-Konzepte nach endoprothetischem Kniegelenksersatz

In Deutschland ist der betroffene Patient zum Zeitpunkt eines alloplastischen Kniegelenksersatzes im Durchschnitt etwa 72 Jahre alt – etwa 7 Jahre älter als bei einem gleichartigen Eingriff im Bereich der Hüfte. Dies mag als Hinweis darauf gelten, dass – bei ähnlich häufig gegebenen degenerativen Veränderungen wie im Bereich der Hüfte – die Indikation zum Gelenksersatz des Knies strenger gestellt wird und die konservativen oder gelenkerhaltenden operativen Behandlungsmöglichkeiten intensiver ausgeschöpft werden.

Obwohl die Aufenthaltsdauer im Akuthaus in den letzten Jahren unter Berücksich-

Tab. 13.3: Behandlungsmodul Bad Urach 2: AHB nach Hüft-TEP mit bereits guter funktioneller Ausgangssituation, axiale Teilbelastbarkeit des operierten Beines

Art der Behandlungsmaßnahme	1. Woche	2. Woche	3. Woche	4. Woche
Krankengymnastik-Einzelbehandlung	3	2	1	1
Krankengymnastik-Gruppenbehandlung	2	3	5	5
Bewegungsbad	3	3	2	–
Thermalbad	4	4	5	7
Mediator (Gangschulung)	–	–	–	–
CPM-Schiene	–	–	–	–
Motomed-Training	–	–	–	–
Ergometer-Training	5	5	5	5
Medizinische Trainingstherapie (MTT)	4	5	5	5
Lymphdrainage	–	–	–	–
Lymphomat-Anwendung	–	–	–	–
Hydrojet-Anwendung	2	2	2	2
Magnetfeld-Anwendung	2	2	2	2
Ergotherapie (Selbsthilfetraining)	Bei Bedarf			
Hilfsmittelberatung	1	Bei Bedarf		
Theoretische Schulung	Einwöchiges Seminar (theoretisch/praktisch)			
Reha-Beratung	Bei Bedarf			
Rekreationstherapie	2	2	2	2
Ernährungsberatung	1	–	–	–

tigung der Fallpauschalen deutlich beschnitten wurde, nehmen ebenfalls nur etwa 50% der betroffenen Patienten eine stationäre Anschlussheilbehandlung in einer speziellen Reha-Klinik wahr – eine ambulante AHB ist bisher immer noch die Ausnahme.

Bei Zugrundelegung des Barthel-Index und des Staffelstein-Scores ist dieses ältere Patientengut – nicht zuletzt auch aufgrund der häufiger gegebenen, klinisch beeinträchtigenden internistischen Begleiterkrankungen – im Hinblick auf die Pflege- und Rehabilitationsbedürftigkeit erheblich aufwendiger als der Durchschnittspatient mit Hüftendoprothese.

Art und Umfang der postoperativen Rehabilitation im Akuthaus und in der nachsorgenden Reha-Klinik gleichen denen nach alloplastischem Hüftgelenksersatz. Im Folgenden sollen daher nur die wesentlich differierenden diagnostischen und therapeutischen Vorgehensweisen innerhalb der einzelnen Reha-Phasen besprochen werden.

13.2.1 Frühe postoperative Phase im Akuthaus

Wichtige Diagnostik
Röntgenkontrolle (betroffenes Kniegelenk in 3 Ebenen im Liegen): Befunddokumentation noch im OP, dann noch einmal vor der Entlassung aus dem stationären Aufenthalt (zu diesem Zeitpunkt möglichst a.-p.-Aufnahme im Stehen zur Beurteilung der Beinachse (Implantatsitz? Notch-Defekt? Fissur/

Tab. 13.4: Behandlungsmodul Bad Urach 3: AHB nach Hüft-TEP mit noch unbefriedigender funktioneller Ausgangssituation, axiale Vollbelastbarkeit des operierten Beines

Art der Behandlungsmaßnahme	1. Woche	2. Woche	3. Woche	4. Woche
Krankengymnastik-Einzelbehandlung	3	3	1	–
Krankengymnastik-Gruppenbehandlung	–	3	4	4
Bewegungsbad	3	3	2	–
Thermalbad	4	4	5	7
Mediator (Gangschulung)	2	2	–	–
CPM-Schiene	5	–	–	–
Motomed-Training	–	5	–	–
Ergometer-Training	–	–	5	5
Medizinische Trainingstherapie (MTT)	1	5	5	5
Lymphdrainage	3	–	–	–
Lymphomat-Anwendung	–	3	–	–
Hydrojet-Anwendung	–	–	2	2
Magnetfeld-Anwendung	–	–	–	–
Ergotherapie (Selbsthilfetraining)		Bei Bedarf		
Hilfsmittelberatung	1	Bei Bedarf		
Theoretische Schulung		Einwöchiges Seminar (theoretisch/praktisch)		
Reha-Beratung		Bei Bedarf		
Rekreationstherapie	2	2	2	2
Ernährungsberatung	1	–	–	–

Fraktur im Bereich der Femurkondylen bzw. des Schienbeinkopfes? Patella-Alignment in Kniebeugung?).

Weichteil-Sonographie des betroffenen Kniegelenkes: nur in Ausnahmefällen bei klinischem Verdacht auf ein postoperatives Hämatom oder einen erheblichen Gelenkerguss (lediglich resorptionsfördernde Maßnahmen? Punktion? Operative Revision?), auch zur Darstellung eines Kniekehlenganglions.

Laborkontrollen alle 3–4 Tage: BSG, CRP (Entzündungsparameter), BB (Blutverlust? Thrombopenie bei Heparinprophylaxe?); evtl. Elektrolyte u.a.m.

Dopplersonographie des Beines: nur bei Thromboseverdacht.

Allgemeine therapeutische Maßnahmen
Die **medikamentöse Schmerztherapie** und **Resorptionsförderung**, die **Pneumonieprophylaxe**, die **perioperative Infektions-** und **postoperative Thromboseprophylaxe** sind identisch mit den Vorgaben nach Endoprothesenversorgung des Hüftgelenkes.

Eine medikamentöse **Ossifikationsprophylaxe** wird nicht grundsätzlich durchgeführt.

Spezielle physiotherapeutische Maßnahmen
Operationstag: Lagerung des Beines in weicher Schaumstoffschiene in maximaler Knie-(über)streckung, temporäre leichte Hochlagerung des betroffenen Beines; am Abend noch evtl. vorsichtige geführte passive Flexion im Kniegelenk bis 70°; lokale Kryotherapie.

Tab. 13.5: Behandlungsmodul Bad Urach 4: AHB nach Hüft-TEP mit bereits guter funktioneller Ausgangssituation, axiale Vollbelastbarkeit des operierten Beines

Art der Behandlungsmaßnahme	1. Woche	2. Woche	3. Woche	4. Woche
Krankengymnastik-Einzelbehandlung	3	2	–	–
Krankengymnastik-Gruppenbehandlung	2	3	5	5
Bewegungsbad	3	3	2	–
Thermalbad	4	4	5	7
Mediator (Gangschulung)	–	–	–	–
CPM-Schiene	–	–	–	–
Motomed-Training	–	–	–	–
Ergometer-Training	5	5	5	5
Medizinische Trainingstherapie (MTT)	4	5	5	5
Lymphdrainage	–	–	–	–
Lymphomat-Anwendung	–	–	–	–
Hydrojet-Anwendung	2	2	2	2
Magnetfeld-Anwendung	–	–	–	–
Ergotherapie (Selbsthilfetraining)		Bei Bedarf		
Hilfsmittelberatung	1		Bei Bedarf	
Theoretische Schulung		Einwöchiges Seminar (theoretisch/praktisch)		
Reha-Beratung		Bei Bedarf		
Rekreationstherapie	2	2	2	2
Ernährungsberatung	1	–	–	–

1. Tag postoperativ: evtl. Entfernung der Redon-Drainage(n); Sitzen auf der Bettkante mit Pendelübungen des Beines, passive Flexion bis 70°, Beginn mit der CPM-Schienenmobilisation (1- bis 2-mal/Tag für 10–15 min), isometrische Anspannungsübungen des M. quadriceps femoris; weiterhin konsequente lokale Kryotherapie.

Ab 2. Tag postoperativ: Beginn mit ADL (schmerzadaptiert). Schrittweise Steigerung des passiven/aktiv assistierten Übungsprogrammes (möglichst 2-mal tgl. für 10–20 min) durch den Krankengymnasten; möglichst 2-mal/Tag CPM-Schiene (20–30 min); teilentlastete Mobilisation an 2 UAG im 3-Punkte-Gang oder im Gehwagen (Abrollen des Beines mit seinem Eigengewicht, 20 kp Teilbelastung), zunächst unter physiotherapeutischer Auf-

sicht, dann auch zunehmend eigenständig; Querdehnung und funktionelle Weichteilbehandlung der schmerzhaften und hypertonen Muskulatur, manuelle Mobilisation der Patella; temporäre Hochlagerung und Lymphdrainage (3- bis 5-mal/Woche für 20–30 min) in Abhängigkeit von der Schwellneigung des betroffenen Beines, zusätzliche elastische Wickelung bzw. Antithrombosestrümpfe.

Ab 7. Tag postoperativ: zusätzlich zum bisherigen krankengymnastischen Übungsprogramm widerlagernde Mobilisation aus der FBL, jetzt Steigerung der Knieflexion bis auf 90° anzustreben; schrittweise Steigerung des ADL-Trainings (defizitadaptiert) durch den Ergotherapeuten.

Beginn mit Balneotherapie ist nun prinzipiell möglich (Voraussetzung: reizlose Operationswunde, unauffällige Laborparameter, wasserdichtes Pflaster).

Ab Wundheilung: Zu diesem Zeitpunkt ist bei den meisten Patienten die Vollbelastung des operierten Beines im 4-Punkte-Gang unter weiterem Einsatz von 2 Unterarmgehstützen erlaubt. Zusätzlich sollte die Teilnahme an krankengymnastischen Gruppentherapien erfolgen.

Behandlungsziele

Zum Zeitpunkt der Entlassung aus dem Akuthaus sollte die Beugefähigkeit des endoprothetisch versorgten Kniegelenkes mindestens 80–90° betragen (was nach unserer Erfahrung leider in nahezu der Hälfte der Fälle nicht gegeben ist), das Streckdefizit sollte allenfalls bei 5–10° liegen.

Bei axialer Vollbelastbarkeit des betroffenen Beines sollte bereits ein ausreichend sicheres Gangbild im 4-Punkte-Gang bestehen. Von einer eingeschränkten Belastung ist auszugehen:

◢ Bei noch deutlichen lokalen Reizzuständen mit vermehrtem subjektiven Beschwerdebild

◢ Im Fall eines durchgeführten aufwendigen Weichteil-Alignments bei vorbestehendem Achsfehler

◢ Bei intraoperativen knöchernen Komplikationen (Kondylenfissur/-fraktur, Tibiakopffissur/-fraktur) u.a.

◢ Nach erfolgter Ablösung/intraoperativ aufgetretenem Einriss des Lig. patellae (mit evtl. erforderlich gewordener Stabilisierung)

◢ Im Fall einer noch erheblichen Bandinstabilität

◢ Nach erfolgtem Austauscheingriff.

13.2.2 Frühe postoperative Rehabilitationsphase

Ebenso wie nach endoprothetischem Hüftgelenksersatz sollte nach Implantation einer Kniegelenksendoprothese zumindest bis zum Ablauf der 6. postoperativen Woche eine engmaschige ärztliche und physiotherapeutische Nachbetreuung erfolgen – unter Berücksichtigung der meist älteren Patienten sowie des meist aufwendigeren Behandlungsbedarfes optimalerweise unter stationären Bedingungen.

Auch bei diesem Krankengut sind Art und Umfang der rehabilitativen Programme sowie die Teamabläufe weitgehend standardisiert.

Die ärztliche Aufnahmeuntersuchung umfasst wiederum die Erhebung der *speziellen Anamnese*, eine *eingehende klinische Befundung* mit Niederlegung des Barthel-Index sowie des Staffelstein-Scores (s. Kap. 17.3); die mitgebrachte bildgebende Diagnostik wird eingesehen. Nach Feststellung der Reha-Fähigkeit wird der individuelle *medikamentöse Behandlungsplan* schriftlich dokumentiert und der jeweilige *Therapieplan* ausgearbeitet; gleichfalls werden auch hier die Termine für weitere diagnostische Maßnahmen (Sonographie, röntgenologische Abklärung, Laboruntersuchungen) festgelegt.

Ein *erhöhtes Krankenhausbett* (evtl. mit Galgen) ist nicht zwingend erforderlich, bei älteren Patienten mit deutlich beeinträchtigter Mobilität jedoch oft hilfreich – wiederum mit Einstieg über die operierte Seite.

Diagnostik

Detaillierte standardisierte **Erfassung des klinischen Befundes:** zu Beginn, im Verlauf sowie zum Abschluss dieser Reha-Phase mit Dokumentation

◢ des aktuellen subjektiven Beschwerdebildes,

◢ der lokalen Wundsituation (evtl. noch verbliebener Reizzustand; aufgrund der schlechteren Weichteildeckung des Kniegelenkes und einer oft erfolgten subkutanen Korrektur erheblicher Weichteilkontrakturen nicht selten problembehaftet),

◢ der Gelenkfunktionalität und Bandstabilität,

⊿ der allgemeinen Mobilität mit Gangabwicklung (Gehhilfen?),
⊿ der Durchblutungssituation sowie
⊿ der Erfassung der nervalen Funktion.

Röntgenkontrolle des betroffenen Kniegelenkes in 3 Ebenen (lange a.-p.-Aufnahme im
Stehen, seitliche Aufnahme im Liegen, Axialaufnahme der Kniescheibe in Kniebeugung)
nach 4–6 postoperativen Wochen (Beinachse
unter Belastung? Implantatsitz? Notch-Defekt? Periartikuläre Ossifikationen? Knochenheilung bei intraoperativer Fissur/Frak-
tur von Femurkondyle bzw. Schienbeinkopf?
Patella-Alignment in Kniebeugung?).

Weichteilsonographie des Kniegelenkes
(statisch) bei Beginn der Reha zur Erfassung eines möglichen postoperativen Hämatomes
bzw. eines Gelenkergusses (Punktion?); bei Bedarf Befundüberprüfung im weiteren Verlauf.

Laborkontrollen, die **Dopplersonographie** sowie eine **EKG-Abklärung** werden ge-
handhabt wie im Fall einer Reha nach Hüftendoprothese (s. Kap. 13.1.2).

Allgemeine therapeutische Maßnahmen
Medikamentöse Schmerztherapie und **Resorptionsförderung**: Bei nahezu allen Pa-

tienten ist nach endoprothetischem Kniegelenksersatz auch im Rahmen der Reha –
nicht zuletzt aufgrund einer noch länger andauernden Weichteilirritation während des
intensiven passiven und aktiven physiotherapeutischen Nachsorgeprogrammes – eine
adäquate medikamentöse Schmerzabdeckung erforderlich (WHO-Schema).

Die medikamentöse **Thromboseprophylaxe** wird – wie nach Hüftoperation – grundsätzlich zumindest bis zum Abschluss der 4.
postoperativen Woche fortgeführt.

Punktionen des frisch endoprothetisch
versorgten Kniegelenkes sollten streng indiziert werden (z.B. im Fall eines prallen blutigen Ergusses; s. Abb. 13.1) und dann immer
unter sterilen Bedingungen durchgeführt
werden.

Spezielle physiotherapeutische Maßnahmen
Krankengymnastische Behandlung:
⊿ Im Rahmen der *Einzeltherapie* (3- bis 5-
mal/Woche über 20–30 min) stehen anfänglich ebenfalls Dehnungsübungen
der oft hypertonen knieumspannenden
Muskulatur im Vordergrund mit mobili-
sierenden Massagen vor allem der distalen Kniebeuger sowie des M. quadriceps

Abb. 13.1: Punktion ei-
nes prallen blutigen
Gelenkergusses nach
Knie-TEP

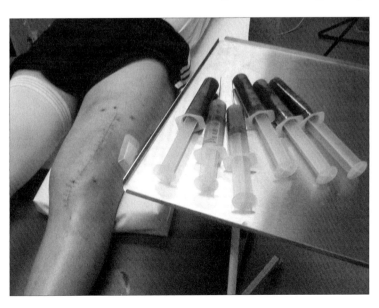

femoris; zusätzlich konsequente manuelle Mobilisation der meist kontrakten Patellaführung (kranial/kaudal, medial/lateral); Koordinations- und Kniestreckübungen im Sitzen mit einem Ball.

◢ Aufhängung im *Schlingentisch* bei noch deutlich schmerzhafter Funktionsbeeinträchtigung (möglichst täglich)

◢ Bis zum Abschluss der 3. postoperativen Woche *CPM-Schienen-Anwendung* bis zum Erreichen einer Knieflexion von 80–90° (täglich 1- bis 2-mal für 20–30 min) mit Übergang auf das *Motomed* bzw. das *Ergometertraining* (tgl. 1- bis 2-mal 10–15 min; 25–50 Watt ausreichend!)

◢ Zusätzliche *eigenständige Übungen* im Sitzen auf einer Behandlungsliege mit Pendelübungen des Beines

◢ Ab der 3.–4. Woche postoperativ wird die Einzelbehandlung ebenso wie beim operierten Hüftgelenk schrittweise durch *krankengymnastische Gruppentherapien* ersetzt (Patienten mit jeweils gleichem Reha-Stand), dann täglich über etwa 30 Minuten.

◢ Ab der 4.–5. Woche nach dem Eingriff zusätzliche muskuläre Kräftigungsprogramme aus der *gerätegestützten Krankengymnastik* (medizinische Trainingstherapie – MTT) unter Einsatz spezieller Hilfsmittel wie z.B. Trampolin, Kreisel, Schaukel- bzw. Kippbrett, Stepper, Seil- oder Rollenzüge zur Schulung von Kraft, Gleichgewicht und Koordination (zunächst ein-, später dann auch mehrdimensionale Übungen möglichst unter Spiegelkontrolle); 1- bis 2-mal täglich für 15–20 Minuten.

Balneotherapie:
Bei häufig gegebener deutlicher funktioneller Beeinträchtigung werden *Einzelbehandlungen* durchgeführt (3- bis 5-mal/Woche für 30 min), sonst genügen *Gruppentherapien*. Zusätzlicher Einsatz von Hilfsmitteln (z.B. Aqua-Gymsticks, Stangen, Schwimmbrett-

chen, Schwimmpaddel, Bälle). Generell ist von Vollbelastbarkeit der operierten Extremität im Wasser auszugehen. Unterwassermassagen im Operationsgebiet sind nicht sinnvoll!

Auch hier sind die *Kontraindikationen* zu beachten!

Physikalische Maßnahmen/Massagen:

◢ Nach knieendoprothetischem Ersatz verbleiben aufgrund der deutlich schlechteren Weichteildeckung als am Hüftgelenk vielfach hartnäckige lokale Umlaufstörungen. Einer intensiven *Kryotherapie* mit Eis- oder Gelbeutel kommt somit besondere Bedeutung zu (Schmerzreduktion, Bewegungsstarter; 2- bis 4-mal/Tag für 10–15 min); in aller Regel durchaus bis zum Abschluss der 3.–4. postoperativen Woche empfehlenswert.

◢ *Retterspitz-Wickel, Packungen* oder *Güsse* lokal als ergänzende Maßnahmen (1-mal/Tag)

◢ Eine temporäre Hochlagerung des Beines (für etwa 10–15 cm) während der Reha-Phase ist sicherlich sinnvoll; das Knie sollte jedoch auch hierbei immer in maximaler Streckung aufliegen. Maßnahmen der *Lymphdrainage* (3- bis 5-mal/Woche über 20–30 min) sind in der Regel bis zum Abschluss der 4. postoperativen Woche notwendig.

◢ In Einzelfällen *Fußreflexzonenmassagen* oder *Narbenmassagen* als Alternativbehandlung

◢ *Ultraschallanwendungen* sowie *Elektrotherapie* (Letztere bis auf Hochvolt-Anwendungen lediglich außerhalb des Operationsbereiches z.B. bei schmerzhaften Muskelansätzen)

Ergotherapie: gleichartiges Vorgehen wie bei nach Hüft-TEP.

Theoretische Schulung und Information (Endoprothesenschule): Auch für knieendoprothetisch versorgte Patienten ist in der Reha-Klinik Bad Urach ein *einwöchiges Seminar* in das Reha-Programm integriert mit 1–2 Arztvorträgen (Belastbarkeit des Implantates; was ist erlaubt, was ist verboten?) und 2–3 Referaten von Therapeuten mit Demonstration sinnvoller Übungen für das tägliche Leben.

Eine temporäre **orthetische Versorgung** mit einem konfektionierten Kniebrace kommt nur im Fall einer deutlichen Instabilität des Gelenkes in Frage. Da in vielen dieser Fälle auch eine optimale Kraftaufschulung der knieumspannenden Muskulatur eine dauerhaft stabile Situation nicht gewährleisten kann, sollte der Operateur nach Abschluss der Rehabilitation noch einmal zur Frage einer operativen Revision mit Implan-

tat(teil)austausch (z.B. Übergang auf eine teilgeführte Prothese) Stellung beziehen.

Die Aufgaben der **Reha-Beratung (Sozialdienst)**, die **psychologische Mitbetreuung**, die **Diätberatung** und auch die speziellen **ärztlichen Maßnahmen der TLA** (Sehnenansätze) entsprechen dem bereits niedergelegten Vorgehen nach Hüft-TEP (s. Kap. 13.1.2).

Ähnlich wie für hüftendoprothetisch versorgte Patienten wurden in Bad Urach auch für Kniepatienten spezielle ökonomische **standardisierte Behandlungsmodule** entwickelt; differenziert werden hier allerdings nur 2 Module für Patienten mit einerseits recht guten, andererseits schlechteren Ausgangsbedingungen (s. Tab. 13.5 u. 13.6).

Tab. 13.6: Behandlungsmodul Bad Urach 5: AHB nach Knie-TEP mit noch unbefriedigender funktioneller Ausgangssituation

Art der Behandlungsmaßnahme	1. Woche	2. Woche	3. Woche	4. Woche
Krankengymnastik-Einzelbehandlung	3	3	2	1
Lokale Kryotherapie	3	3	2	–
Krankengymnastik-Gruppentherapie	–	3	5	5
Bewegungsbad	3	3	2	–
Thermalbad	4	4	5	7
Mediator	2	2	–	–
CPM-Schiene	5	–	–	–
Motomed-Training	–	5	5	–
Ergometer-Training	–	–	–	5
Medizinische Trainingstherapie (MTT)	1	5	5	5
Lymphdrainage	3	–	–	–
Lymphomat-Anwendung	–	3	3	–
Wickel (Retterspitz)	3	3	–	–
Hydrojet-Anwendung	–	–	–	–
Ergotherapie (Selbsthilfetraining)	Bei Bedarf			
Hilfsmittelberatung	1	Bei Bedarf		
Theoretische Schulung	Einwöchiges Seminar (theoretisch/praktisch)			
Reha-Beratung	Bei Bedarf			
Rekreationstherapie	2	2	2	2
Ernährungsberatung	1	–	–	–

Tab. 13.7: Behandlungsmodul Bad Urach 6: AHB nach Knie-TEP mit bereits guter funktioneller Ausgangssituation

Art der Behandlungsmaßnahme	1. Woche	2. Woche	3. Woche	4. Woche
Krankengymnastik-Einzelbehandlung	3	2	–	–
Lokale Kryotherapie	–	–	–	–
Krankengymnastik-Gruppentherapie	2	3	5	5
Bewegungsbad	3	3	2	–
Thermalbad	4	4	5	7
Mediator	–	–	–	–
CPM-Schiene	–	–	–	–
Motomed-Training	4	5	–	–
Ergometer-Training	–	–	5	5
Medizinische Trainingstherapie (MTT)	2	5	5	5
Lymphdrainage	–	–	–	–
Lymphomat-Anwendung	–	–	–	–
Wickel (Retterspitz)	2	2	–	–
Hydrojet-Anwendung	2	2	2	2
Ergotherapie (Selbsthilfetraining)	Bei Bedarf			
Hilfsmittelberatung	1	Bei Bedarf		
Theoretische Schulung	Einwöchiges Seminar (theoretisch/praktisch)			
Reha-Beratung	Bei Bedarf			
Rekreationstherapie	2	2	2	2
Ernährungsberatung	1	–	–	–

Zwischen der axialen Belastbarkeit des betroffenen Beines wird hier nicht weiter unterschieden, da in aller Regel nach endoprothetischem Kniegelenksersatz von Vollbelastung auszugehen ist. Problemfälle, z.B. mit intraoperativ aufgetretenen Komplikationen (s. Kap. 16.2) bzw. Wechseleingriffen, werden grundsätzlich immer individuell therapiert.

Behandlungsziele

Mit Abschluss der Phase der Frührehabilitation 6–7 Wochen nach (primärem) künstlichem Kniegelenksersatz sollte der betroffene Patient in der Lage sein, sein operiertes Bein weitgehend schmerzfrei axial voll zu belasten. Das Bewegungsspiel des betroffenen Knies sollte bei der Flexion etwa 110–120° betragen, ein wesentliches Streckdefizit sollte nicht mehr bestehen. Die ADL sollten spätestens 6 Wochen nach dem Eingriff selbstständig beherrscht werden.

Innerhalb eines Zimmers sollte sich der Patient ohne Gehhilfe oder maximal mit einer kontralateral eingesetzten Unterarmgehstütze über kurze Wege fortbewegen können; außerhalb des Hauses – bei längeren Strecken – sollten die Gehhilfen zur Vorbeugung einer muskulären Ermüdung allerdings noch für weitere 4–6 Wochen eingesetzt werden.

Ein völlig unterstützungsfreies Gehen sollte nach 10–12 Wochen erreicht sein; zu diesem Zeitpunkt ist der Patient auch wieder in der Lage, selbstständig einen PKW zu fahren.

13.3 Späte ambulante Reha-Phase

Mit Entlassung des Patienten aus der stationären oder ambulanten Frührehabilitation – in der Regel etwa 5–7 Wochen nach dem gelenkersetzenden Eingriff – übernimmt der niedergelassene Facharzt für Orthopädie bzw. Unfallchirurgie oder auch der Hausarzt die weitere ambulante Betreuung des operierten Patienten. Aus dem mitgegebenen Reha-Entlassungsbericht der Klinik oder des ambulanten Zentrums gehen der letzte klinische und bildgebende Befund sowie die zuletzt verabreichte Medikation hervor. Gleichzeitig sollten auch noch Vorschläge für eine sinnvolle ökonomische Weiterbehandlung erfolgen, die auf Kassen- oder Privatrezept weiterverordnet werden müsste. Erfahrungsgemäß erscheint eine Weiterbehandlung mit 1–3 Einzelterminen/Woche bis zum Abschluss des 3. postoperativen Monats sinnvoll und angemessen, und zwar mit Verordnung von:

- Krankengymnastik-Einzelbehandlung (etwa 1- bis 2-mal/Woche bei noch gegebener funktioneller Beeinträchtigung),
- gerätegestützter Krankengymnastik (2-mal/Woche im Fall einer noch deutlichen Beeinträchtigung der muskulären Kraftentfaltung,
- evtl. von manueller Lymphdrainage (2-mal/Woche nur bei noch deutlichen peripheren Umlaufstörungen des betroffenen Beines).

Die Weiterverordnung balneologischer Behandlungsmaßnahmen beschränkt sich auf wenige bzgl. des Bewegungsausmaßes und der axialen Belastbarkeit noch nicht zufriedenstellende Problemfälle.

Eine abschließende Wiedervorstellung des Patienten in der operierenden Abteilung zur klinischen und radiologischen Befundüberprüfung 12 Wochen nach Implantation des Kunstgelenkes wird empfohlen.

14 Sexuelle Aktivitäten nach endoprothetischem Gelenkersatz

Vor der Wiederaufnahme des Geschlechtsverkehrs nach Implantation eines **künstlichen Hüftgelenkes** sind zunächst grundsätzlich, vor allem in der frühen Phase nach dem operativen Eingriff, die vom Operateur erlaubten bzw. vorerst noch limitierten Bewegungsmuster streng zu beachten. Dies betrifft in erster Linie eine übersteigerte Hüftbeugung von mehr als 90° mit der Gefahr einer Prothesenausrenkung nach hinten. Die in der frühen Rehabilitationsphase ebenfalls problematischen Adduktionsbewegungen der Hüfte spielen beim Geschlechtsakt ja keine wesentliche Rolle. Eine maximale Abspreizung beinhaltet zwar nicht die Gefahr einer Gelenkausrenkung, bedeutet allerdings für die oft noch sehr straffe muskuläre Führung der Hüfte – teilweise sicherlich auch aufgrund einer vorbestehenden Kontraktur – in aller Regel eine nicht unerhebliche Beeinträchtigung.

Diese wichtigen funktionell-anatomischen Gesichtspunkte bringen es mit sich, dass eine hüftoperierte Frau innerhalb der ersten 12 Wochen nach dem Gelenkeingriff bei der Wiederaufnahme sexueller Aktivitäten strengere Vorgaben bzgl. der Körperstellung zu beachten hat als ein hüftoperierter Mann. Unter diesem Aspekt ist die empfohlene Körperhaltung beim Sexualakt für die **endoprothetisch versorgte Frau** sicherlich die Seitenlage auf dem nicht operierten Hüftgelenk. Die sog. Missionarsstellung (am häufigsten eingenommene Position, bei der die Frau auf dem Rücken liegt und der Mann sich über ihr befindet) ist, sofern die Hüfte dabei nicht übermäßig gebeugt wird, in begrenztem Umfang ebenfalls denkbar. Für den **operierten Mann** scheint in der frühen Reha-Phase in erster Linie eine Reiterposition empfehlenswert (Mann in Rückenlage, Frau auf ihm sitzend). Die Seitenlage des Mannes bei Rückenlage der Frau ist ebenfalls ideal für den hüftoperierten Mann (s. Abb. 14.1). Die Seitenlage beider Partner ist gleichermaßen ideal für hüftoperierte Männer und Frauen (s. Abb. 14.2). Das Ausüben des Geschlechtsverkehrs in stehender Körperhaltung ist für den operierten Partner in den ersten 3 Monaten nach dem Eingriff sehr problematisch und daher nicht anzuraten.

Sofern die Stabilität des künstlichen Gelenkersatzes nicht beeinträchtigt ist (z.B. durch besondere anatomische Gegebenheiten der Hüftpfanne, nach intraoperativ eingetretener Fraktur bzw. bei noch nicht ausreichender knöcherner Integration der Implantate), können diese strengen Vorgaben ab der 6. Woche nach dem Eingriff schrittweise gelockert werden. In den allermeisten Fällen ist nach künstlichem Hüftgelenkersatz für beide Geschlechter etwa ab der 12. postoperativen Woche wieder eine schrittweise Normalisierung der Sexualpraktiken möglich. Dennoch sollte für die weitere Zukunft immer bedacht werden, dass maximale Funktionsausschläge des betroffenen Gelenkes bei „akrobatischen Positionen" möglichst auf Dauer vermieden werden sollten, um das Kunstgelenk nicht übermäßig zu belasten. Dies gilt vor allem dann, wenn bezüglich der Stabilität der muskulären Gelenkführung irgendwelche Einschränkungen fortbestehen.

Nach Implantation eines **künstlichen Kniegelenkes** ergeben sich, anders als beim

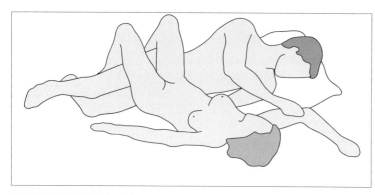

Abb. 14.1: Position beim Geschlechtsakt: Mann in Seitenlage, Frau in Rückenlage (schematische Darstellung)

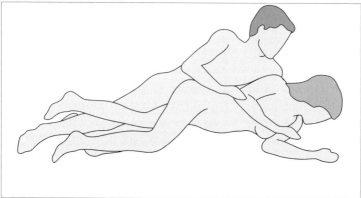

Abb. 14.2: Position beim Geschlechtsakt: Mann und Frau in Seitenlage (schematische Darstellung)

Hüftgelenk, in der frühen postoperativen Nachbehandlungsphase keine so strengen Einschränkungen im Hinblick auf die Wiederaufnahme des Geschlechtsverkehrs. Während der ersten 6–12 Wochen nach dem Eingriff kann eine maximale Kniebeugung noch problematisch sein mit auftretendem Spannungsgefühl, lokalen Kapselbeschwerden und evtl. auch Gelenkbinnenirritationen. Unter diesem Aspekt sollte für beide Geschlechter eine starke Knieflexion zunächst noch weitgehend vermieden werden. Es erscheint daher sinnvoll, dass der operierte Partner vorzugsweise eine Rückenlage einnimmt, der nicht operierte Partner sich beim Geschlechtsakt über ihm befindet (entweder in liegender oder in Reiterposition).

Ein künstlicher Gelenksersatz steht nur in ganz seltenen Fällen (persistierende, hoch schmerzhafte Instabilität, Wundinfektion u.a.) der Wiederaufnahme sexueller Aktivitäten entgegen. Bezüglich der „nicht erlaubten" Bewegungsmuster und Stellungen sollte seitens des betreuenden Arztes eine sinnvolle Aufklärung über die evtl. zeitlich noch limitierte körperliche Belastbarkeit erfolgen.

15 Sportfähigkeit

Ein großer Teil der Patienten mit Endoprothese ist bereits vor dem gelenkersetzenden Eingriff in der einen oder anderen Art und Weise sportlichen Betätigungen nachgegangen. Nicht selten besteht bei ihnen dann der verständliche Wunsch, auch mit einliegender Alloarthroplastik wieder in gewissem Umfang solchen Freizeitaktivitäten nachzugehen. Von großer Bedeutung ist in diesem Zusammenhang die bereits bestehende sportliche Vorerfahrung mit „subkortikaler Engrammierung" der einzelnen für die jeweilige Disziplin wichtigen Bewegungsabläufe. Unter diesem Gesichtspunkt ist der betroffene Patient bei guter sportlicher Erfahrung deutlich weniger gefährdet, durch eine nur teilkontrollierte motorische Koordination Verletzungen zu erleiden. Im höheren Lebensalter spielt selbstverständlich die körperliche Leistungsfähigkeit eine große Rolle, die nach dem operativen Eingriff evtl. wieder langsam aufgebaut werden muss.

Umfangreiche Reihenuntersuchungen konnten belegen, dass sportliche Aktivitäten eher zu einer Verbesserung der muskulären Kraftentfaltung führen, damit implantatsichernd wirken und weniger Anlass geben für ein vorzeitiges Versagen der Alloplastik. Die wichtigste Grundvoraussetzung für die (Wieder-)Aufnahme sportlicher Aktivitäten nach Implantation einer Endoprothese ist zunächst ein mechanisch einwandfrei funktionierendes Kunstgelenk. Weiterhin gilt es stets zu beachten, dass alle Gelenkimplantate auf längere Sicht, trotz hohen technologischen Standards, als Verschleißteile anzusehen sind, die eine dauerhafte Funktionalität limitieren können.

Eine stabile Verankerung der alloplastischen Implantate im Knochenlager ist für eine körperliche Belastbarkeit zwingend erforderlich. Zur Vermeidung einer vermehrten Beanspruchung der knöchernen Umgebung mit dann möglicherweise auftretenden Problemen für eine dauerhafte knöcherne Stabilisierung sollten unter diesem Aspekt dynamische Belastungen, insbesondere mit Stößen, Biege- und Drehmomenten, vermieden werden, des Weiteren auch exzessiv übersteigerte statische Beanspruchungen. Eine adäquate Konstitution mit ausreichender muskulärer Kraftentfaltung und guter Gelenkstabilität ist eine zwingende Voraussetzung für die Wiederaufnahme sportlicher Aktivitäten. In der Regel ist dies nicht vor Ablauf von 6 postoperativen Monaten zu erwarten, da erst dann mit einem ausreichenden Bewegungsspiel und einer zumindest befriedigenden muskulären Führung des betroffenen Gelenkes gerechnet werden kann.

Die gelenkumspannende Muskulatur kann durch gezieltes sportliches Ausdauertraining wieder gekräftigt werden (mit etwa 40% der Maximalkraft), was zu einer verbesserten muskulären Gelenkstabilität beiträgt. Außerdem erhöht sinnvoll betriebener Sport durchaus die Widerstandsfähigkeit des Knochenlagers. Sportliche Betätigung im Übermaß, aber auch ein zu frühzeitiger Beginn mit derartigen Aktivitäten bergen immer das Risiko einer vorzeitigen Implantatlockerung.

Neben den sicherlich notwendigen körperlichen Voraussetzungen für die Wiederaufnahme sportlicher Aktivitäten sind einige weitere wichtige Fakten zu berücksichtigen, die **jegliche Sportausübung nach Implantation eines Kunstgelenkes ausschließen**:

⊿ Bereits röntgenologisch diagnostizierte, nicht belastungsgerechte Fehllage des Implantates

⊿ Bereits erfolgte Austauschoperation mit einer unter sportmedizinischen Gesichtspunkten meist deutlichen koordinativen Einschränkung

⊿ Ausrenkung der Endoprothese (Hüfte) in der Anamnese

⊿ Ausgeprägte funktionelle Einschränkungen des betroffenen Kunstgelenkes (vor allem bezüglich der Hüft- und Knieflexion)

⊿ Floride oder erst kürzlich überstandene tiefe Wundinfektion

⊿ Klinisch bzw. radiologisch nachgewiesene Instabilität einer oder mehrerer Prothesenkomponenten

⊿ Ausgeprägte Beinlängendifferenzen mit dadurch bedingter erheblicher Belastungsasymmetrie.

Beim Ausüben der unterschiedlichen Sportarten sind zunächst grundsätzlich **ungünstige Bewegungsabläufe** und vor allem **Belastungsspitzen** für das betroffene Gelenk zu vermeiden. Grundsätzlich auszuschließen sind:

⊿ Schnelle, ruckartige, springende oder unerwartet aufkommende motorische Beanspruchungen

⊿ Abrupte Brems- und Beschleunigungsaktionen, vor allem wenn sie mit Richtungswechseln verbunden sind

⊿ Stoßbelastungen

⊿ Sportarten, die der Alloplastik extreme Bewegungsausschläge abverlangen

Tab. 15.1: Sport nach alloplastischem Hüft- bzw. Kniegelenksersatz

Empfohlene Sportarten	• Schwimmen (kein Brustbeinschlag) • Wassergymnastik • Fahrradfahren • Bogenschießen • Gymnastik • Walking
Tolerierte Sportarten (evtl. mit Regelmodifikation)	• Jogging • Tennis, Tischtennis • Golf • Langlaufski, Eisstockschießen • Kegeln, Bowling • Rudern, Kanusport • Leichtathletik: Wurf- und Stoßdisziplinen • Segeln • Reiten
Bedenkliche Sportarten	• Badminton, Squash • Mannschaftsballsportarten (v.a. Fußball, Hockey, aber auch Hand-, Basket-, Faust- und Volleyball) • Leichtathletik: Lauf- und Sprungdisziplinen • Kraft- und Kampfsportarten (v.a. mit direktem Körperkontakt wie Boxen, Ringen, Judo, Gewichtheben u.a.) • Fechten • Alpinski, Curling, Eishockey, Rodeln, Bobsport • Bergsteigen • Wasserski • (Geräte-)Turnen

◢ Sprünge aus einer Höhe von mehr als 30 cm, die durch das andere Bein oder eine stützende Hand nicht abgefedert werden können.

Diese körperlich-sportlichen Belastungen sind vor allem für Mannschaftsballsportarten typisch, aber auch für Tennis und, in ähnlicher Form, für Tischtennis. Allenfalls eine deutliche Reduktion der Spielgeschwindigkeit mit verbesserter Kontrolle über das Bewegungsausmaß und dadurch Entschärfung der jeweiligen Disziplin kann in beschränktem Umfang derartige sportliche Betätigungen ermöglichen. Vorteilhaft sind in erster Linie Sportarten mit gleichmäßigen und fließenden rhythmischen Bewegungen, bei denen keine großen Kräfte auf das betroffene Gelenk einwirken.

Beim Betreiben einzelner Sportdisziplinen sollte ggf. eine prothesengerechte Abänderung bzw. eine dynamische Einschränkung der Ausführung erfolgen, damit gewünschte kritische sportliche Betätigungen praktikabel werden. Unter diesem Gesichtspunkt werden von Sportmedizinern nach alloplastischem Gelenkersatz einzelne Sport-disziplinen als **empfohlen, toleriert** bzw. **bedenklich** eingestuft (s. Tab. 15.1 u. 15.2). In aller Regel werden hier bezüglich einer Hüftoder einer Knieendoprothese keine großen Unterschiede gemacht. Bei Knieendoprothesen gilt speziell zu berücksichtigen, dass sportliche Bewegungsabläufe mit Rumpfrotation um einen feststehenden Unterschenkel (z.B. beim Golfspiel) weniger geeignet sind, vom hüftoperierten Patienten aber eher toleriert werden. Auch Bewegungen mit abruptem Abstoppen und einer laufenden Bewegung (z.B. Kegelsport) sind für einen Knieendoprothesenträger eher ungünstig. Eventuell kann gerade in diesen Fällen durch eine entsprechende Modifikation des Bewegungsablaufes eine klinische Dekompensation vermieden werden.

Sportliche Betätigungen nach endoprothetischem Gelenkersatz von Hüfte und/oder Knie sind immer eine Gratwanderung zwischen muskelkräftigenden Bewegungsreizen einerseits und evtl. übersteigerten Implantatbelastungen andererseits!

Tab. 15.2: Hüft- bzw. Knie-TEP und sportliche Belastbarkeit

Sportart	Gut geeignet	Weniger geeignet	Nicht geeignet	Sportart	Gut geeignet	Weniger geeignet	Nicht geeignet
American Football			X	Bogenschießen	X		
Angeln	X			Bowling		X	
Badminton			X	Boxen			X
Ballett			X	Cricket			X
Baseball			X	Curling		X	
Basketball			X	Dart	X		
Bergsteigen			x	Eishockey			X
Billard	X			Eiskunstlauf			X
Biathlon			X	Eisschnelllauf		X	
Bobfahren			X	Eisstockschießen		X	
Bodybuilding		X		Eistanz			X

Tab. 15.2: Fortsetzung

Sportart	Gut geeignet	Weniger geeignet	Nicht geeignet	Sportart	Gut geeignet	Weniger geeignet	Nicht geeignet
Fallschirmspringen			X	Reitsport			
Faustball		X		• Dressur	X		
Fechten			X	• Trabrennen		X	
Freiklettern			X	• Springen		X	
Fußball			X	• Military			X
Geräteturnen			X	Ringen			X
Gewichtheben			X	Rodeln			X
Golf		X		Rollschuhlaufen		X	
Gymnastik	X			Rollstuhlsport	X		
Handball			X	Rudern		X	
Hockey			X	Rugby			X
Inline-Skaten		X		Schießen	X		
Jogging		X		Schwimmen	X		
Judo			X	Segeln		X	
Kampfsport (Karate u.a.)			X	Skateboardfahren		X	
Kanufahren		X		Skifahren			
Kegeln		X		• Alpin		X	
Leichtathletik				• Langlauf		X	
• Kurz-, Mittel- u. Langstrecke		X		• Snowboard			X
• Hürdenlauf			X	• Trickski			X
• Weit-, Hoch-, Drei- u. Stabhochsprung			X	Squash			X
				Surfen			X
• Diskus-, Hammerwurf			X	Tanzen	X		
• Kugelstoßen			X	Tauchen	X		
• Speerwerfen		X		Tennis		X	
Motorradrennen			X	Tischtennis		X	
Motorsport (Auto)		X		Trampolinspringen		X	
Radfahren				Triathlon			X
• Ergometer	X			Turmspringen		X	
• Bahnrennen		X		Volleyball			X
• Straße		X		Wandern		X	
• Mountainbiking			X	Wasserball		X	
• Kunstrad			X	Wasserskifahren			X

16 Problemfälle

In den letzten Jahrzehnten hat sich der alloplastische Gelenksersatz im Bereich der unteren Extremität zu einem Standardeingriff
entwickelt, im Bereich der Hüfte noch deutlicher als im Bereich des Kniegelenkes. Belegt
wird dies durch die immer noch ansteigenden jährlichen Fallzahlen, aber auch durch
die Anzahl der operierenden Kliniken. Die
operative Technik – hier insbesondere die
anatomischen Zugangswege, aber auch die
akribisch ausgefeilte Implantatpositionierung (evtl. unter Zuhilfenahme der Navigation) – ist weitgehend perfektioniert vorgegeben. Dennoch sind intra- und postoperative Komplikationen bei derartigen Eingriffen
nicht gerade selten. „Wenn du auch noch so
gut chirurgst, es kommt der Fall den du ver-
murkst" – diesen bedeutungsvollen Spruch
pflegte mein hochgeschätzter klinischer Leh-
rer und väterlicher Freund – Prof. Dr. med.
Dr. h.c. Heinz Mittelmeier – all seinen Schü-
lern auf den weiteren fachlichen Lebensweg
mitzugeben. Es wird somit selbstverständlich, dass jeder Patient präoperativ eingehend über mögliche operationstechnische
Probleme, komplikationsträchtige Verläufe
und darauf beruhende unvorhergesehene
unbefriedigende Verläufe aufzuklären ist.

Intra- und postoperative Komplikationen
bei endoprothetischem Gelenksersatz haben
unweigerlich Auswirkungen auf den weiteren rehabilitativen Verlauf. Im günstigen Fall
müssen lediglich Art und Umfang der Rehabilitation teilweise modifiziert werden – dies
z.B. im Hinblick auf die axiale Beinbelas-
tung, das zu übende Bewegungsausmaß des
betroffenen Gelenkes oder die Durchführung zusätzlicher Einzelstrategien. Nicht sel-

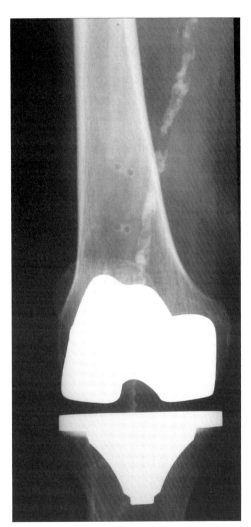

Abb. 16.1: Schwere pAVK des rechten Beines mit
weitgehender arteriosklerotischer Verlegung der A.
femoralis (Röntgenbild im a.p.-Strahlengang nach
Implantation einer Knieoberflächenendoprothese);
klinisch gerade eben noch kompensierte arterielle
Durchblutungssituation

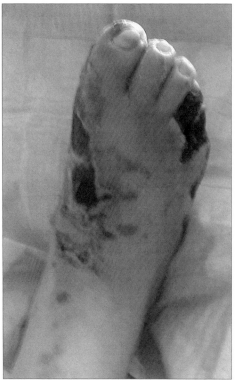

Abb. 16.2: Mumifikation der Zehen IV und V sowie Drucknekrose des medialen Fußrandes rechts nach Implantation einer Knie-TEP (nicht beachtete schwere pAVK)

ten ist jedoch – vor allem bei verspätetem Auftreten schwerwiegender Probleme – eine kurzfristige Wiedervorstellung beim Operateur zur Überprüfung der Notwendigkeit einer operativen Revision unumgänglich.

Periphere arterielle Durchblutungsstörungen sind mit zunehmendem Lebensalter bei einer Vielzahl der Patienten anzutreffen, wobei in aller Regel über lange Jahre ein kompensiertes klinisches Bild bestanden hat (s. Abb. 16.1). Im Fall einer dekompensierten Situation mit eindeutiger klinischer Beeinträchtigung sollte auf orthopädische Wahleingriffe, zu denen auch der alloplastische Gelenksersatz zählt, weitgehend verzichtet werden, um dramatischen Verläufen (s. Abb. 16.2) möglichst vorzubeugen. Vor dem gelenkersetzenden Eingriff ist in diesen Fällen eine Sanierung der arteriellen Gefäßstrombahn erforderlich.

Thromboembolische Komplikationen sind nach Traumen im Bereich der unteren Extremitäten, aber auch nach orthopädischen und unfallchirurgischen Wahleingriffen durchaus häufige Ereignisse, in seltenen Einzelfällen, wie nach einer fulminanten Lungenembolie, sogar potenziell tödlich. Im

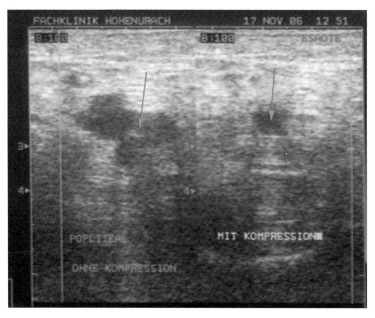

Abb. 16.3: Doppler-Sonogramm der Kniekehle mit Nachweis der Durchgängigkeit der beiden Venen, die die A. poplitea begleiten (Mickey-Mouse-Figur links; →); die Lumina der Venen verschwinden, das Lumen der A. poplitea bleibt unter Kompression fortbestehen (rechts; →)

Rahmen der endoprothetischen Versorgung im Bereich der unteren Extremitäten wird die Häufigkeit einer tiefen Beinvenenthrombose ohne Einsatz spezieller vorbeugender Maßnahmen nach Hüft-TEP mit 51%, nach Knie-TEP sogar mit 64% angegeben [Theil, Heisel 2006]. Hierbei sind sowohl die diagnostizierten und somit klinisch relevanten Fälle als auch die meist asymptomatischen, vor allem distal lokalisierten Thrombosen mit eingeschlossen. Nicht selten ist die klinische Symptomatik einer tiefen Beinvenenthrombose wenig auffällig; eine massive Schwellung mit typischen klinischen Thrombosezeichen ist bei Weitem nicht immer gegeben. Die Diagnosestellung ist unter diesem Gesichtspunkt oft schwierig und aufwendig. Bei Verdachtsfällen hat sich in den letzten Jahren die *Kompressions-Dopplersonographie* als wertvolle, nichtinvasive und dennoch aussagekräftige Methode bewährt (s. Abb. 16.3).

Unter Berücksichtigung der Häufigkeit tiefer Beinvenenthrombosen nach orthopädischen Wahleingriffen im Bereich des Hüft- und Kniegelenkes bestehen zwischenzeitlich *klare Richtlinien zur Durchführung einer medikamentösen Thromboembolie-Prophylaxe*. Basierend auf prospektiv angelegten Doppelblindstudien scheint eine konsequente subkutane Applikation von fraktioniertem Heparin (Methode der Wahl) über einen Zeitraum von mindestens 4 postoperativen Wochen dringend geboten. In der Regel ist der Patient nach der Behandlung dann ausreichend mobilisiert, das betroffene Bein kann axial voll belastet werden. Nur bei besonderen Risikofällen (Thrombo- bzw. Lungenembolie in der Anamnese; noch deutlich mobilitätsbeeinträchtigter Patient; erheblich eingeschränkte Belastbarkeit des betroffenen Beines u.a.) sollten die medikamentösen prophylaktischen Maßnahmen weiter fortgeführt werden.

Bei der Präparatewahl sollte auf Substanzen zurückgegriffen werden, die im Hoch- und Höchstrisikobereich zugelassen sind. Eine mehrwöchige systemische postoperati-

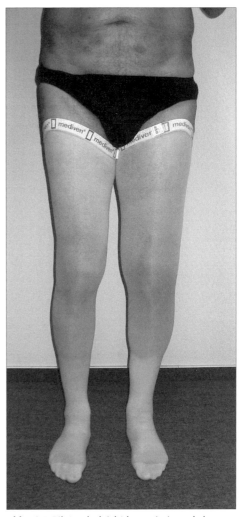

Abb. 16.4: Bilaterale, leicht komprimierende lange Antithrombosestrümpfe (ATS) in der frühen postoperativen Phase nach alloplastischem Kniegelenksersatz links

ve Thromboseprophylaxe mit fraktioniertem Heparin, auch im Rahmen der Frührehabilitation nach endoprothetischem Hüft- und Kniegelenksersatz, gilt nach heutigem Wissensstand als unverzichtbar. Als *weitere wichtige prophylaktische Maßnahmen* gelten:

◢ Frühmobilisierung des betroffenen Patienten bereits am 1. postoperativen Tag mit mehrfachem kurzfristigem Sitzen an der Bettkante und dann auch teilentlastendem Gehen mit Unterarmgehstützen auf Stationsebene

- Konsequentes Tragen von langen, leicht komprimierenden Antithrombosestrümpfen (ATS) an beiden Beinen tagsüber außerhalb des Bettes (für insgesamt etwa 3–4 Wochen; s. Abb. 16.4)
- Durchführung isometrischer Anspannungsübungen für den M. quadriceps femoris und die Wadenmuskulatur (z.B. jede Stunde für 5 Minuten)
- Tägliche Lymphdrainage im Fall ausgedehnter peripherer Umlaufstörungen.

Im Fall einer eingetretenen *Thrombose* sind für den weiteren Behandlungsverlauf – in Abhängigkeit von der Lokalisationshöhe – besondere Maßnahmen zu berücksichtigen:

- Vollheparinisierung (therapeutische Dosis), evtl. weitere Antikoagulation mit Marcumar für etwa 3 postoperative Monate
- Evtl. Einleitung einer Lysetherapie
- Konsequentes Tragen eines kurzen bzw. langen Kompressionsstrumpfes (s. Abb. 16.5)
- Evtl. kurzfristige körperliche Schonung
- Absetzen spezieller Behandlungsmaßnahmen wie manuelle Lymphdrainage oder Thermalbandanwendungen.

16.1 Besondere Komplikationen nach Hüft-TEP

Der alloplastische Ersatz des Hüftgelenkes stellt in den meisten Fällen technisch an sich keinen allzu schwierigen Eingriff dar. Darü-

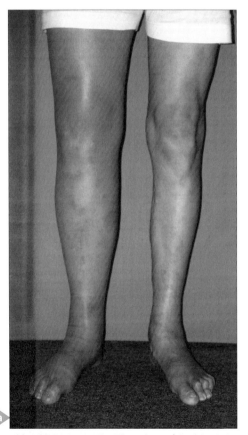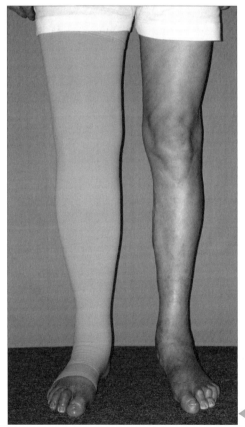

Abb. 16.5: Postoperative Thrombose **a)** Rechtes Bein mit ausgeprägter Umlaufstörung, **b)** konsequente Behandlung mit langem Kompressionsstrumpf

ber hinaus werden dem Operateur kleinere und mittlere Unzulänglichkeiten bei der anatomischen Implantatpositionierung weitgehend verziehen, zumindest in der ersten Zeit nach dem Gelenksersatz – die Qualität der Operation zeigt sich meist erst nach Jahren. Dennoch sollen an dieser Stelle rehabilitationsrelevante Komplikationen mit Konsequenzen für die frühe Phase der postoperativen Nachsorge angesprochen werden.

16.1.1 Wundheilungsstörungen

Lokale Wundheilungsstörungen nach Implantation einer Hüftgelenksendoprothese sind durchaus häufiger anzutreffende Komplikationen, nicht selten auch bei minimalinvasiven Zugangswegen. Klinisch auffällig sind meist kleinere Hautrötungen, Wundrandnekrosen (s. Abb. 16.6), lokale Gewebeindurationen u.a. Im Gegensatz zu einer tiefen Infektion sind die laborserologischen Entzündungsparameter (BSG, CRP) hier allenfalls mäßiggradig erhöht. Ursache ist nicht selten ein unbefriedigender Wundverschluss mit nicht optimal adaptierten Wundrändern, vor allem beim Einsatz der Klammerung (s. Abb. 16.7).

In derartigen Fällen ist therapeutisch vermehrt auf Maßnahmen der lokalen Wundhygiene sowie der lokalen Kryotherapie zurückzugreifen. Gleichzeitig empfiehlt sich zunächst der Verzicht auf eine lokale Lymphdrainage; auch Behandlungseinheiten aus der Balneotherapie sollten vorerst zurückgestellt werden. Nur in Einzelfällen ist eine breite antibiotische Abdeckung zu überlegen, z.B. bei gleichzeitigem Anstieg der Körpertemperatur. Wichtig ist in erster Linie eine engmaschige klinische Überprüfung der Wundsituation, bei tiefergehender Gewebeirritation auch eine gelegentliche sonographische Kontrolle.

Bei ansteigenden laborchemischen Entzündungswerten erscheint eine unverzügliche Vorstellung beim Operateur ratsam, um die Notwendigkeit einer frühzeitigen chirurgischen Reintervention abzuklären und damit die Ausbreitung einer lokalen Entzündung und die Gefährdung der Alloarthroplastik zu verhindern.

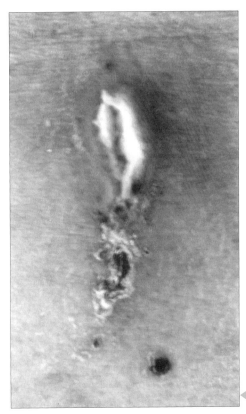

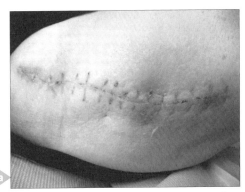

Abb. 16.6: Teilsekundäre Wundheilung nach Hüft-TEP **a)** Lokale Verkrustung und Rötung 12 Tage postoperativ **b)** In die Subkutis reichende Ulzerierung bei minimalinvasivem Zugangsweg

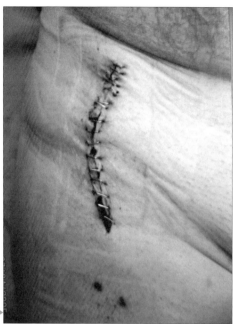

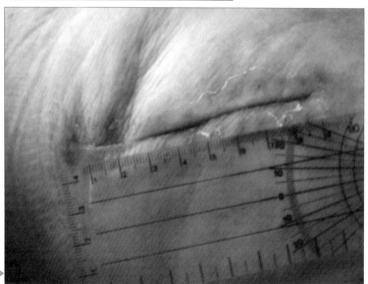

Abb. 16.7: Gestörte Wundheilung nach Hüft-TEP **a)** Kleinere Hautnekrosen bei schlechtem Hautverschluss durch Klammerung (9 Tage postoperativ; ventraler Hüftzugang) **b)** Stufenförmige Narbenbildung, teilweise noch verkrustete Narbenbildung (minimalinvasiver Zugang, keine exakte Wundadaptation erfolgt)

16.1.2 Tiefe Wundinfektionen

Die Inzidenz tiefer Wundinfektionen nach alloplastischem Hüftgelenksersatz ist mit dem konsequenten Einsatz einer systemischen perioperativen Antibiotikaprophylaxe (vor allem mit Cephalosporinen der zweiten Generation) von früheren Werten um 2–3% in den 1970er Jahren auf inzwischen deutlich unter 1% gesunken. Mit der zunehmenden Frühverlegung der frisch operierten Patienten aus dem Akuthaus in die Rehabilitationsklinik etwa ab dem 8.–9. postoperativen Tag mit oft noch einliegendem Fadenmaterial kann eine derartige Komplikation – bei zunächst noch weitgehend kompensiertem Heilverlauf – evtl. auch erst zu einem späteren Zeitpunkt klinisch evident werden.

Eine deutliche lokale Rötung, eine Gewebeüberwärmung, vermehrte lokale Schmerzbilder, ein sonographischer Befund mit Hinweisen auf eine epi- bzw. subfasziale Flüssigkeitsansammlung sowie vor allem ein erhöhter CRP-Wert weisen klinisch auf eine derartige Komplikation hin. Endgültige Klarheit bringt in Zweifelsfällen eine Punktion unter streng sterilen Bedingungen, evtl. unter sonographischer Kontrolle, mit anschließender Leukozytenzählung bzw. Schnellausstrich.

Ist eine tiefe Wundinfektion eindeutig belegt (s. Abb. 16.8), so ist die Rehabilitati-

onsmaßnahme sofort abzubrechen; der Patient sollte möglichst zügig in das Akuthaus zurückverlegt werden zur operativen Revision mit Wunddebridement, Instillation einer Spül-/Saugdrainage und gezielter antibiotischer Abdeckung.

16.1.3 Primäre Implantatfehlposition

Eine primäre intraoperative Fehlpositionierung von Pfannen- und Stielkomponenten kommt im orthopädischen und unfallchirur-

Abb. 16.8: Postoperative Frühinfektion nach Hüft-TEP **a)** Vor der Perforation stehender subkutaner Abszess im distalen Narbenbereich **b)** Eröffneter epifaszialer Abszess mit erheblicher eitriger Sekretion

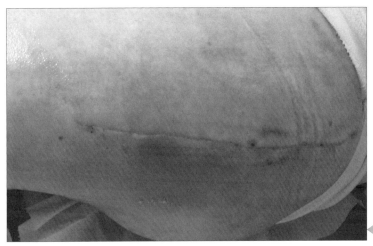
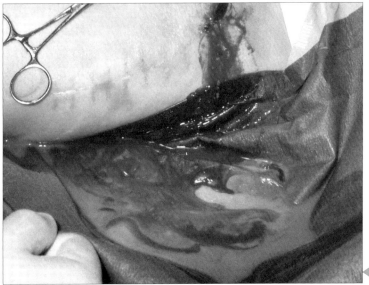

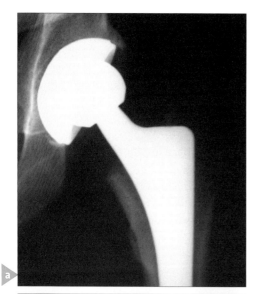

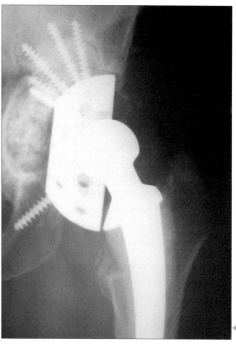

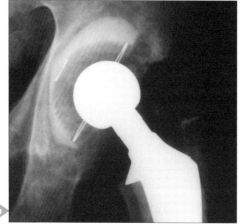

Abb. 16.9: Röntgenbild-Ausschnitte im a.-p.-Strahlengang mit zu steil implantierten alloplastischen Hüftpfannen mit der Gefahr der Endoprothesenluxation in der frühen postoperativen Phase **a)** Zementfreier Typ (Pressfit) **b)** Zementierte Polyethylenpfanne **c)** Angeschraubter Pfannenstützring bei Austauscheingriff

gischen Alltag durchaus häufiger vor. Im Fall einer festen intraossären Integration der Prothesenkomponenten haben derartige operationstechnische Fehler in der früheren Phase der postoperativen Rehabilitation nicht zwingend negative Auswirkungen; allerdings können sich durchaus längerfristige Probleme im Hinblick auf die dauerhafte Standzeit der Alloplastik ergeben.

In aller Regel sollte der **Pfannenneigungswinkel** in Analogie zur Anatomie im a.-p.-Röntgenbild etwa 40–50° betragen, der **Anteversionswinkel der Pfanne** sollte bei 10–15° liegen. Eine zu flach implantierte Pfanne (Neigungswinkel von nur 25–30°)

kann zu einer Beeinträchtigung der Hüftabspreizbewegung führen; eine zu steile Pfanne mit Neigungswinkel von 55° und mehr ist in den ersten 12 postoperativen Wochen, vor allem bei gleichzeitig fehlender Anteversionsstellung, als deutlich luxationsbegünstigender Faktor zu werten (s. Abb. 16.9). Unter diesem Gesichtspunkt ist der Patient angehalten, folgende besondere Vorsichtsmaßnahmen zu beachten:

◢ Kein tiefes Sitzen (Mindestsitzhöhe: 60 cm), der Winkel zwischen Oberschenkel und Oberkörper sollte im Sitzen 90° und mehr betragen; d.h., das Gesäß sollte möglichst immer oberhalb der Kniehöhe sein (konsequente Stuhlerhöhung, Toilettensitzerhöhung u.a.).

◢ Beim Aufstehen aus sitzender Körperhaltung ist zunächst das kontralaterale Bein auf dem Boden aufsetzen.

◢ Beide Beine sollten nicht übereinander geschlagen werden (keine Adduktion des operierten Beines über die Mittellinie).

◢ Kein Bücken, Vermeidung des Hocksitzes, z.B. um sich Strümpfe anzuziehen oder die Schnürsenkel zu binden (langer Schuhlöffel, Strumpfanziehhilfe)

◢ Erhöhung der Liegeposition durch Einsatz eines Krankenhausbettes bzw. Auflegen einer zweiten Matratze (im Falle eines Hotelbettes); Ausstieg über die operierte Seite mit Belastung zunächst des nicht operierten Beines

◢ Keine Hüftbeugebewegung über 90°, außerdem Vermeidung einer forcierten Außenrotation.

Auch der behandelnde Physiotherapeut ist über diese besondere anatomische Situation aufzuklären.

In aller Regel kommt es nach der 12. postoperativen Woche im Zuge der Retraktion der muskelumspannenden Weichteile zur vollständigen Stabilisierung der endoprothetisch versorgten Hüfte, sodass die Luxationsneigung auch im Fall einer ungünstigen Implantatlage doch deutlich reduziert wird. Verbleibt dennoch ein Stabilitätsdefizit (Dokumentation z.B. durch Extension des Beines unter Bildwandlerkontrolle), sollte an einen Revisionseingriff gedacht werden.

Im Fall eines dysplastischen Acetabulums mit fliehendem lateralen Pfannenerker ist ein primär stabiles Einbringen eines voluminösen Schraubimplantates oft schwierig. Ein laterales Überstehen ohne ausreichende knöcherne Integration (s. Abb. 16.10) zwingt oft zu einer längeren axialen Entlastung und auch zur Limitierung von Abduktionsbewegungen während der frühen Rehabilitation (Gefahr des Auskippens der Pfanne).

Eine **verstärkte Varusposition der femoralen Stielkomponente** bringt eine dauerhafte Überlastung des Calcar femoris unter axialer Beanspruchung und eine verstärkte Druckbeanspruchung der lateralen Femurschaftkortikalis im Bereich der Stielspitze mit sich (s. Abb. 16.11). Diese Umstände führen in nicht seltenen Fällen aufgrund der ungünstigen femoralen Krafteinleitung zu einer vorzeitigen aseptischen Auslockerung des

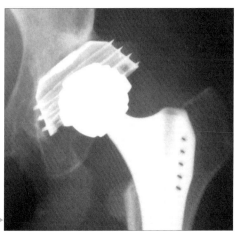 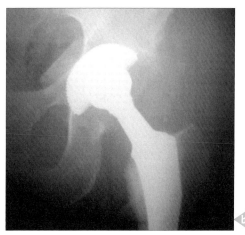

Abb. 16.10: Pfannenfehlpositionierungen im a.-p.-Röntgenbild: **a)** Im Fall eines dysplastischen Acetabulums ist die Pfanne nicht tief genug gesetzt, ihre lateralen Gewindezüge fassen nicht im Knochen, sodass bei auftretenden Kippkräften eine Implantatluxation droht. **b)** Im Fall einer Osteoporose wurde bei der Präparation zu tief gefräst, die Lamina interna des Beckens wurde perforiert; die Pfanne sitzt zu tief mit der Gefahr einer zentralen Migration bei zu forscher axialer Aufbelastung

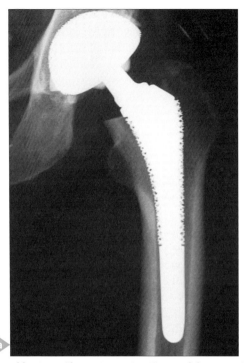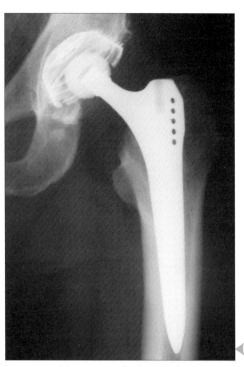

Abb. 16.11: Frühe postoperative Röntgendokumentation im a.-p.-Strahlengang mit leicht varischer Positionierung der zementfreien femoralen Komponente **a)** Typ Spongiosa-Metall **b)** Typ Zweymüller

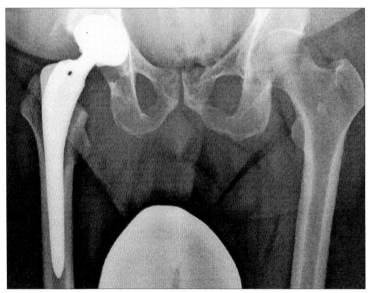

Abb. 16.12: Röntgenbild im a.-p.-Strahlengang: Der etwas zu groß dimensionierte Prothesenstiel ist nicht tief genug impaktiert und steht im Bereich des Calcar femoris über – das rechte Bein ist um 1,5 cm verlängert. Nebenbefund: Die Pfannenkomponente ist etwas zu tief gesetzt!

Prothesenstieles. Darüber hinaus kann der verkürzte pelvitrochantäre Hebelarm lokale muskuläre Probleme im Bereich der Oberschenkelaußenseite hervorrufen. Eine **vermehrte Valgusposition des Stieles** hat eine übersteigerte Druckbelastung der medialen Femurkortikalis zur Folge. Für die frühe postoperative Rehabilitation spielen derartige Fehlpositionierungen keine wesentliche Rolle. Gleiches gilt für einen **rotationsfehlim-**

plantierten **Prothesenstiel**, der zu einer Limitierung der Aus- und Einwärtsdrehung und auch zu einer veränderten Gangabwicklung Anlass gibt.

Ist der **Prothesenstiel zu groß dimensioniert**, somit nicht tief genug in die Femurmarkhöhle impaktiert und dann im Bereich der femoralen Resektionsebene überstehend (1 cm und mehr; s. Abb. 16.12), so resultiert postoperativ eine Beinverlängerung, die zwingend ausgeglichen werden sollte (Absatz- bzw. Sohlenerhöhung am kontralateralen Schuhwerk). Da es sich hier in der Regel um zementfreie Implantate handelt, kann es bei gegebener distaler Krafteinleitung im Laufe der Zeit zu einem schrittweisen Nachsintern kommen. Aufgrund des verlängerten lateralen muskulären Hebelarmes klagen nicht wenige Patienten über insertionstendopathische Irritationen im Bereich der dorsolateralen Trochanter-Region.

16.1.4 Peri- und postoperative Frakturen

Intraoperativ auftretende Frakturen des Femurs sind durchaus häufige Komplikationen.

In Einzelfällen kommt es im Zuge der intraoperativen Präparation der femoralen Markhöhle zu einer **Perforation der dorsalen oder lateralen Femurkortikalis**, evtl. auch zu einer **Schaftfissur/Schaftfraktur**. Kleine ausgetretene Knochenzementreste bei lokalem knöchernen Kortikalisdefekt (z.B. infolge einer Via falsa bei der Schaftkürettage; s. Abb. 16.13) haben in den meisten Fällen keine wesentliche Konsequenz für die Rehabilitationsmaßnahmen. Resultiert eine knöcherne Instabilität, so werden zusätzliche stabilisierende femorale Cerclagen angelegt. Für die Rehabilitation bringen derartige Komplikationen meist die Notwendigkeit einer länger andauernden axialen Entlastung des betroffenen Beines mit sich (6 Wochen und mehr). Bei fehlimplantierten zementier-

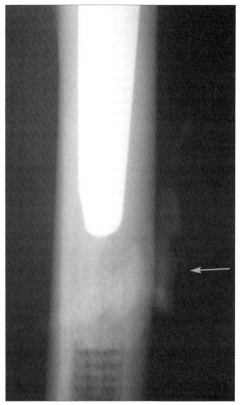

Abb. 16.13: Postoperative Röntgendokumentation nach Hüft-TEP (Ausschnitt) mit Nachweis einer Perforation des Femurschaftes und Austritt von Palacos (→) bei sonst korrekt liegendem Implantat; Stabilität kaum beeinträchtigt

ten Prothesenstielen (s. Abb. 16.14 u. 16.15) besteht nicht zwingend ein primärer Stabilitätsverlust; eine axiale Vollbelastung in der Frühphase der Rehabilitation ist jedoch in vielen Fällen temporär limitiert. Auf lange Sicht ist aber aufgrund der ungünstigen femoralen Krafteinleitung mit einem vorzeitigen aseptischen Versagen der Alloarthroplastik zu rechnen.

Bei den modernen femoralen Kappenprothesen (vor allem vom Typ McMinn) kann es während der Implantateinpassung zu einem **Notching** im Bereich der Schenkelhalskortikalis kommen (s. Abb. 16.16). Diese lokale knöcherne Schwächung kann evtl. bei übermäßiger kinetischer Belastung in der frühen postoperativen Rehabilitation zu ei-

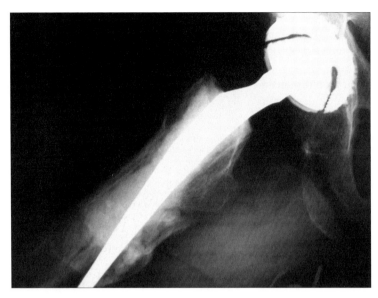

Abb. 16.14: Primär nicht erkannte und erst in der axialen Routineaufnahme 6 Wochen postoperativ belegte extramedulläre Fehlposition der zementierten femoralen Komponente nach Hüft-TEP rechts

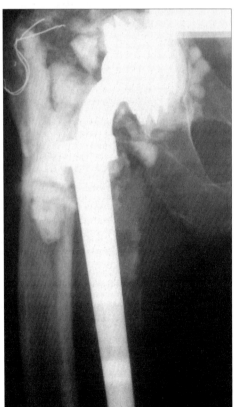

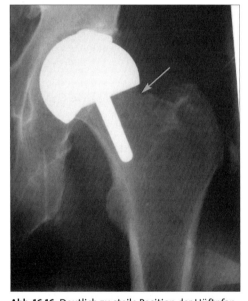

Abb. 16.16: Deutlich zu steile Position der Hüftpfanne ohne wesentliche Antetorsion nach Implantation einer McMinn-Endoprothese (a.-p.-Röntgenbild); zusätzlich besteht ein Notching im kraniolateralen Schenkelhalsbereich (→)

Abb. 16.15: Komplette extramedulläre Fehlposition der femoralen Komponente nach zementierter Hüft-TEP rechts, die vom Patienten nach eigenen Angaben (?) jahrelang ohne wesentliche Probleme toleriert wurde (a.-p.-Röntgenbild)

ner Schenkelhalsfraktur führen (s. Abb. 16.17). Unter dem Aspekt ist in diesen Fällen eine längerfristige axiale Entlastung des operierten Beines anzuraten.

Abrissfrakturen des Trochanter major (s. Abb. 16.18) beruhen meist auf einer osteoporotischen Knochenstruktur; bei präoperativ oft bestehender Kontraktur der Außenrotatoren kommt es bei der Durchführung der Hüftadduktion und -außenrotation während der Präparation der Femurmarkhöhle bzw. des Einpassens des Prothesenstieles nicht selten zur Fraktur. Der dehiszente Trochanter major liegt in vielen Fällen in gutem Weichteilverbund mit den Sehnen des mittleren und kleinen Gluteusmuskels und bedarf dann nicht zwingend einer osteosynthetischen Refixation. Im Fall einer deutli-

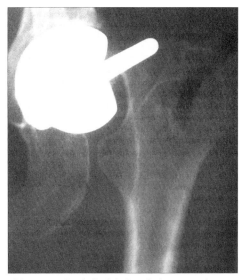

Abb. 16.17: Schenkelhalsfraktur links mit Ausbrechen einer Hüftoberflächenendoprothese

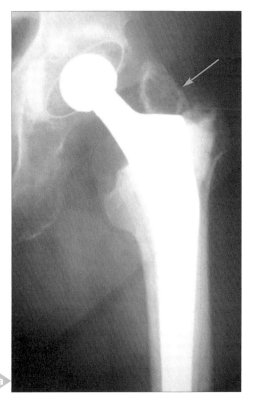

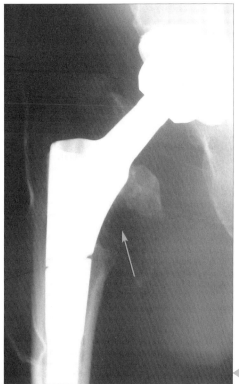

Abb. 16.18: Intraoperativ aufgetretene Frakturen nach Hüft-TEP im a.-p.-Röntgenbild **a)** Dislozierte Fraktur des Trochanter major (→) **b)** Dislozierte Fraktur des Trochanter minor (→)

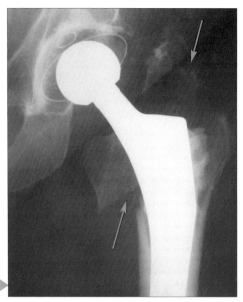
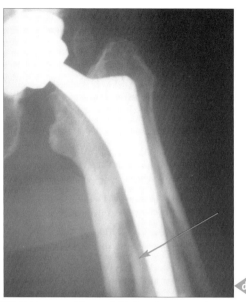

Abb. 16.18: Intraoperativ aufgetretene Frakturen nach Hüft-TEP im a.-p.-Röntgenbild **c)** Dislozierte Frakturen beider Trochanteren (→) **d)** Proximale Femurberstungsfraktur (→)

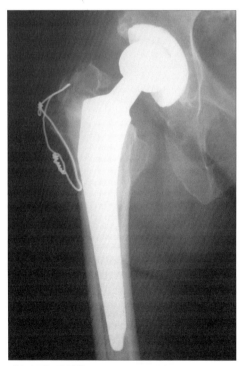

Abb. 16.19: Postoperative Röntgendokumentation im a.-p.-Strahlengang nach hybrider Hüft-TEP rechts: Die intraoperativ aufgetretene Abrissfraktur des Trochanter major wurde durch Cerclagenosteosynthese stabilisiert. Nebenbefund: zu steile und zu hohe Positionierung der zementfreien Pressfit-Pfanne

chen Dislokation des großen Rollhügels oder bei großem Knochenfragment sollte jedoch eine Stabilisierung mit einer Cerclage oder einer Zuggurtung durchgeführt werden (s. Abb. 16.19). Der Patient sollte frühzeitig über diese Komplikation aufgeklärt werden. Das betroffene Bein sollte evtl. für die ersten 10–14 postoperativen Tage – zumindest über Nacht – in einer Schaumstoffschiene in leichter Abduktion gelagert werden. Während der ersten 6 Wochen nach dem Eingriff sollten in der Nachbehandlung aktive Abduktionsbewegungen des Hüftgelenkes möglichst vermieden werden; evtl. ist die volle axiale Belastung des betroffenen Beines für 2–4 Wochen zu limitieren.

Knöcherne Verletzungen des Acetabulums mit Sprengung der anatomischen Ringstruktur oder Perforationen des Pfannengrundes kommen nur selten vor; auch hier spielt eine osteoporotische Störung pathogenetisch meist eine wichtige Rolle. Im Fall einer lokalen Instabilität wird dann bereits intraoperativ auf einen knöchernen Pfannenstützring (z.B. nach Burch-Schneider) zurückgegriffen. In diesen Fällen sind wesentli-

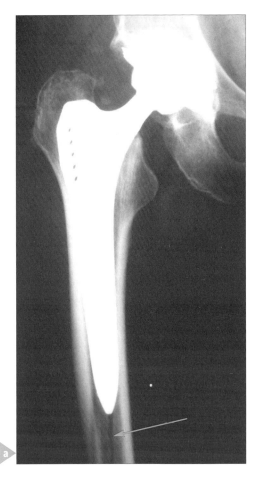

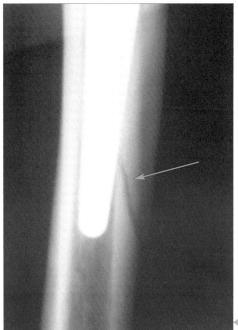

Abb. 16.20: Kaum dislozierte Femurschaftlängs-frakturen nach zementfreier Hüft-TEP rechts im a.-p.-Röntgenbild **a)** Längerer Torsionsbruch im Be-reich der Prothesenstielspitze (→) **b)** Fissur der la-teralen Kortikalis (→ Ausschnitt)

che Restriktionen in der postoperativen Nachbehandlung nicht zu erwarten.

Sprengungen des knöchernen Femur-schaftes beruhen in aller Regel auf einer übersteigerten intraoperativen Krafteinwir-kung bei der Präparation der Femurmark-höhle bzw. auf dem forcierten Einschlagen des meist zementfreien Implantatstieles, was ja mit einer erheblichen Friktion erfolgen muss. Eine erhöhte Inzidenz bei minimal-invasivem Zugangsweg wird beschrieben [Wetzel, Dorsch 2006]. Besteht lediglich eine Fissur ohne Dislokation der frakturierten Knochenanteile, ist ein wesentlicher Stabili-tätsverlust nicht zu erwarten, so kann auf eine stabilisierende Osteosynthese verzichtet werden (s. Abb. 16.20). Im Fall einer dislo-zierten Fraktur ist die osteosynthetische Ver-sorgung mit Schaftcerclagen (s. Abb. 16.21 u.16.22) oder gar einer Platte (s. Abb. 16.23) erforderlich. Auch hier ist der Patient über die temporäre Problematik aufzuklären. Während der ersten 6–9 Wochen der Nach-behandlung wird die axiale Belastung des be-troffenen Beines in aller Regel zunächst auf 20–30 kp limitiert, bis dann eine schrittweise Aufbelastung erfolgen kann. Während dieser Rehabilitationsphase sind zur Verbesserung der muskulären Situation die funktionellen Strategien im Wasser zu intensivieren.

16.1.5 Belassene Drainagenreste

Das Abreißen einer sub- bzw. epifaszial lie-genden Drainage wird normalerweise bei

Abb. 16.21: Nahezu ausgeheilte Femurschaftsprengung mit femoraler Cerclage nach Implantation einer zementfreien Hüftendoprothese links vom Geradschafttyp (a.-p.-Röntgenbild)

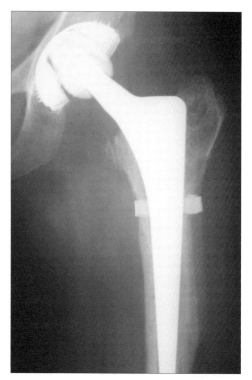

Abb. 16.22: Femorale Implantatfehlposition nach Schaftwechsel links und multipler Cerclagenosteosynthese des Femur im Röntgenbild **a)** a.-p.-Strahlengang b) Axialer Strahlengang

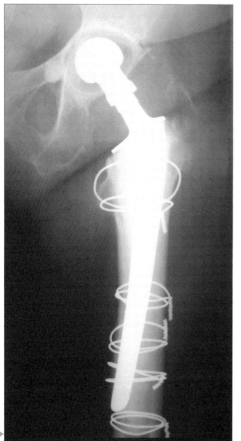

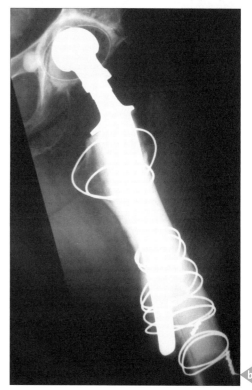

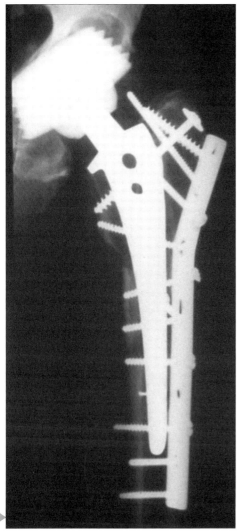
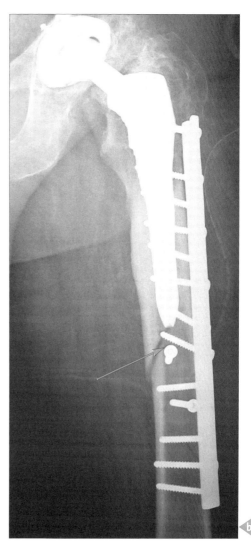

Abb. 16.23: Röntgenbilder im a.-p.-Strahlengang mit periprothetischen Frakturen und erfolgter Plattenosteosynthese **a)** Fraktur im proximalen Femurbereich mit TEP-Wechsel **b)** Fraktur im Bereich der Prothesenstielspitze (→) einige Monate nach dem Primäreingriff

Entfernen am 1.–3. postoperativen Tag nach dem Ziehen sofort bemerkt, sodass in aller Regel die Restentfernung – evtl. sogar im Zuge einer operativen Reintervention – noch im Akuthaus durchgeführt wird. Erfahrungsgemäß ist das verspätete Bemerken einer noch einliegenden Restdrainage im Rahmen der Röntgenkontrolle in der Rehabilitationsklinik (s. Abb. 16.24) eine ausgesprochene Seltenheit. Nach Rücksprache mit dem Operateur sollte in diesem Fall die Entfernung

des noch einliegenden Drainagenrestes möglichst unverzüglich veranlasst werden.

16.1.6 Periartikuläre Ossifikationen

Das Auftreten periartikulärer (sog. heterotoper) Ossifikationen nach alloplastischem Hüftgelenksersatz ist ein nicht seltenes Phänomen; die Angaben über die Häufigkeit dieser Verknöcherungsprozesse sind außeror-

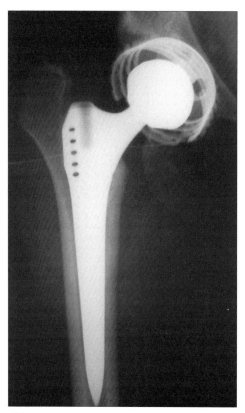

Abb. 16.24: Noch einliegender Drainagenrest im Röntgenbild, aufgefallen bei der Routinekontrolle 6 Wochen postoperativ nach Hüft-TEP rechts (a.-p.-Röntgenbild); die Patientin hatte diesbezüglich keine Beschwerden

Eigene Untersuchungen im Rahmen einer prospektiven Studie bei über 1150 Fällen [Leibfritz, Heisel 2000] erbrachten eine signifikante Abhängigkeit des Auftretens dieser periartikulären Verknöcherungen vor allem von der zuweisenden Klinik (als Hinweis auf eine mehr oder weniger traumatisierende Operationstechnik!) sowie von der Art und dem Umfang der durchgeführten prophylaktischen Maßnahmen; Implantattyp, die Implantatverankerung (zementiert vs. zementfrei), Lebensalter, Geschlecht u.a. spielten keine wesentliche Rolle.

Im Zuge der Frührehabilitation nach Hüft-TEP sollte grundsätzlich 4–6 Wochen nach der OP eine standardisierte Röntgenuntersuchung (Beckenübersicht im Stehen, betroffenes Hüftgelenk axial) erfolgen, dies u.a. mit dem Ziel, derartige periartikuläre Ossifikationen frühestmöglich zu erfassen. Zeichnet sich eine derartige Störung ab, so ist das funktionelle Therapieprogramm zu intensivieren, vor allem die krankengymnastische Einzelbehandlung sowie die Bewegungstherapie im Wasser. In diesen Fällen ist es vordringliches Ziel, eine Beugekontraktur (Lokalisation der Verkalkungen v.a. ventrolateral) zu verhindern, z.B. durch gezieltes Üben der Hüft(über)streckung. In Einzelfällen schwerer periartikulärer Ossifikationen (Typ Arcq III; s. Abb. 16.25b) verbleibt nach gesicherter „Ausreifung" der Verknöcherungen (Beleg durch Sistieren der Aktivität im Knochenszintigramm) meist nur die spätere operative Entfernung, wobei aufgrund des dann operationsimmanent gegebenen muskulären Defizites teilweise Probleme in der Kraftentfaltung, evtl. sogar gehäuft (Sub-)Luxationsphänomene auftreten können.

dentlich schwankend (3,7–77,5%). Hierauf beruhende, klinisch relevante funktionelle Beeinträchtigungen treten jedoch nur in etwa 10–20% aller Fälle auf (s. Abb. 16.25a). Unter Berücksichtigung dieser beeindruckenden Zahlen hat diese Komplikation in den letzten 10 Jahren Anlass zur standardisierten Durchführung prophylaktischer Maßnahmen gegeben, einerseits durch eine peri- und postoperative Verabreichung nichtsteroidaler Antiphlogistika (NSAR wie z.B. Diclofenac, Indometacin u.a.) in therapeutischer Dosis über einen Zeitraum von etwa 7–14 Tagen, andererseits aber auch durch eine einmalige lokale präoperative oder eine fraktionierte postoperative Röntgenbestrahlung.

16.1.7 Intraoperative Nervenläsionen

Die iatrogene intraoperative Schädigung peripherer Nerven gehört zu den häufigsten Komplikationen nach alloplastischem Hüft-

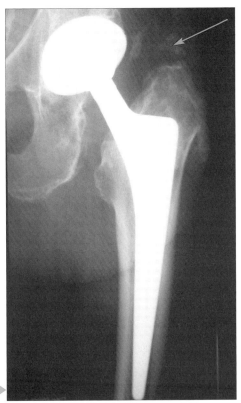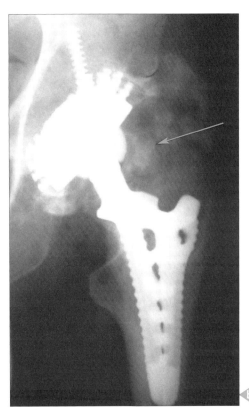

Abb. 16.25: Periartikuläre Verknöcherungen im Bereich der linken Hüfte einige Wochen nach Implantation einer zementfreien Endoprothese **a)** Grad Arcq I (→) ohne Funktionseinschränkung nach zementfreiem Gradschaftimplantat **b)** Grad Arcq III (→) mit deutlichem Funktionsdefizit nach TEP vom trabekulären Typ

gelenksersatz. Detaillierte neurologische und elektromyographische Untersuchungen prä- und 14 Tage postoperativ belegten in einer Vielzahl der Fälle mehr oder weniger auffällige Paresen der hüftnahen Muskulatur mit allerdings rascher Rückbildungstendenz der Symptomatik innerhalb von nur einigen Wochen [Otto et al. 2000]. Klinisch evidente Störungen mit nachhaltigen subjektiven Beeinträchtigungen werden in der Literatur mit etwa 2–3% angegeben [Steinberg 1991; Müller et al. 1999; Schoellner, Schoellner 2003]. Betroffen sind vor allem der N. femoralis, deutlich seltener kommen dann Ischias- und Peronaeusschädigungen vor [Knahr et al. 1999]. Die Anzahl subjektiv unbefriedigender Rückbildungen sensomotorischer Defizite wird mit über 60% festgehalten. Schädigungen sensibler Hautäste (z.B. Nn. gluteus

femoris posterior et lateralis) oder kleiner motorischer Nerven (z.B. N. gluteus superior) [Abitbol et al. 1990] werden in der Regel kaum erfasst, da die darauf beruhenden klinischen Ausfälle relativ gering bleiben.

Verantwortlich für iatrogene nervale Läsionen des **N. femoralis** und des **N. ischiadicus** sind in erster Linie intraoperativ nicht korrekt eingesetzte Hohmann-Hebel, aber auch die Elektrokoagulation, die Verwendung selbstschneidender Schrauben (z.B. im Zuge einer Pfannendachplastik). Deutlich seltener sind dann direkte scharfe Verletzungen, Hakenzug oder -druck bzw. eine postoperative Beinverlängerung (4 cm und mehr) mit konsekutiver Nervendehnung im Rahmen des Gelenksersatzes bei vorliegender Dysplasiekoxarthrose. Schädigungen des **Peronealnerven** beruhen vor allem auf Lagerungsfehlern bzw. auf der Verwendung von Lagerungshilfen wie Beinschienen im Rahmen der roboterunterstützten Hüftchirurgie.

Im Fall einer **proximalen Schädigung des Ischiadikusnerven** kurz nach seinem Austritt aus dem Becken kommt es vor allem zu einer Parese der Ischiokruralmuskulatur mit Ausfällen der gesamten Motorik des Unterschenkels und Fußes, außerdem zu einer hochgradigen Beeinträchtigung der aktiven Knieflexion (klinische Überprüfung beim liegenden Patienten). Bei erhaltener Innervation des M. sartorius (N. femoralis) sowie des M. gracilis (N. obturatorius) bleibt ein Teil der willkürlichen Kniebeugung jedoch erhalten. Die Sensibilität im Bereich der Oberschenkelrückseite ist durch den autonomen N. cutaneus femoris posterior erhalten, die Sensibilität der Genitalregion durch die Nn. clunium inferiores.

Bei Vorliegen einer **hohen Schädigung des Femoralisnerven** besteht vor allem ein motorisches Defizit mit deutlicher Schwäche der Hüftbeugung (da der M. iliopsoas mitbetroffen ist), geprüft am sitzenden, oberkörperreklinierten Patienten. Auffällig ist dann eine Einschränkung der Rumpfanteflexion, v.a. beim Aufsitzen aus der Rückenlage. Die ebenfalls innervierten M. sartorius (Beuger und Außenrotator der Hüfte), M. pectineus (Hüftadduktor) und der M. adductor longus (Mitinnervation) sind für die klinische Ausfallssymptomatik von eher untergeordneter Bedeutung. Symptomführend bei einer **distaleren Schädigung** ist in erster Linie die Beeinträchtigung bzw. die weitgehende Aufhebung der homolateralen Kniestreckung, geprüft am liegenden Patienten aus 30–40° Flexions-Ausgangsstellung (Ausfall des M. quadriceps femoris). Auch die Kniebeugung ist (gering) beeinträchtigt; des Weiteren besteht ein Tiefstand der Kniescheibe. Die Fortbewegung auf ebenem Boden ist nur mühsam mit überstrecktem Knie möglich, Treppensteigen, Bergangehen sind nicht möglich; beim Treppabwärtsgang wird das geschädigte Bein vorgesetzt. Der Quadrizepssehnenreflex (PSR) ist erloschen. Des Weiteren besteht ein *sensibles Defizit* an der Vorderseite des Oberschenkels, der inneren Knieregion sowie an der medialen Fläche des Unterschenkels bis zum inneren Fußrand (N. saphenus). Die autonome Zone deckt sich im Wesentlichen mit dem Dermatom L4 (was die Differenzialdiagnose zu einem radikulären Syndrom durchaus erschweren kann).

Bei Vorliegen der reinen **Peroneusläsion** (selten) steht klinisch vor allem die Fußheberschwäche im Vordergrund.

Im Rahmen der postoperativen Frühmobilisation werden diese subjektiv meist deutlich störenden Ausfallserscheinungen in aller Regel zügig diagnostiziert. Liegen schwerwiegende funktionelle Beeinträchtigungen vor, die sich schon in den ersten Tagen abzeichnen, ist evtl. eine operative Revision zu überdenken. Im Fall leichterer Störungen ist, abhängig vom jeweiligen Funktionsausfall, eine orthetische Versorgung zur externen Stabilisierung hilfreich. Zur Verhinderung einer sekundären muskulären Atrophie wird eine möglichst frühzeitig einsetzende und dann konsequent über Wochen und Monate durchzuführende Reizstrombehandlung (s. Kap. 11.4.4) erforderlich. Der Patient sollte unter diesem Aspekt bereits im Rahmen der Rehabilitation an einem entsprechenden Stimulationsgerät geschult werden, um dann unter häuslichen Bedingungen die dringend notwendige Weiterbehandlung eigenständig fortführen zu können.

Durch gezielte EMG-Untersuchungen lassen sich etwa ab der 8.–10. postoperativen Woche Aussagen zur Prognose der neurologischen Störung treffen.

16.1.8 Endoprothesenluxation

Das Auftreten einer Endoprothesenluxation in der frühen Phase der Rehabilitation innerhalb der ersten postoperativen Wochen (s.

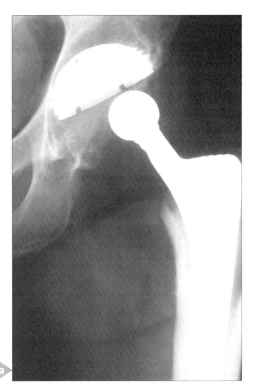

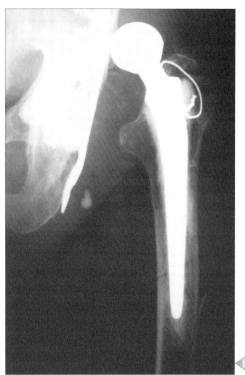

Abb. 16.26: Postoperative Hüftinstabilität im a.-p.-Röntgenbild nach Implantation einer TEP **a)** Zementfreie Hüft-TEP links (Primäreingriff) in der frühen Phase der postoperativen Rehabilitation: Dokumentation einer erheblichen muskulären Instabilität im a.-p.-Röntgenbild mit drohender spontaner Luxation der Endoprothese bereits durch leichte Traktion nach kaudal **b)** Revisionseingriff mit Implantation einer voll-zementierten Hüft-TEP links (Cerclagenosteosynthese des Trochanter major) mit Pfannenstützring nach Burch-Schneider (sehr steile Position) mit Luxation nach dorsokranial (a.-p.-Röntgenbild) **c)** Revisionseingriff mit Implantation einer zementierten Duokopf-Prothese links nach vorausgegangener fehlgeschlagener Osteosynthese einer medialen Schenkelhalsfraktur mit Luxation nach kranial (a.-p.-Röntgenbild)

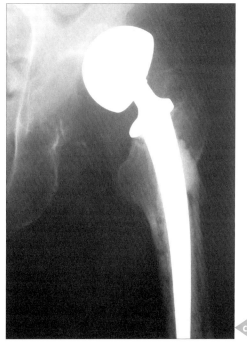

Abb. 16.26) wird in der Literatur einheitlich mit etwa 2,5–3% angegeben [Menke et al. 1991; Kohn et al. 1997; Peters et al. 2000]. Hierfür werden als begünstigend einerseits operationstechnische bzw. patientenimmanente Faktoren verantwortlich gemacht, aber auch Fehler in der postoperativen Nachbehandlungsstrategie (s. Tab. 16.1). Eigene Untersuchungen im Rahmen einer prospektiv angelegten einjährigen Studie mit insgesamt 1443 erfassten Patienten belegte eine Gesamthäufigkeit von 1,59% innerhalb der ersten 6 postoperativen Wochen (1,2% der Primäreingriffe, 5,3% der Wechseleingriffe). Die Luxationen ereigneten sich in keinem Fall während der krankengymnastischen oder trainingstherapeutischen Nachbehandlung selbst; in den meisten Fällen kam es im Zuge alltagsüblicher Aktionen (Hinsetzen oder Aufstehen aus sitzender Körperhaltung, Sockenanziehen u.a.) oder spontan im Liegen zur Prothesenausrenkung [Theil et al. 2001].

Die noch in den 1970er und 1980er Jahren im Fall einer postoperativen Hüftinstabilität praktizierte mehrwöchige Immobilisation des betroffenen Patienten im einem Beckengips (lange oder kurze Gipshose), kommt heutzutage kaum mehr in Betracht; als modernere Alternativen standen danach zunächst die sicherlich sehr stabilen, leider aber meist unhandlichen und auftragenden Hüftorthesen nach Hohmann bzw. Newport zur Verfügung (s. Abb. 11.66 in Kap. 11.7).

Eine wesentliche Innovation stellt die teilimmobilisierende **DynaCox** dar, eine *Kombination* aus einer *Orthese* mit einer *Bandage* mit jeweils charakteristischen Merkmalen beider Produktgattungen. Die starre Beckenspange (verschiedene Größen) verläuft zirkulär mittig zwischen Trochanter major und den Beckenkämmen; vorteilhaft ist hierbei in erster Linie die bessere, vor allem knöcherne Abstützung, was ein Verdrehen oder Verkippen am Körper zuverlässig verhindert (s. Abb. 11.67 in Kap. 11.7). Da das Abdomen nicht mit eingefasst wird, ist auch eine Versorgung sehr adipöser Patienten (s. Abb. 16.27) – im Gegensatz zu den starren konventionellen Hüftorthesen – gut möglich, und das bei gewahrtem Tragekomfort.

Tab. 16.1: Risikofaktoren für eine Hüft-TEP-Luxation in der frühen postoperativen Phase

Operationstechnische Fehler	• Falsch positioniertes (zu steiles) Pfannenimplantat • Fehlende Anteversion oder gar Retroversion der Hüftpfanne • Zu tiefe knöcherne Resektion im Schenkelhalsbereich mit ungenügender Kopf-/Halslänge • Unzureichende Refixation des Trochanter major (bei intraoperativ erfolgter Osteotomie bzw. Fraktur)
Patientenimmanente Faktoren	• Patientenalter über 70 Jahre mit geschwächter hüftumspannender Muskulatur • Erfolgter Revisionseingriff (Hämatomausräumung, Prothesenwechsel u.a.) • CCD-Winkel > 142° • Dorsaler Zugangsweg
Fehler in der postoperativen Rehabilitation	Ungenügende Aufklärung des Patienten bzgl. des Vermeidens luxationsfördernder Körperpositionen bzw. von Bewegungsabläufen wie: • Aufstehen aus dem tiefen Sitz mit dem operierten Bein • Adduktionsbewegungen des betroffenen Beines über die Mittellinie (Übereinanderschlagen der Beine) • Übersteigerte Hüftflexion (z.B. beim Anziehen von Schuhen und Strümpfen) • Übersteigerte Außenrotation im Rahmen des Gangablaufes, aber auch im Zuge des Bewegungsbades mit erleichterter muskulärer Kraftentfaltung

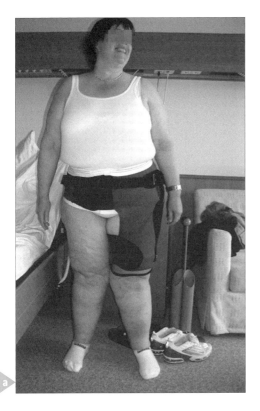

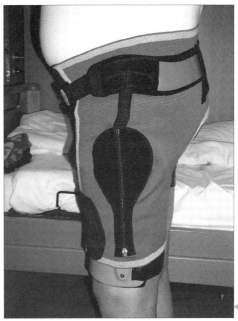

Abb.16.27: Angelegte DynaCox-Orthese im Fall einer adipösen Patientin mit Luxationsgefahr der einliegenden Hüft-TEP **a)** Ansicht von vorne **b)** Seitenansicht (Mit freundlicher Genehmigung der Wilhelm Julius Teufel GmbH, Wangen)

Die biomechanische Wirkungsweise der DynaCox wird durch die Kombination folgender Aspekte erreicht:

◢ Die laterale subtrochantere Pelotte übt im Sinne eines 3-Punkte-Prinzips einen permanenten, dosierten Druck nach medial aus und sorgt damit auch beim adduzierten Stehen für eine zuverlässige Zentrierung und Stabilisierung des Hüftkopfes in seiner Pfanne.

◢ Gleichzeitig bewirkt der flexible Bandagenteil eine konsequente großflächige zirkuläre Kompression auf die hüftumspannende Muskulatur.

◢ Zugunsten einer dynamischen Abduktions-Vorspannung wird bewusst auf eine statisch vorgegebene Abduktionsstellung verzichtet. Dies ermöglicht es dem Patienten, beim Gehen das betroffene Bein ohne großen Kraftaufwand unter den Körperschwerpunkt zu stellen. So wird die hüftumspannende Muskulatur vom

Patienten auch in der angelegten Orthese aktiv eingesetzt, was die Gefahr der Ausbildung einer Muskelatrophie in diesem sensiblen Bereich deutlich reduziert. Durch EMG-Untersuchungen konnte belegt werden, dass im Einbeinstand mit angelegter dynamischer Orthese eine deutlich messbare Muskelaktivität besteht, dies im Gegensatz zu einer starrimmobilisierenden Hüftorthese.

◢ Beim Hinsetzen kommt es durch die Entlastung des betroffenen Beines zu einer spontan geführten Abspreizstellung im Hüftgelenk von etwa 15–20°, was eine stabile Gelenkzentrierung mit sich bringt. Um Inkongruenzen zwischen dem anatomischen und dem mechanischen Drehpunkt auszugleichen, wird bei der Dyna-Cox ein 3-fach gekoppeltes Gelenk verwendet (s. Abb. 16.28).

◢ Das Gelenk verfügt über eine integrierte Begrenzung auf maximal 70° Flexion, was eine luxationsförderliche Beugung im Hüftgelenk (z.B. beim Sitzen) verhindert. Die über die Glutealmuskulatur verlaufende Bandage setzt der Beugebewegung bereits ab etwa 55–60° einen zunehmenden Widerstand entgegen, was die Bewegungslimitierung in der Endphase dämpft.

Die DynaCox ist aus modularen Komponenten konzipiert, Bandagen- und Orthesenteil sind untereinander kombinierbar. Im Rahmen der Anpassung werden 3 Messpunkte erfasst:

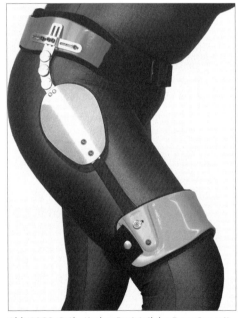

Abb. 16.28: Orthetischer Basisteil der DynaCox mit 3 Drehpunkten; die Flexion im Hüftgelenk ist auf 70° limitiert.

◢ **U 1:** 6 cm oberhalb der Spitze des Trochanter major
◢ **U 2:** 25 cm unterhalb der Spitze des Trochanter major
◢ **U 3:** 5 cm oberhalb des Oberrandes der Patella.

Die Auswahl der einzelnen Bestandteile der Orthese und ihr anschließender Zusammenbau erfolgen mithilfe dieser 3 Umfangsmessungen anhand einer vom Hersteller vorgegebenen Tabelle (s. Tab. 16.2). Für Patienten mit einer Körpergröße von < 1,60 m bzw. einer Femurlänge (Abstand Trochanter major – lateraler Kniegelenkspalt) < 36 cm ist eine kürzere seitliche Schiene erhältlich.

Die **Reihenfolge beim Zusammenbau** und die Anfangsjustierung der Orthese sehen folgendermaßen aus:
◢ Einstellen der Femurlänge (s. Abb. 16.29a)
◢ Einstellen des Umfangs der Beckenspange (s. Abb. 16. 29b)
◢ Lockeres Umlegen der Orthese am Patienten
◢ Schließen der Kondylenspange
◢ Schließen des Becken-Klettverschlusses
◢ Endgültige Justierung und Schließen der Femurspange (mit einem Schraubenzieher; s. Abb. 16.29c)
◢ Schließen des Klettverschlusses der Femurspange
◢ Endgültiges Anpassen (evtl. Kürzen) des femoralen Klettverschlusses (mit einer Schere)
◢ Schließen des Becken-Klickverschlusses (s. Abb. 16.29d)

Tab. 16.2: Übersicht über die verschiedenen Größen der modularen Bauteile der DynaCox-Orthese

Größe	U 1 Hüfte; Bandage (cm)	U 2 Proximaler Oberschenkel; Beckengurt (cm)	U 3 Suprakondylärregion; Kondylenspange (cm)
S	70–85	40–52	32–40
M	85–100	48–60	37–45
L	100–120	56–60	42–50
XL	115–135	62–76	47–58

◢ Endgültiges Anpassen (evtl. Kürzen) des Beckenverschlusses (mit einer Schere).

Unter der DynaCox sollte ein Unterhemd oder ein T-Shirt angezogen werden, der Slip bzw. die Unterhose unter der Orthese; Letztere kann unauffällig unter der Kleidung getragen werden.

Im weiteren Verlauf können die Kunststoffkomponenten bei Bedarf thermoplastisch nachgeformt werden.Die eigenen Behandlungsergebnisse (2-jährige prospektive klinische Studie) [Heisel 2006] waren bezüglich der erreichten Hüftstabilität einerseits und der Patientenzufriedenheit andererseits in hohem Maße zufriedenstellend.

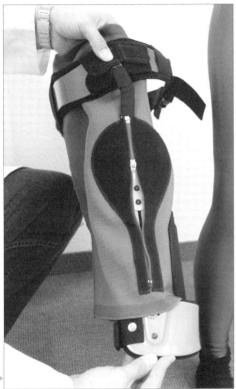
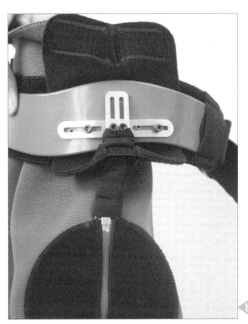
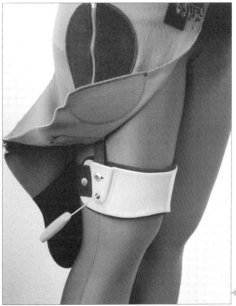

Abb. 16.29: Anpassen der DynaCox-Orthese **a)** Einstellen der Femurlänge der Orthese **b)** Einstellen der Beckenspange **c)** Endgültiges Schließen der Femurspange mit einem Schraubenzieher

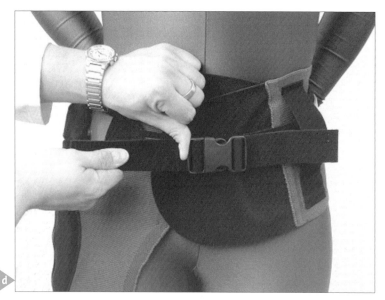

Zur sinnvollen Prävention einer Reluxation gilt in unserer Klinik in Bad Urach daher aktuell folgendes **Behandlungsregime:**

◢ Gelingt die Reposition der luxierten Prothese ohne wesentliche muskelrelaxierende Medikation, so ist eine primär unzureichende Stabilität der hüftumspannenden Muskulatur anzunehmen; unter diesem Aspekt erfolgt anschließend die sofortige orthetische Versorgung.

◢ Auch in Fällen einer primär operationstechnisch ungünstigen Prothesenposition wird immer auf eine derartige Versorgung zurückgegriffen.

◢ Ist für die Prothesenreposition eine Einrenkung in Narkose erforderlich und zeigt das Röntgenbild keine wesentlichen operationstechnischen Auffälligkeiten, so kann zunächst auf eine orthetische Immobilisierung verzichtet werden. Das betroffene Bein wird im Bett in einer Schweizer Schaumstoffschiene (in leichter Hüftabduktionsstellung) gelagert.

◢ Im Fall einer Reluxation wird grundsätzlich eine Antiluxationsorthese verordnet.

◢ Kommt es trotz angelegter Hüftorthese zu einer spontanen Reluxation (z.B. bei sehr lockerer hüftumspannender Musku-

latur oder bei eindeutiger Implantatfehlposition), so wird der Patient umgehend beim Operateur mit der Frage eines Revisionseingriffes vorgestellt (s. Abb. 16.30).

Alle Patienten werden anschließend für die weitere Rehabilitation grundsätzlich in Einzelbehandlung übernommen mit dem besonderen Augenmerk auf ein gezieltes Krafttraining der pelvitrochanteren Muskulatur.

Die hüftstabilisierende Orthese sollte in aller Regel 3 postoperative Monate lang Tag und Nacht getragen werden; lediglich zur Durchführung der krankengymnastischen Behandlung sowie zur Körperhygiene darf sie – unter strenger Beachtung einer korrekten Beinhaltung – weggelassen werden.

16.1.9 Luxation des Polyethyleninlays

In aller Regel besteht aufgrund der besonderen technischen Konstruktion der Polyethylen-Pfanneninlays mit in den metallischen Pfannenring einrastenden Kunststoffnoppen eine starre und sehr feste Verbindung. Eine Luxation (s. Abb. 16.31) beruht meist auf einem intraoperativ gegebenen Weichteilin-

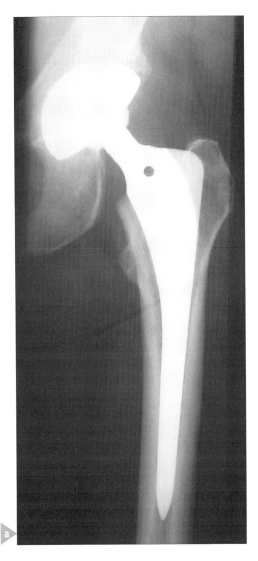

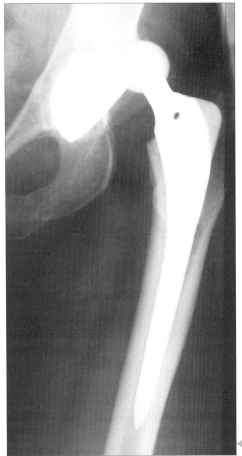

Abb. 16.30: Röntgenverlaufsserie im a.-p.-Strahlengang bei postoperativ persistierender Instabilität nach zementfreier Hüft-TEP: **a)** Frühe postoperative Kontrolle mit primär korrekter Implantatposition **b)** Postoperative persistierende Luxationsneigung

terponat zwischen Inlay und Pfanne und einer dann fehlenden festen Verklemmung. Bei primär stabiler intraoperativer Situation kann im späteren Verlauf durch ein direktes Trauma oder auch während einer forscheren Übungsbehandlung eine Luxation der beiden Implantatkomponenten nicht provoziert werden.

Kommt es dennoch im seltenen Fall zu einer derartigen Komplikation, bemerkt der Patient ein subjektiv als teilweise unangenehm empfundenes Knirschen während der aktiven Hüftbewegungen sowie bei axialer

Belastung (metallische Reibung des Hüftkopfes in der Pfanne, er klagt jedoch eher selten über Schmerzen). Zur Vermeidung von Sekundärkomplikationen durch einen eintretenden Metallabrieb ist in diesen Fällen die sofortige operative Revision zu veranlassen, wobei sich diese in aller Regel auf den Austausch des Polyethyleninlays beschränkt.

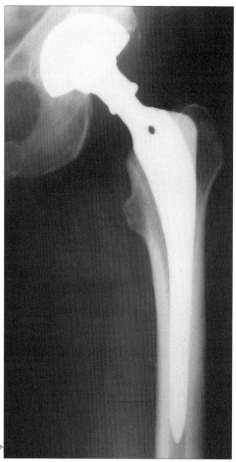

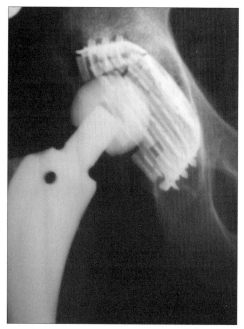

Abb. 16.31: Luxation des Polyethyleninlays nach zementfreier Hüft-TEP rechts in der Routinekontrolle 6 Wochen postoperativ (a.-p.-Röntgenbildausschnitt)

Abb. 16.30: c) Zustand nach operativer Revision mit Hüftkopfwechsel (längeres Halsteil) mit konsekutiver ausgleichsbedürftiger Beinverlängerung um etwa 1,5 cm

16.2 Besondere Komplikationen nach Knie-TEP

Der endoprothetische Gelenksersatz am Knie ist im Vergleich zu dem der Hüfte technisch ungleich schwieriger und damit komplikationsträchtiger. Der Chirurgenspruch aus früheren Jahren „In knee surgery the patient and the surgeon should be over fifty" trägt diesem Umstand nur zu eindeutig Rechnung – technische Fehler führen bereits frühzeitig zu klinischen Problemen und letztendlich auch zum vorzeitigen Versagen des Kunstgelenkes. Unter diesen Umständen ist es auch

nicht verwunderlich, dass sich der nachbehandelnde Arzt bereits in der frühen Phase der Rehabilitation nicht selten mit unerfreulichen Komplikationen auseinandersetzen muss.

16.2.1 Wundheilungsstörungen

Beeinträchtigungen der Wundheilung nach Implantation einer Kniegelenksendoprothese sind leider sehr häufige Komplikationen, die im Rahmen der Rehabilitation von ärztlicher Seite ebenfalls engmaschig zu überwachen sind. Ursächlich ist hier einerseits die aufgrund der schlechten Weichteildeckung des Kniegelenkes häufig beeinträchtigte Gewebedurchblutung, vor allem nach durchgeführtem aufwendigem Weichteil-Alignment bei vorbestehendem Achsfehler (s. Abb. 16.32). Nicht selten liegt aber auch ein nicht exakt durchgeführter Wundverschluss zugrunde mit verbliebener Stufenbildung im

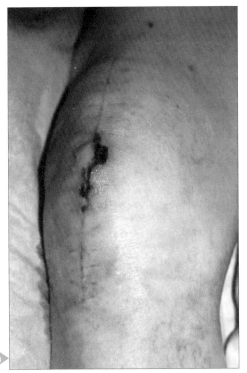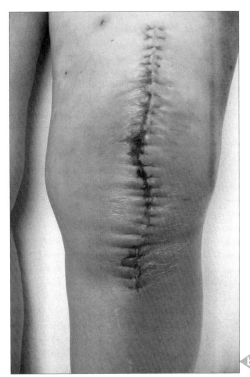

Abb. 16.32: Postoperative Wundheilungsstörungen nach Implantation einer TEP **a)** Kleine, zentrale, nur oberflächliche Hautnekrose **b)** Längerstreckige Störung mit Infiltration in das Subkutangewebe

Bereich der Schnittränder, vor allem im Fall einer Wundklammerung (s. Abb. 16.33).

Eine sorgfältige lokale Wundpflege, die konsequente Überprüfung der Entzündungsparameter, evtl. eine Beinhochlagerung und verstärkte Maßnahmen der lokalen Kryotherapie sind in diesen Fällen immer therapeutisch erforderlich. Die Übernahme des Patienten in krankengymnastische Einzelbehandlung ist zu überlegen; eine temporäre Limitierung des Funktionsspiels auf der Bewegungsschiene sollte zur Vermeidung einer zusätzlichen Weichteilspannung beitragen. Letztendlich wird in diesen Fällen auch der Ausschluss einer lokalen Lymphdrainage sowie balneotherapeutischer Behandlungsmaßnahmen empfohlen.

Kommt es im weiteren Verlauf zu einer anatomischen Ausdehnung der Entzündungszeichen, evtl. auch zu einem Ansteigen der laborchemischen Entzündungsparameter, sollte eine zügige Wiedervorstellung beim Operateur zur Überprüfung einer möglichen Operationsindikation eingeleitet werden.

16.2.2 Tiefe Wundinfektionen

Tiefe Wundinfektionen nach Implantation einer Kniegelenksendoprothese sind, trotz Einsatz einer systemischen perioperativen Antibiotikaprophylaxe, nicht seltene Komplikationen (Häufigkeit: 1–2%). Ursächlich hierfür sind die intraoperative Gelenkposition (Implantation der Endoprothese mit nach oben weit offenem Kniegelenk auf dem Operationstisch und damit der Gefahr einer Keimsedimentation), das teilweise oft aufwendig durchgeführte Weichteil-Alignment mit konsekutiver Beeinträchtigung der vaskulären Versorgung sowie letztendlich die

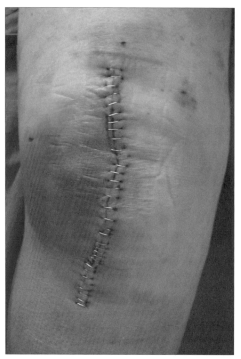

Abb. 16.33: Klinische Situation 8 Tage nach Implantation einer Knie-TEP rechts mit umfangreichem lateralen Release zur Verbesserung des Patella-Alignments (vorbestehende ausgeprägte Valgusfehlstellung); aufgrund der beeinträchtigten Durchblutungssituation deutliche Marmorierung der Haut lateral der Schnittführung

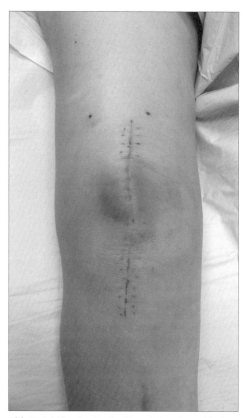

Abb. 16.34: Vor der Perforation stehender subkutaner Abszess 11 Tage nach Implantation einer Knieendoprothese rechts

anatomisch eher schlechte Weichteildeckung des Kniegelenkes.

Klinisch ist die Situation in diesen Fällen geprägt durch eine oft erhebliche teigige Weichteilschwellung, eine lokale Rötung (s. Abb. 16.34) mit Überwärmung sowie ein starkes Schmerzbild. Im Sonogramm lassen sich teilweise deutliche Ergussbildungen nachweisen. Die Entzündungsparameter (BSG, CRP) sind in der Regel stark erhöht. Die Diagnose wird gesichert durch eine Gelenkpunktion unter streng sterilen Bedingungen mit anschließender Leukozytenzählung und bakterieller Untersuchung des Punktates (Schnellausstrich).

Eine manifeste Wundinfektion schließt eine Rehabilitationsfähigkeit des betroffenen Patienten aus; eine sofortige Wiedervorstellung im Akuthaus zur operativen Revision mit radikalem Wunddebridement, Instillation einer Spül-/Saugdrainage sowie gezielter antibiotischer Abdeckung stellt die Behandlungsmethode der Wahl dar.

16.2.3 Primäre Implantatfehlposition

Der Einbau von Knieendoprothesen ist bei optimiertem Instrumentarium zwischenzeitlich so standardisiert, dass Implantatfehlpositionen eher eine Seltenheit sind. Auf der anderen Seite bringen derartige Komplikationen längerfristig aufgrund der besonderen biomechanischen Verhältnisse nicht selten erhebliche klinische Probleme mit sich; nur in Einzelfällen spielen diese bereits in der

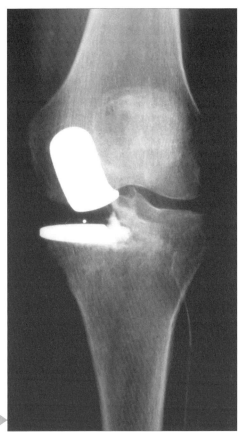

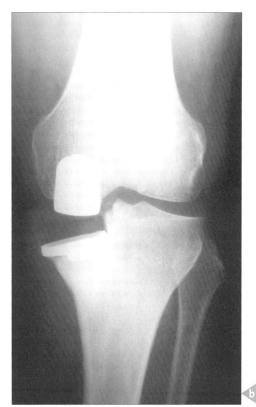

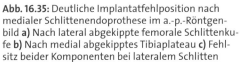

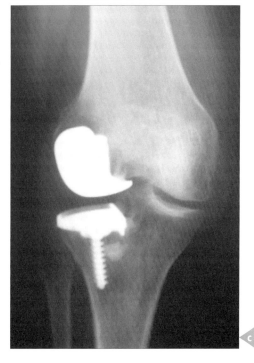

Abb. 16.35: Deutliche Implantatfehlposition nach medialer Schlittenendoprothese im a.-p.-Röntgenbild **a)** Nach lateral abgekippte femorale Schlittenkufe **b)** Nach medial abgekipptes Tibiaplateau **c)** Fehlsitz beider Komponenten bei lateralem Schlitten

frühen postoperativen Rehabilitationsphase eine wesentliche Rolle.

Fehlpositionierungen der Metallkufe einer medialen Schlittenprothese können unter axialer Belastung zu einer vermehrten Druckbelastung des Interkondylenbereiches mit auftretenden Schmerzbildern und Reibegeräuschen führen (s. Abb. 16.35a), eine **Schiefstellung des Tibiaplateaus** (s. Abb. 16.35b) evtl. zu einer kapsulär nicht vollständig kompensierbaren Bandinstabilität. Zur Vermeidung von Langzeitkomplikationen mit vorzeitiger Auslockerung und abriebbedingten Knochenzerstörungen ist in diesen Fällen eine operative Revision mit

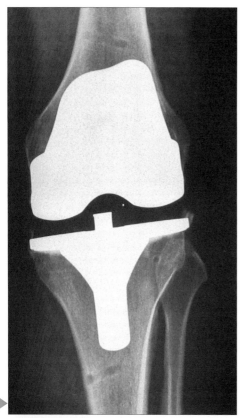

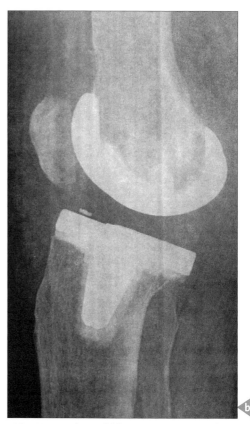

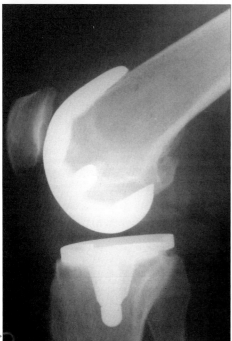

Abb. 16.36: Implantatfehlpositionierungen nach Knie-TEP im Röntgenbild **a)** Die tibiale Prothesenkomponente ist zu varisch implantiert (a.-p.-Röntgenbild) mit nachfolgender O-Bein-Fehlstellung. **b)** Das Tibiaplateau ist zu stark nach dorsal abgesenkt (15° statt etwa 5–8° im seitlichen Strahlengang) mit möglicherweise resultierendem Beugedefizit. **c)** Das Tibiaplateau steigt nach dorsal an mit konsekutiver Restriktion der Extensionsbewegung

Abb. 16.37: Klinisches Bild bei ausgeprägtem valgischen Fehlsitz einer achsfreien Knieendoprothese rechts

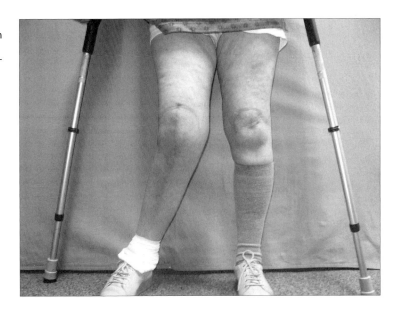

Stellungskorrektur des Implantates zu empfehlen.

Valgus- oder Varusfehler von Oberflächenendoprothesen begünstigen ebenfalls eine asymmetrische Belastung (s. Abb. 16.36 u. 16.37) mit vorzeitigem aseptischen Versagen der Alloplastik. Oft ist dann auch die Stabilität des Kunstgelenkes in Kniebeugestellung gemindert, was zu einer Beeinträchtigung des sicheren Gehens und längerfristig zu einem verstärkten Polyethylenabrieb führt. **Rotationsfehler** (vor allem der femoralen Komponente) sind häufig Anlass für vermehrte femoropatellare Schmerzbilder, evtl. auch für eine Lateralisierung der Kniescheibe mit Begünstigung schmerzhafter Subluxationsphänomene. In aller Regel kommt es bei derartigen operationstechnischen Fehlern erst Monate nach der postoperativen Frührehabilitation unter den verstärkten Belastungen im täglichen Leben zu subjektiven Beeinträchtigungen, die dann letztendlich nicht selten Ursache für Nachoperationen sind.

16.2.4 Peri- und postoperative Frakturen

Intraoperative Frakturen im Zuge der Implantation einer Kniegelenksendoprothese beruhen in den meisten Fällen auf einem primär osteoporotischen Knochen. Ein zu ungestümes Handling beim Einpassen der Implantate führt öfters zu einer Fissur (hier bevorzugt im Bereich der Femurkondylen), was bei gegebenem Stabilitätsverlust einer osteosynthetischen Versorgung bedarf (s. Abb. 16.38). Im Schienbeinkopfbereich wird, ebenfalls begünstigt durch eine osteoporotische Knochensituation, beim Einschlagen der tibialen Komponente in Einzelfällen eine Fraktur des Schienbeinkopfes beobachtet. Resultiert keine wesentliche Fehlstellung, bleibt die Beinachse gewahrt, wird nur in Ausnahmefällen eine zusätzliche Osteosynthese erforderlich (s. Abb. 16.39 u. 16.40). Bei Beachtung einer strengeren und länger andauernden axialen Entlastung während der Rehabilitation (mindestens 6–9 Wochen) mit etwas prolongierter schrittweiser Aufbelastung des betroffenen Beines kann meistens eine folgenlose knöcherne Stabilisierung erwartet werden.

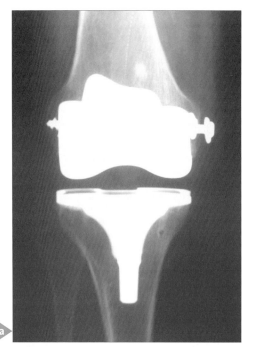

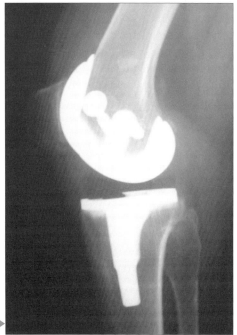

Abb. 16.38: Intraoperative Kondylenfraktur im Zuge des Einpassens der femoralen Komponente einer Knieoberflächenendoprothese rechts; Osteosynthese mit von medial her eingebrachten hinterdrehten Spongiosaschrauben mit Unterlegscheibe **a)** Röntgenbild im a.-p.-Strahlengang **b)** Röntgenbild im seitlichen Strahlengang

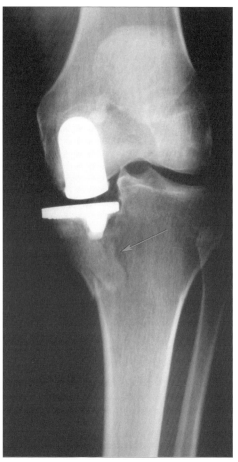

Abb. 16.39: Mediale Schienbeinkopffraktur im Zuge der Implantation einer Schlittenprothese rechts (→); Varusfehlstellung im a.-p.-Röntgenbild (operative Revision sinnvoll)

Postoperative **suprakondyläre Schaftfrakturen,** meist nach einem Sturz, beruhen ebenfalls oft auf einem bereits deutlich osteoporotisch vorgeschädigten Knochen. Eine stabile osteosynthetische Versorgung ist in diesen Fällen unumgänglich und häufig auch sehr schwierig (s. Abb. 16.41). **Distale Tibiafrakturen im Bereich der Prothesenstielspitze** sind bei achsgeführten Implantaten oft nur durch eine Minimalosteosynthese mit entsprechend langer postoperativer Entlastungszeit zu versorgen (s. Abb. 16.42). Im Fall einer **Patellafraktur** gilt es abzuwägen zwischen einer Cerclagen- oder Schrau-

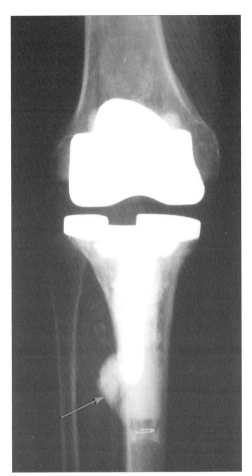

Abb. 16.40: Intraoperativ aufgetretene iatrogene Perforation der lateralen Tibiaschaftkortikalis mit Zementaustritt im a.-p.-Röntgenbild (→ teilgeführter Oberflächenersatz); allenfalls leichter Stabilitätsverlust, daher osteosynthetische Versorgung nicht unbedingt erforderlich

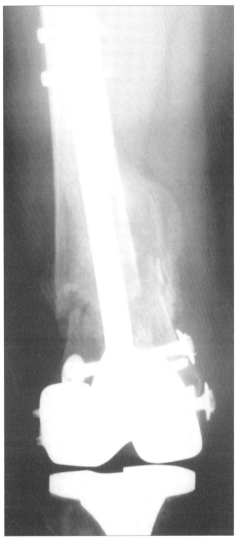

Abb. 16.41: Postoperativ im Rahmen eines Sturzes aufgetretene suprakondyläre Fraktur rechts nach Implantation einer Knieoberflächenendoprothese im a.-p.-Röntgenbild; Osteosynthese mit distal eingebrachtem Verriegelungsnagel sowie hinterdrehten Zugschrauben (Übungsstabilität)

benosteosynthese (s. Abb. 16.43) oder – bei schlechter Knochenqualität – einer Entfernung der Kniescheibe (s. Kap. 16.2.10)

Bei derartigen knöchernen Komplikationen ist es wichtig, den Patienten über die temporär bestehende Problematik sorgfältig aufzuklären, damit er sich stets der fatalen Folgen einer zu forschen Belastung bewusst ist. Die Dauer der Rehabilitation ist in diesen Fällen in der Regel nicht unerheblich verlängert. Zur Verhinderung einer schonungsbedingten Gelenkeinsteifung sind die passiven bewegungstherapeutischen Maßnahmen (z.B. auf der CPM-Schiene) zu intensivieren, darüber hinaus auch die krankengymnastische Übungsbehandlung im Wasser, bei der eine strenge axiale Entlastung aufgrund des gegebenen Wasserauftriebes nicht erforderlich wird.

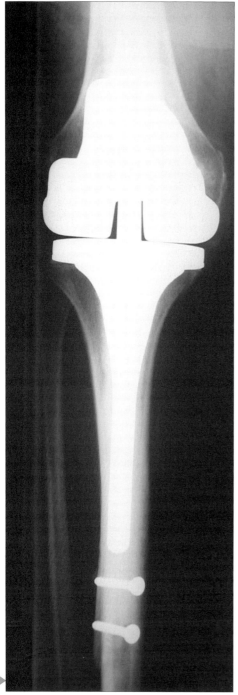
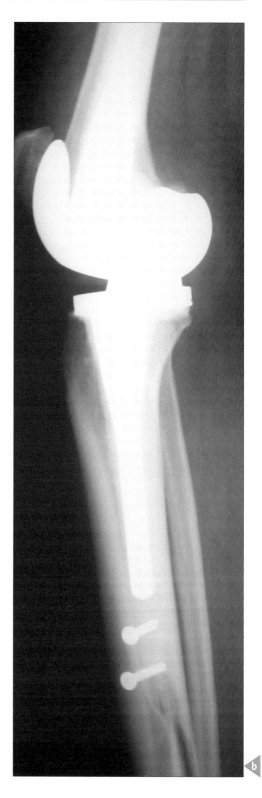

Abb. 16.42: Röntgenbilder der Schraubenosteosynthese einer Tibiaschaftfraktur im Bereich der Prothesenstielspitze (achsgeführtes Rotationsknie) **a)** A.-p.-Strahlengang **b)** Seitlicher Strahlengang

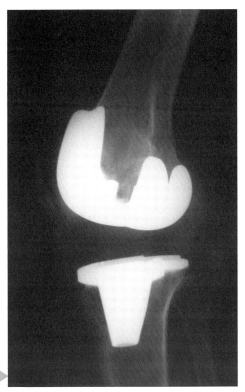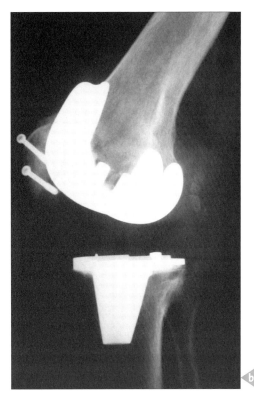

Abb. 16.43: a) Röntgenbild im seitlichen Strahlengang einer Patellafraktur bei einliegender achsfreier Knie-oberflächenendoprothese **b)** Röntgenbild bei erfolgter Schraubenosteosynthese

16.2.5 Notch-Defekt

Beim Einpassen der metallischen femoralen Prothesenkufe einer achsfreien Alloplastik, insbesondere bei Wahl eines zu kleinen Implantates, kann es während der Präparation mit dem Sägeblatt zu einem Defekt der ventralen Femurkortikalis kommen (sog. Notching; s. Abb. 16.44a). Ist hierdurch ein deutlicher knöcherner Stabilitätsverlust anzunehmen, sollte während der Frührehabilitation die postoperative axiale Aufbelastung möglichst langsam erfolgen, evtl. sollten 2 Unterarmgehstützen konsequent für 10–12 Wochen eingesetzt werden. Außerdem sollten keine forcierten aktiven Übungsprogramme im Rahmen der krankengymnastischen Nachbehandlung erfolgen, kinetische Kraftspitzen sowie lange Hebelarme sind zu vermeiden; auch die Kraftbelastung im Rah-

men der medizinischen Trainingstherapie ist zu reduzieren.

Regelmäßige radiologische Kontrollen zur Überprüfung und Dokumentation der knöchernen Ausheilung werden angeraten. Der Patient ist darüber aufzuklären, dass es sich bei einem erheblichen Defekt durchaus um eine „Sollbruchstelle" handeln kann (s. Abb. 16.44b).

16.2.6 Periartikuläre Ossifikationen

Das Auftreten periartikulärer Ossifikationen nach alloplastischem Kniegelenksersatz ist eine ausgesprochene Seltenheit. Unter diesem Aspekt ist auch die Durchführung prophylaktischer peri- und postoperativer Maßnahmen – wie z.B. im Fall einer Hüft-TEP – normalerweise entbehrlich.

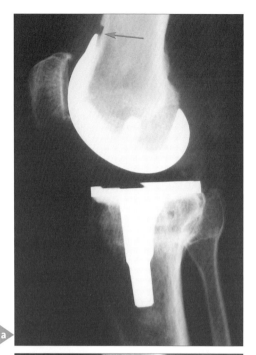

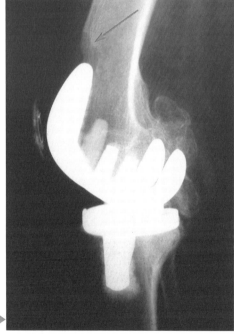

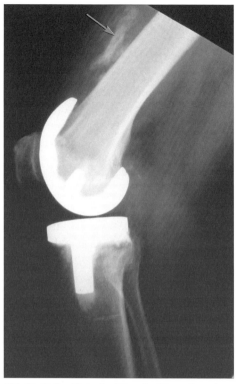

Abb. 16.45: Deutliche funktionslimitierende periartikuläre Ossifikation im Bereich des oberen Gelenkrezessus (→) nach Implantation einer zementierten nicht achsgeführten Knieendoprothese (seitliches Röntgenbild)

In wenigen Einzelfällen werden postoperative Verknöcherungen im Bereich der Kapselansätze bzw. in Höhe des oberen Rezessus (s. Abb. 16.45) beobachtet. Als Folge kann evtl. eine Flexionsbeeinträchtigung des Kniegelenkes resultieren, die dann selbst durch Intensivierung bewegungstherapeutischer Maßnahmen meist kaum zu verbessern ist. Unter diesem Aspekt kommt bei einer derartigen Komplikation einer möglichst frühzeitigen operativen Entfernung der Weichteilverkalkungen große Bedeutung zu.

Abb. 16.44: Femorales Notching nach Knie-TEP im seitlichen Röntgenbild: **a)** Geringer, die Stabilität nicht gefährdender knöcherner Defekt (→) **b)** Erheblicher knöcherner Defekt mit der Notwendigkeit einer längeren axialen Entlastung des betroffenen Beines (→)

16.2.7 Intra- und postoperative Nervenläsionen

Iatrogene Nervenläsionen nach Implantation einer Knieendoprothese – hier v.a. des **N. peronaeus communis** – zählen zu den nicht selten verzeichneten operationsimmanenten Komplikationen. Ursächlich hierfür sind in erster Linie intraoperativ fehlpositionierte Hohmann-Hebel mit direkter nervaler Traumatisierung oder einer Druckschädigung im Zuge der Präparation der tibialen Komponente, in ganz wenigen Ausnahmefällen auch eine direkte Nervendurchtrennung, z.B. beim Abgleiten der Säge während der Präparation des Schienbeinkopfplateaus. Die klinische Symptomatik ist in aller Regel geprägt durch neuropathische Schmerzbilder, vor allem aber durch eine Geh- und Stehbehinderung aufgrund der beeinträchtigten Fuß(außenrand)hebung (s. Abb. 16.46a). In Abhängigkeit vom Ausmaß der motorischen

Ausfälle wird bereits in der frühen postoperativen Rehabilitationsphase während der Mobilisation die Versorgung mit einer Peronaeusfeder erforderlich (s. Abb. 16.46b). Zur Verhinderung einer muskulären Atrophie ist des Weiteren eine konsequente tägliche Reizstrombehandlung durchzuführen, die dann nicht selten über viele Monate andauert (s. Kap. 11.4.4).

Durchaus häufiger werden auch isolierte iatrogene Läsionen des rein sensiblen **N. saphenus** (Endast des N. femoralis) beobachtet. Klinisch bestehen in diesen Fällen Dysästhesien und eine Anhidrose an der Innenseite des betroffenen Unterschenkels. Relativ häufig sind Hypästhesien unterhalb und lateral der Patella als Folge einer zugangsbedingten Traumatisierung des **R. infrapatellaris** (v.a. bei medialer Schnittführung). Wesentliche therapeutische Maßnahmen sind in diesen Fällen nicht erforderlich.

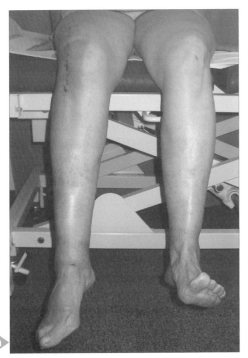
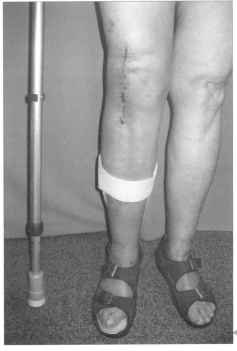

Abb. 16.46: Postoperative, weitgehend komplette Peronaeusparese rechts nach Implantation einer achsfreien Knieoberflächenendoprothese (lateraler Zugangsweg) **a)** Klinische Situation mit Fußheberlähmung **b)** Kompensation durch Peronaeusfeder

16.2.8 Postoperativ auftretende Bandinstabilitäten

Eine schwere Gonarthrose, insbesondere bei gleichzeitig bestehendem varischem oder valgischem Achsfehler, bringt in aller Regel eine einseitige Überdehnung des **Kollateralbandapparates** mit sich, nicht selten sind auch das **vordere** (und evtl. auch das **hintere**) **Kreuzband** mitgeschädigt. Diesem Umstand muss durch eine entsprechende Implantatwahl (ausreichende Höhe des Tibiaplateaus mit stabiler Gelenkführung sowohl in Kniebeuge- als auch in die Streckstellung, evtl. auch durch ein interkondylär geführtes oder posterior stabilisiertes Implantat) Rechnung getragen werden. Wird dies nicht beachtet, so resultieren teilweise ausgeprägte Instabilitäten (s. Abb. 16.47), die in der frühen postoperativen Phase im Verlauf der Aufbelastung des betroffenen Beines erhebliche Probleme aufwerfen können. Ist eine si-

chere muskuläre und ligamentäre Gelenkführung nicht gegeben, sollte auf eine konfektionierte, extern stabilisierende Orthese zurückgegriffen werden. In Einzelfällen gelingt durch gezielte Aufschulung der knieumspannenden Muskulatur eine ausreichende Kompensation; ist bei ausgeprägten Instabilitäten mit einer sekundären Stabilisierung nicht zu rechnen, sollte eine möglichst frühzeitige operative Revision mit Implantataustausch in die Wege geleitet werden.

Im Fall präoperativ erheblich kontrakter Kniegelenke mit bereits deutlichem Beugedefizit, vor allem bei gleichzeitig bestehendem Achsfehler, wird im Zuge der Implantateinpassung meist eine teilweise **Ablösung des Lig. patellae** im distalen Ansatzbereich erforderlich; in Einzelfällen muss sogar eine **Osteotomie der Tuberositas tibiae** erfolgen, um einen ausreichenden Situs darstellen zu können. Postoperativ auftretende Rupturen des Lig. patellae (s. Abb. 16.48) sind eher selten.

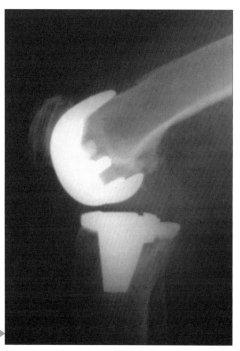 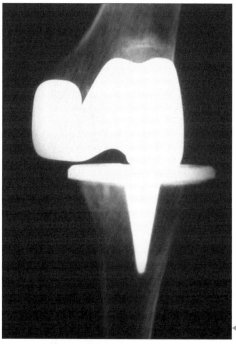

Abb. 16.47: Ausgeprägte Kapsel-/Bandinstabilitäten nach Implantation achsfreier Knieendoprothesen **a)** Insuffizienz des hinteren Kreuzbandes mit ventraler femoraler Subluxation (seitlicher Strahlengang) **b)** Kollateralbandinsuffizienz mit medialer Subluxation (a.-p.-Strahlengang)

Bei abgelöstem Lig. patellae wird nach dem Protheseneinbau zur zusätzlichen Stabilisierung des Kniestreckapparates nicht selten eine Cerclage gelegt (kranial durch den Unterrand der Kniescheibe, kaudal durch die Tuberositas tibiae; s. Abb. 16.49a); bei abgelöster Tuberositas ist in aller Regel eine Schraubenosteosynthese erforderlich (s. Abb. 16.49b).

Derartig aufwendige operative Rekonstruktionen haben ebenfalls Einfluss auf die postoperative Rehabilitation: Die Kniebeugung ist dann im Rahmen der Mobilisationsbehandlung innerhalb der ersten 6 Wochen auf etwa 60° zu limitieren (auch auf der CPM-Schiene). Die krankengymnastische Therapie sollte in dieser Zeit überwiegend passiv geführt, allenfalls deutlich assistiv unterstützt erfolgen. Eine aktive Kniebeugung über 90° wird in diesen Fällen frühestens ab der 6. postoperativen Woche erlaubt.

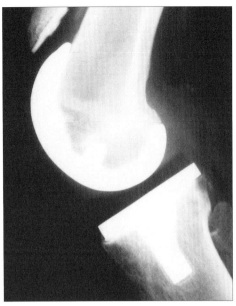

Abb. 16.48: Ruptur des Lig. patellae nach Implantation einer achsfreien Knie-TEP mit Kniescheibenhochstand im seitlichen Röntgenbild

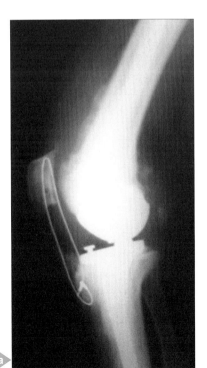

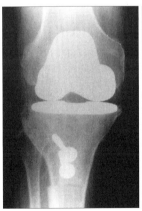
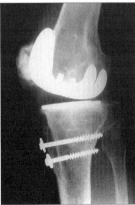

Abb. 16.49: Postoperative Schwäche des Lig. patellae **a)** Nach intraoperativer Ruptur, Naht und stabilisierender Cerclage (achsfreies Rotationsknie nach Link) **b)** Nach Osteotomie im Bereich der Tuberositas tibiae und Zugschraubenosteosynthese (Oberflächenersatz, „non constrained", a.-p.- und seitlicher Strahlengang)

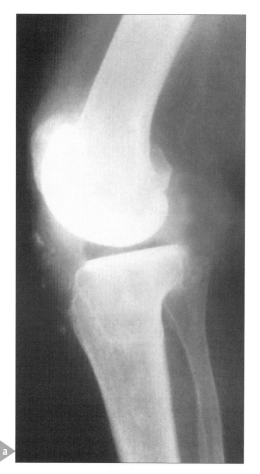

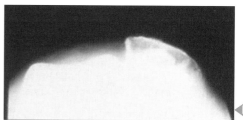

Abb. 16.50: Rezidivierende Patellaluxation im Röntgenbild bei fehlrotiert implantiertem Femurteil **a)** Seitlicher Strahlengang **b)** Axialbild des Femoropatellargelenkes (60°) mit lateraler Luxation der Kniescheibe

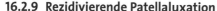

16.2.9 Rezidivierende Patellaluxation

Rezidivierende Luxationen der Kniescheibe nach Implantation einer Knieendoprothese beruhen meist auf operationstechnischen Defiziten: In der Regel liegt ein Rotationsfehler der femoralen Komponente vor, was dann während der Knieflexion zu einer Lateralisierung der Kniescheibe führt (Abb. 16.50).

Im Fall eines vorbestehenden deutlichen varischen oder valgischen Achsfehlers kann es bei fehlender oder nicht ausreichend durchgeführter Retinakulumdiszision nach der erfolgten Achskorrektur zu einer Verrenkungsneigung der Kniescheibe kommen. Kann diese Symptomatik durch ein gezieltes muskuläres Aufbauprogramm bzw. eine tex-

tilorthetische Versorgung nicht kompensiert werden, so ist ein Revisionseingriff nicht zu umgehen. Üblicherweise wird dann die Retinakulumdiszision nachgeholt bzw. erweitert (evtl. arthroskopisch). In Einzelfällen erfolgt auch ein zusätzlicher Patellarückflächenersatz, im Extremfall eine Neupositionierung der Endoprothese.

16.2.10 Erfolgte Patellektomie

Bei intraoperativ aufscheinenden schweren Destruktionen der Kniescheibe infolge einer Panarthrose mit der Unmöglichkeit der Implantation eines stabilen Patellarückflächenersatzes kommt in Einzelfällen eine zusätzliche Patellektomie in Betracht; auch in Fällen eines Revisionseingriffes mit sekundärer Zerstörung der Kniescheibe kann ein derartiges Vorgehen eine Lösungsmöglichkeit darstellen (s. Abb. 16.51 u. 16.52).

Das fehlende Hypomochlion der Patella beeinträchtigt die ökonomische Kraftübertragung vom Oberschenkel auf den Unterschenkel und damit ein sicheres Gehen. Der Patient ist in so einem Fall normalerweise viel länger, evtl. sogar auf Dauer auf den Einsatz einer kontralateralen Gehstütze angewiesen; außerdem ist er über die konsekutiv vermehrte Sturzanfälligkeit aufzuklären.

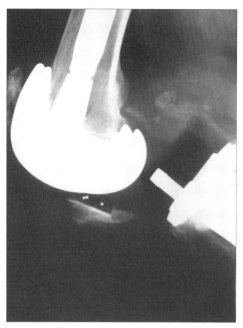

Abb. 16.51: Röntgenbild im seitlichen Strahlengang mit ventraler Subluxation einer halbgeführten Knieoberflächenendoprothese nach Patellafraktur

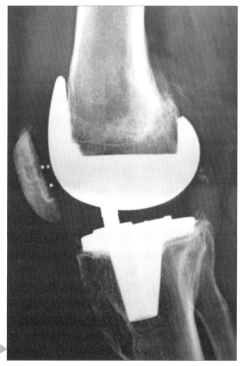

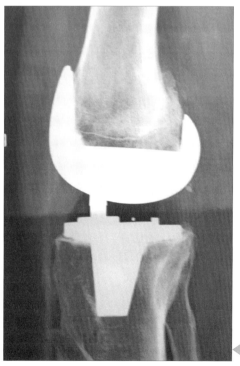

Abb. 16.52: Knieoberflächenendoprothese („semi-constrained") im seitlichen Röntgenbild): **a)** Präoperative Ausgangssituation mit fehlpositioniertem, klinisch schmerzhaftem Patellaimplantat **b)** Zustand nach Patell-ektomie; ein Implantatwechsel war aufgrund des schlechten patellaren Knochenlagers nicht mehr möglich

17 Qualitätskontrolle

Die durch den künstlichen Gelenksersatz erzielten subjektiven und funktionellen Resultate werden üblicherweise im Rahmen umfangreicher klinischer Nachuntersuchungen standardisiert erfasst. Zur besseren Vergleichbarkeit stehen hierfür länderübergreifend unterschiedliche Scores zur Verfügung.

Eine globale Erfassung aller Behandlungsergebnisse im zeitlichen Längsschnitt, basierend auch auf ambulanten Nachuntersuchungen der betroffenen Patienten in den Praxen der niedergelassenen Arztkollegen im Rahmen eines sog. **Endoprothesenregisters** (wie in Schweden seit Jahrzehnten erfolg-

reich und vor allem sozioökonomisch sinnvoll praktiziert), hat sich in Deutschland trotz einiger zaghafter Versuche bisher leider nicht durchgesetzt.

Weiterhin im Argen liegt in Deutschland sicher auch die **klinische Forschung** innerhalb der konservativen Orthopädie und der Rehabilitation. Aussagekräftige Mitteilungen über eine weniger kostenintensive und dennoch sinnvolle postoperative Rehabilitation mit Beantwortung der Fragen nach Art, Dauer und schließlich der Effizienz stehen leider immer noch aus. Einige wenige Studien zur Bewertung der Wichtigkeit einer frühen sta-

Tab. 17.1: Literaturangaben über implantatunabhängige Behandlungsergebnisse der Frührehabilitation nach endoprothetischem Hüftgelenksersatz

Autoren	Publikationsjahr	Fallzahl	Durchschnittliches Op-Alter (Jahre)	Dauer der AHB (Tage)	Ergebnisse/Besonderheiten
Leibfritz, Heisel	2000	1151 (740 Frauen, 411 Männer)	69,3	26,4	Relevante periartikuläre Ossifikationen in 35,2% (statistisch signifikant abhängig vom jeweiligen Akuthaus und der Art der Prophylaxe)
Drabiniok et al.	2001	300	Nur Patienten > 65	25,0	Barthel-Index: + 8,8 Punkte Staffelstein-Score: + 28,1 Punkte (Potenzialausschöpfung: 66,5%) Reintegration in häusliche Umgebung: 81,4%
Kladny et al.	2001	338 (252 Frauen, 86 Männer)	69	24,2	Harris-Hip-Score um 25% gesteigert (von 63,1 auf 79,1), unabhängig von Geschlecht, Alter, Belastungsvorgabe und Nebendiagnosen
Blaum	2007	5052 (3263 Frauen, 1789 Männer)	67,8	21,0	Staffelstein-Score: Schmerz: 21→30 Punkte ADL: 20,9→29,1 Punkte Hüftfunktion: 22,2→33,9 Punkte Gesamt: 64,2→98,8 Punkte

Tab. 17.2: Literaturangaben über implantatunabhängige Behandlungsergebnisse der Frührehabilitation nach endoprothetischem Kniegelenksersatz

Autoren	Publika-tionsjahr	Fallzahl	Durchschnitt-liches Op-Alter (Jahre)	Dauer der AHB (Tage)	Ergebnisse/Besonderheiten
Hoffmann, Heisel	1999	211	70,7 (Männer: 68,5; Frauen: 71,5)	30,1	Kniewert nach Merle d'Aubigné von 2,2 auf 4,1 gesteigert; günstiger Einfluss bei frühem Einsetzen der Nachbehandlung; bei Männern bessere Ergebnisse als bei Frauen
Findeklee, Büttner	2000	1111	Männer: 67,0 Frauen: 70,0	36,0	Deutliche Besserung im HSS-Score bzgl. Schmerz (22→44), Bewegungsausmaß (11→18), Laufausdauer (11→30) und Treppensteigen (15→25)
Kladny et al.	2002	182	72,0	22,6	HSS-Score von 47,4 auf 69,8 gesteigert; unbefriedigende Ergebnisse in 10,4%; keine Abhängigkeit des Reha-Ergebnisses vom Geschlecht, Operationsalter, Nebendiagnosen und Belastungsvorgaben
Erler et al.	2004	229	Männer: 65,6 Frauen: 68,4	23,0	Postoperative intra- und intermuskuläre Koordinationsstörungen durch AHB signifikant verbessert

tionären Anschlussheilbehandlung in speziell ausgerichteten orthopädischen Zentren wurden in den letzten Jahren veröffentlicht:

Aus unserer Klinik in Bad Urach stammen nach endoprothetischem Ersatz des **Hüftgelenkes** prospektiv angelegte Studien von Leibfritz und Heisel (Problematik der periartikulären Ossifikationen) [2000] sowie von Drabiniok et al. (geriatrisches Krankengut) [2001]. Auch Kladny et al. [2001] publizierten gute funktionelle Ergebnisse nach Hüft-TEP infolge einer stationären Frührehabilitation (s. Tab.17.1).

Die erzielten früh- und mittelfristigen Ergebnisse nach Implantation einer **Knieallo-plastik** und stationärer AHB in Bad Urach wurden von Hoffmann und Heisel [1997] veröffentlicht (prospektiv über ein Jahr angelegte Studie mit späterer Befragung ein Jahr postoperativ). Auch Kladny et al. [2002] konnten am eigenen Krankengut die Wichtigkeit einer intensiven Nachbehandlung dieser meist älteren Patienten belegen (s. Tab. 17.2).

17.1 Hüft-Scores

Für das **Hüftgelenk** stand noch in den 1960er bis 1980er Jahren der wenig aufwendige, auch für den Operateur oft günstige Bewertungsbogen nach **Merle d'Àubigné** zur Verfügung. Zwischenzeitlich hat sich international für dieses Krankengut der wesentlich detailliertere **Harris-Hip-Score** durchgesetzt; andere Bewertungsrichtlinien sind international deutlich weniger gebräuchlich (s. Tab. 17.3).

Zu erwähnen sind des Weiteren Klassifikationen, die lediglich die klinische und evtl. radiologische Situation eines erkrankten Hüftgelenkes ohne endoprothetischen Ersatz berücksichtigen, wie:

- der IOWA-Hip-Score [Larson 1963]
- der Danielsson-Score [Danielsson 1964]
- der WOMAC-Index [Western Ontario Mac Master University 1982]
- der Lequesne-Index [Lequesne et al. 1987]
- u.a.m.

Tab. 17.3: Gebräuchliche Scores zur Erfassung funktioneller Ergebnisse nach Hüftalloarthroplastik

Name	Autor(en)	Jahr	Subjektiv (s) vs. objektiv (o)	Maximale Punktzahl	Besonderheiten/ Kriteriengewichtung
Merle d'Aubigné	Merle d'Aubigné, Postel	1954	33% s 66% o	18	Subjektive Beschwerden (33%) Gelenkfunktion (33%) Gangbild (33%)
HSS (Harris-Hip-Score)	Harris et al.	1969	91% s 9% o	100	Weltweit am häufigsten einge-setzt; auch bei Koxarthrose u.a. möglich! Schmerz (44%) Gehen, ADL (47%) Kontrakturen/Beinverkürzung (4%) Exaktes Bewegungsausmaß (5%)
Shepherd	Shepherd et al.	1954	94% s 6% o bzw. 75% s 25% o	28	Hinken (0–1 P) Trendelenburg 0–2 P) Gangbild (0–10 P) Schuhe-/Sockenanziehen (0–2 P) Toilettengang (0–3 P) Treppengang (0–3 P) Baden (0–3 P) Arbeit (0–4 P) 4 Bewertungsstufen („excellent – good – fair – poor")
Hinchey	Hinchey, Day	1964	s/o	Keine Punktzahl, nur 4 Einstufungskrite-rien („excellent – good – fair – poor")	Für Hüft-TEP nach Schenkelhals-fraktur
Swanson	Swanson, Evarts	1984	2 Kriterien s 1 Kriterium o	Keine Punktzahl, nur 4 Einstufungskrite-rien („excellent – good – fair – poor")	Schmerz – Hüftfunktion – Mobili-tät
Rosso	Rosso	1988	Rein o	Keine Punktzahl, nur 4 Einstufungskrite-rien („very good – good – mediocre – poor")	Die klinische und radiologische Bewertung werden jeweils ge-trennt aufgelistet
McCutchen	McCutchen et al.	1990	Rein s	12	Schmerz (50%) Hinken (50%)
Charnley	Charnley	1972	33% s 66% o	18	Modifikation des Scores nach Merle d'Aubigné: Schmerz (33%) Gangbild (33%) Bewegungsausmaß (33%)

Tab. 17.3: Fortsetzung

Name	Autor(en)	Jahr	Subjektiv (s) vs. objektiv (o)	Maximale Punktzahl	Besonderheiten/ Kriteriengewichtung
Japanische Orthopädische Gesellschaft	Ito et al.	1990	80% s 20% o	100	Schmerz (40%) Gangbild (20%) Bewegungsausmaß (20%) Tägliche Aktivität (20%)
Judet	Judet, Judet	1952	66% s 33% o	18	Schmerz (33%) Bewegungsausmaß (33%) Gangbild (33%)
Sutherland	Sutherland et al.	1982	Rein s	10	Gehvermögen (40%) Arbeit (30%) Freizeit (30%)
Wilson (HSS – Hospital for Special Surgery)	Wilson et al.	1972	75% s 25% o	40	Schmerz (20%) Gangbild (20%) Funktion/ADL (20%) Muskulatur/Bewegungsausmaß (20%)
Pellici	Pellici et al.	1985	50% s 50% o	60	Erweiterung des Wilson-Scores Berücksichtigt werden: Schmerz (16%) Gangbild (16%) Funktion/ADL (16%) Muskulatur/Bewegungsausmaß (16%) Röntgenbefund (33%)
Mayo-Hip-Score	Kevenagh, Fitzgerald	1985	80% s 20% o (radiol.)	100	2 verschiedene Scores erfassen die Röntgenbefunde von Endoprothesen mit glatter und mit poröser Oberfläche Schmerz (40%) Gehstrecke (15%) Gehhilfen (10%) Autofahren (5%) Hinken (5%) Treppensteigen (5%) Röntgenbefund (20%)

17.2 Knie-Scores

Nach endoprothetischer Versorgung des **Kniegelenkes** sind zur Ergebnisevaluation meist der **Knee Society-Score** (KSS) nach Insall et al. [1989], aber auch der **HSS-Score** [Ranawat, Shine 1973] und der **Brigham-**Score [Ewald et al. 1984] gebräuchlich (s. Tab. 17.4).

Auch hier gibt es viele weitere Klassifikationen, die lediglich die klinische und evtl. radiologische Situation eines erkrankten Kniegelenkes ohne endoprothetischen Ersatz berücksichtigen, wie:

- ◢ den WOMAC-Index [Western Ontario Mac Master University 1982]
- ◢ den Lequesne-Index [Lequesne et al. 1987]
- ◢ Raunest, Löhnert [1991]
- ◢ Baumgaertner et al. [1990]
- ◢ u.a.m.

Tab. 17.4: Gebräuchliche Scores zur Erfassung funktioneller Ergebnisse nach Kniealloarthroplastik

Name	Autor(en)	Jahr	Subjektiv (s) vs. objektiv (o)	Maximale Punktzahl	Besonderheiten/ Kriteriengewichtung
Knee society score (KSS)	Insall et al.	1989	75% s 25% o	200	2 Teile: allgemeine Funktion und spezielle Kniefunktion: • Schmerz (25%) • Bewegungsausmaß (12,5%) • Stabilität (12,5%) • Wegstrecke (25%) • Treppensteigen (25%)
HSS-Score (Hospital for Special Surgery Score)	Ranawat, Shine	1973	62% s 38% o	100	• Schmerz (30%) • Wegstrecke (12%) • Treppensteigen (5%) • Benutzen öffentlicher Verkehrsmittel (5%) • Bewegungsausmaß (18%) • Muskelkraft (10%) • Flexionskontraktur (10%) • Instabilität (10%)
Bringham-Score	Ewald et al.	1984	80% s 20% o	100	• Schmerz (50%) • Funktion, ADL (30%) • Kontraktur/Instabilität (10%) • Knieflexion (10%)
Baltimore-Score	Hungerford et al.	1982	40% s 60% o	100	• Schmerz (40%) • Stabilität (10%) • Beinachse (15%) • Bewegungsausmaß (20%) • Quadrizepskraft (10%)
Bristol-Score	Mackinnon et al.	1988	80% s 20% o	50	• Gehhilfen (10%) • Wegstrecke (10%) • Treppensteigen (6%) • Vom Stuhl aufstehen (4%) • Stabilität (10% • Schmerz (30%) • Bewegungsausmaß (20%) • Deformität (Beinachse, Kontraktur; 10%)
London-Score	Freeman et al.	1977	70% s 30% o	110	• Schmerz (45%) • Wegstrecke (16%) • Bewegungsausmaß (27%) • Gesamtsituation (12%)

Tab. 17.4: Fortsetzung

Name	Autor(en)	Jahr	Subjektiv (s) vs. objektiv (o)	Maximale Punktzahl	Besonderheiten/ Kriteriengewichtung
Goldberg-Score, University of Cleveland Knee Rating Form	Goldberg et al.	1983	87% s 13% o	100	• Schmerz (44%) • Hinken (3%) • Gehhilfen (11%) • Wegstrecke (11%) • Treppensteigen (6%) • Vom Stuhl aufstehen (5%) • Sitzen (1%) • Beinachse (2%) • Kniefunktion (7%) • Bandstabilität (7%) • Schwellung/Erguss (3%)
Hernigou und Goutallier	Hernigou, Goutallier	1988	40% s 60% o	20	V.a. zur Beurteilung von GUEPAR-Alloplastiken • Schmerz (20%) • Wegstrecke (20%) • Flexionskontraktur (20%) • Flexionsausmaß (20%) • Stabilität (20%)
Matthews	Matthews et al.	1986	Rein s	12	• Schmerz (33%) • Gehvermögen (33%) • Gehhilfen (33%)
Merkel und Johnson	Merkel, Johnson	1986	74% s 26% o	100	• Schmerz (30%) • Wegstrecke (25%) • Treppensteigen (19%) • Bewegungssausmaß (15%) • Instabilität (10%) • Hinken (5%) • Schwellung (5%)
Polter	Polter et al.	1972	30% s 70% o	37	• Schmerz (19%) • Bewegungsausmaß (16%) • Flexionskontraktur (16%) • Beinachse (11%) • Instabilität (11%) • Quadrizepskraft (16%) • Gehhilfen (11%)
Weber	Weber et al.	1985	Rein s	20	• Schmerz (20%) • Gehvermögen (20%) • Bewegungsausmaß (20%) • Beinachse (20%) • Stabilität (20%)

Tab. 17.4: Fortsetzung

Name	Autor(en)	Jahr	Subjektiv (s) vs. objektiv (o)	Maximale Punktzahl	Besonderheiten/ Kriteriengewichtung
Wilson und Venters	Wilson, Venters	1976	40% s 60% o	100	Verwendung an der Universtity of North Carolina • Schmerz (40%) • Stabilität (30%) • Bewegungsausmaß (20%) • Quadrizepskraft (10%)
Lotke und Ecker	Lotke, Ecker	1977	35% s 65% o	200 (Klinik: 100, Röntgen: 100)	• Schmerz (18%) • Gehhilfen (9%) • Wegstrecke (5%) • Vom Stuhl aufstehen (3%) • Flexionskontraktur (5%) • Flexionsausmaß (5%) • Instabilität (2%) • Beinachse (3%) • Röntgenindex (50%)
Larson	Larson et al.	1991	50% s 50% o	100	• Schmerz (30%) • Gehvermögen (10%) • ADL/Funktion (10%) • Bewegungsausmaß (20%) • Muskelkraft (10%) • Peronealmuskulatur (10%) • Instabilität (10%)
Hofman	Hofman et al.	1991	40% s 60% o	100	Modifizierter HSS-Knie-Score • Schmerz (40%) • Stabilität (25%) • Bewegungsausmaß (25%) • Quadrizepskraft (10%)
Wang	Wang	1984	62,5% s 37,5% o	44	• Schmerz (36%) • Wegstrecke (9%) • Beinachse (9%) • Treppensteigen (9%) • Gehhilfen (9%) • Bewegungsausmaß (18%) • Vom Stuhl aufstehen (9%)

17.3 Rehabilitationsrelevante Scores

Noch vor einigen Jahren wurden die Ergebnisse einer frühen Rehabilitation – wenn überhaupt – mithilfe des **Barthel-Index** [Mahoney, Barthel 1965] dokumentiert. Dieser umfasst insgesamt 100 Punkte (5er Schritte); er beinhaltet ausschließlich objektive Kriterien, vor allem bezüglich der ADL, und bewertet somit in erster Linie die Pflegebedürftigkeit des überantworteten Patienten (s. Abb. 17.1). Er wird im Rahmen der Rehabilitation zum Anreisezeitpunkt dokumentiert und dann wöchentlich wiederholt. Für eine detaillierte Erfassung des Operationsergebnisses nach endoprothetischem Ersatz ist er jedoch ungeeignet, da er die jeweiligen subjektiven, aber auch die funktionellen Gesichtspunkte zu wenig berücksichtigt.

Mit dem sog. **Staffelstein-Score** [Middeldorf, Casser 2000] steht mittlerweile ein gutes Messinstrument zur Verfügung, das sowohl eine subjektive Bewertung (Schmerzbild: 0–40 Punkte) als auch eine objektive Befunddokumentation (ADL: 0–40 Punkte; Gelenkfunktion und Muskelkraft: 0–40 Punkte) umfasst (s. Abb.17.2). Dieser Score hat sich in den letzten Jahren im Rahmen der orthopädischen Rehabilitation bundesweit durchgesetzt. Empfohlen wird eine wöchentliche Erhebung zur Dokumentation des schrittweisen Reha-Erfolges im zeitlichen Längsschnitt.

Barthel-Index (Aktivitäten des täglichen Lebens)

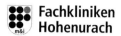

Fachkliniken Hohenurach

Station:

Name:

Vorname:

geb.:

		bei Aufn.		bei Entl.	
1. Essen	Unabhängig, incl. Schneiden der Nahrung in vernünftiger Zeit	10	10	10	10
	Etwas Hilfe ist notwendig, z.B. Kleinschneiden	5	5	5	5
	Erfüllt die genannten Bedingungen nicht	0	0	0	0
2. Transfer von Rollstuhl und zurück (incl. Aufsetzen im Bett)	Unabhängig und sicher in allen Phasen, incl. sich Aufsetzen am Bett . .	15	15	15	15
	Minimale Hilfe oder Anleitung bei einem oder mehreren Teilen der Aktivität	10	10	10	10
	Kommt ohne Hilfe zu einer sitzenden Position, Transfer mit viel Hilfe .	5	5	5	5
	Erfüllt die genannten Bedingungen nicht	0	0	0	0
3. Perönliche Hygiene (Gesichtwaschen, Kämmen, Rasieren, Zähneputzen)	Wäscht ohne Hilfe Hände und Gesicht, rasiert und kämmt sich, legt Make-up auf, holt Rasierer aus der Schublade, steckt ihn in die Steckdose oder legt Klinge ein	5	5	5	5
	Erfüllt die genannten Bedingungen nicht	0	0	0	0
4. Toilettengang	Unabhängiger Gang zur Toilette incl. Aus- und Ankleiden, Benutzung des Toilettenpapiers, darf Haltegriffe etc. benützen	10	10	10	10
	Braucht Hilfe, um Gleichgewicht zu halten, o. bei Kleidern o. Reinigung	5	5	5	5
	Erfüllt die genannten Bedingungen nicht	0	0	0	0
5. Baden/Duschen	Alle Schritte der Tätigkeit ohne Anwesenheit personeller Hilfe	5	5	5	5
	Erfüllt die genannten Bedingungen nicht	0	0	0	0
6. Gehen auf ebener Erde	Kann 50 m gehen ohne Anleitung oder Hilfe, Hilfsmittel erlaubt muss allein aufstehen können	15	15	15	15
	Kann mit Hilfe/Supervision wenigstens 50 m gehen	10	10	10	10
Rollstuhlfahren (nur codieren, wenn Pat. nicht gehen kann)	Kann Rollstuhl manövrieren, 50 m incl. Kurven und Türen	5	5	5	5
	Erfüllt die genannten Bedingungen nicht	0	0	0	0
7. Treppen steigen	Aufwärts und abwärts sicher ohne Hilfe oder Anleitung, muss evtl. Gehhilfen auf der Treppe tragen können, darf Handlauf benützen . .	10	10	10	10
	Braucht Hilfe oder Aufsicht	5	5	5	5
	Erfüllt die genannten Bedingungen nicht	0	0	0	0
8. An-/Ausziehen	An- und Auskleiden incl. Schuhe, adaptierte Kleidung gestattet	10	10	10	10
	Braucht Hilfe, leistet die Hälfte der Aktivität selbst in vernünftiger Zeit .	5	5	5	5
	Erfüllt die genannten Bedingungen nicht	0	0	0	0
9. Stuhlkontinenz	Kontinent, kann evtl. Abführmaßnahmen selbständig durchführen . . .	10	10	10	10
	Gelegentliche Inkontinenz, max. 1x/Woche, oder Hilfe beim Abführen .	5	5	5	5
	Erfüllt die genannten Bedingungen nicht	0	0	0	0
10. Urinkontinenz	Tag und Nacht kontinent, kann selbständig Katheter versorgen	10	10	10	10
	Hilfe beim Katheter oder gelegentlich (max. 1x/Tag) inkontinent . . .	5	5	5	5
	Erfüllt die genannten Bedingungen nicht	0	0	0	0

Gesamtpunkte:

Abb. 17.1: Barthel-Index

Pflegekategorie/Barthel-Index

Pflegekategorie 1 ——————————— 100 – 95 Punkte (nach Barthel)

Pflegekategorie 2 ——————————— 90 – 70 Punkte

Pflegekategorie 3 ——————————— 65 – 35 Punkte

Pflegekategorie 4 ——————————— 30 – 0 Punkte

Abb. 17.1: Barthel-Index

STAFFELSTEIN-SCORE
(Hüftgelenk)

Patient:

geb.:

ADL (max. 40 Punkte)		P.	Aufnahme:	Entlassung:
Schmerz	Kein Schmerz bei ADL	40		
	Leichter, gelegentlicher oder unterschwelliger Schmerz, der die ADL nicht beeinflusst	30		
	Mittelgradige Schmerzen, evtl. mit Analgetika-Einnahme	20		
	Schmerz beeinträchtigt deutlich die Arbeit und Alltagsverrichtungen, ständiger Analgetika-Bedarf	10		
	Schwere Schmerzen, Patient stark eingeschränkt oder immobil	0		
ADL (max. 40 Punkte)				
Treppen steigen	Ohne Schwierigkeiten	5		
	Mit Schwierigkeiten oder mit Benutzung des Geländers	3		
	Mit großen Schwierigkeiten oder nicht möglich	0		
Schuhe/Socken	Ohne Schwierigkeiten	5		
	Mit Schwierigkeiten	3		
	Nicht möglich	0		
Gehstrecke	Unbegrenzt	5		
	Gehen am Stück bis 500 m möglich	4		
	Im Zimmer mobil	2		
	Immobil	0		
Hinken	Flüssiger Gang	5		
	Leicht bis mittelgradig	3		
	Schwer	0		
Hygiene (Körperpflege, Toilette)	Ohne Schwierigkeiten	5		
	Mit geringen Hilfen	3		
	Unselbständig	0		
Öffentliche Verkehrsmittel	Kann diese benutzen	5		
	Kann diese nicht benutzen	0		
Gehhilfen	Keine	5		
	UAG	4		
	Rollator/Gehstock	3		
	Rollstuhl	2		
	Bettlägerig	0		
Aufstehen von Stuhl und Bett	Ohne Schwierigkeiten	5		
	Mit geringen Hilfen	3		
	Unselbständig	0		
Hüftgelenk (max. 40 Punkte)				
Flektion	≥ 100°	10		
	75–95°	5		
	≤ 70°	0		
Extensionsdefizit	≤ 5°	10		
	10–25°	5		
	≥ 30°	0		
Abduktion	≥ 25°	10		
	15–20°	5		
	≤ 10°	0		
Gluteal-Muskelkraft	4/5–5/5	10		
	3/5	5		
	1/5–2/5	0		
	Summe:	**120**		

Abb. 17.2: Staffelstein-Score **a)** Hüfte

STAFFELSTEIN-SCORE
(Kniegelenk)

Patient:

geb.:

	Schmerz (max. 40 Punkte)	P.	Aufnahme:	Entlassung:
Schmerz	Kein Schmerz bei ADL	40		
	Leichter, gelegentlicher oder unterschwelliger Schmerz, der die ADL nicht beeinflusst	30		
	Mittelgradige Schmerzen, evtl. mit Analgetika-Einnahme	20		
	Schmerz beeinträchtigt deutlich die Arbeit und Alltagsverrichtungen, ständiger Analgetika-Bedarf	10		
	Schwere Schmerzen, Patient stark eingeschränkt oder immobil	0		
	ADL (max. 40 Punkte)			
Treppen steigen	Ohne Schwierigkeiten	5		
	Mit Schwierigkeiten oder mit Benutzung des Geländers	3		
	Mit großen Schwierigkeiten oder nicht möglich	0		
Schuhe/Socken	Ohne Schwierigkeiten	5		
	Mit Schwierigkeiten	3		
	Nicht möglich	0		
Gehstrecke	Unbegrenzt	5		
	Gehen am Stück bis 500 m möglich	4		
	Im Zimmer mobil	2		
	Immobil	0		
Hinken	Flüssiger Gang	5		
	Leicht bis mittelgradig	3		
	Schwer	0		
Hygiene (Körperpflege, Toilette)	Ohne Schwierigkeiten	5		
	Mit geringen Hilfen	3		
	Unselbständig	0		
Öffentliche Verkehrsmittel	Kann diese benutzen	5		
	Kann diese nicht benutzen	0		
Gehhilfen	Keine	5		
	UAG	4		
	Rollator/Gehstock	3		
	Rollstuhl	2		
	Bettlägerig	0		
Aufstehen von Stuhl und Bett	Ohne Schwierigkeiten	5		
	Mit geringen Hilfen	3		
	Unselbständig	0		
	Kniegelenk (max. 40 Punkte)			
Flektion	$\geq 100°$	10		
	75–95°	5		
	$\leq 70°$	0		
Streckdefizit	0°	10		
	5–15°	5		
	$\geq 20°$	0		
Weichteilbefund	Unauffällig	10		
	Periartikuläre Schwellung	5		
	Deutlich intraartikulärer Erguss	0		
Quadriceps-Muskelkraft	4/5–5/5	10		
	3/5	5		
	1/5–2/5	0		
	Summe:	120		

Abb. 17.2: Staffelstein-Score **b)** Knie

18 Langfristige Nachsorgekonzepte

Nach Entlassung aus der Frührehabilitation (AHB unter stationären und/oder ambulanten Bedingungen) obliegt die weitere ambulante Betreuung der operierten Patienten dem Hausarzt bzw. dem niedergelassenen Facharzt für Orthopädie und/oder Unfallchirurgie. In der Regel endet die Primärrehabilitation etwa 3 Monate postoperativ mit einer abschließenden klinischen und röntgenologischen Untersuchung beim Operateur. Nur noch in wenigen Problemfällen sind darüber hinaus weitere intensive krankengymnastische und trainingstherapeutische Maßnahmen notwendig. Nach der Primärrehabilitation sollte der Patient in der Lage sein, unterstützungsfrei zu gehen, er sollte weitgehend schmerzfrei und das betroffene Gelenk gut beweglich sein (Hüfte mit Extension/Flexion von 0–0–110°; Knie mit Extension/Flexion von 0–0–120°). Zu diesem Zeitpunkt ist dann auch – wenn der Patient noch im entsprechenden Lebensalter ist – von einer Wiedereingliederung in das Erwerbsleben, evtl. unter modifizierten Bedingungen (s. Kap. 19.1, 19.3), auszugehen.

Der alloplastische Gelenksersatz eröffnet nach Jahren der Bewegungsbehinderung und der Schmerzen die Tür in ein neues Leben [Jerosch, Heisel 1996], für die im täglichen Leben axial dauerhaft belasteten unteren Extremitäten bedeutet er jedoch den stetigen Umgang mit klassischen mechanischen Verschleißteilen, die keinem eigenen Stoffwechsel unterliegen. Allen voran der Kunststoff Polyethylen (als Hüftpfanne, als Inlay in einer Titanpfanne sowie als tibiale Auflage im Bereich des Kniegelenkes) zeigt unter Alltagsbedingungen eine zum Ausmaß der täglichen Beanspruchung proportionale Abnutzung im Sinne eines implantattypischen Partikelabriebes.

18.1 Diagnostik im Rahmen der ärztlichen Nachsorge

Um ein mögliches Versagen (Überbeanspruchung, Materialfehler u.a.), aber auch um unerwünschte Reaktionen des knöchernen Implantatlagers frühzeitig zu erkennen, werden nach Abschluss der Rehabilitation konsequente **standardisierte ärztliche Kontrolluntersuchungen** in jährlichen Abständen empfohlen. Im Fall völliger Beschwerdefreiheit beschränken sich diese auf eine sorgfältige klinische Untersuchung sowie auf eine *röntgenologische Abklärung* (Belastungsaufnahmen des betroffenen Gelenkes im Stehen sowie Vergleich mit den Voraufnahmen); auch eine *laborserologische* Bestimmung der allgemeinen Entzündungsparameter sollte durchgeführt werden. Nur bei subjektiven Beschwerdebildern oder klinischen bzw. radiologischen Auffälligkeiten wird die diagnostische Palette erweitert.

Die jeweiligen Befunde werden in den Endoprothesenpass (s. Kap. 12) eingetragen.

18.1.1 Zwischenanamnese und klinische Befunderhebung

In der **Zwischenanamnese** werden besonders hinterfragt:
◢ Verbliebenes Beschwerdebild (in Ruhe, belastungsabhängig)

◢ Subjektive Belastbarkeit im Alltag

◢ Notwendigkeit von Hilfsmitteln

◢ Verbliebene Fähigkeitsstörungen (Alltag, Haushalt, Beruf)

◢ Evtl. sportliche Belastungen.

Der **klinische Befund** umfasst beim endo-prothetisch versorgten Patienten *allgemeine Daten* wie:

◢ Körpergröße (in cm)

◢ Körpergewicht unbekleidet (in kp)

◢ Gangbild im Konfektionsschuhwerk sowie barfuß zu ebener Erde (Hinken, Verkürzung, Notwendigkeit von Gehhilfen u.a.)

◢ Notwendigkeit einer orthetischen Versorgung.

Im Rahmen der **speziellen klinischen Befunderhebung des Hüftgelenkes** werden dann detailliert erfasst:

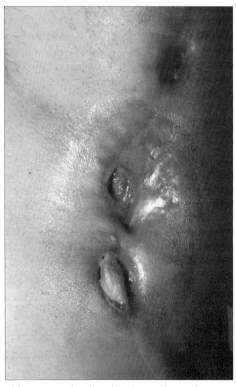

Abb. 18.1: Hautfistelung bei chronischer tiefer Infektion nach Hüft-TEP

◢ Inspektion (Fehlstellung, Narbenverhältnisse, Fistelung, Muskelminderung; s. Abb. 18.1)

◢ Palpation (Leistendruckschmerz, Trochanterklopf- oder -druckschmerz, Traktusschmerz, lokale Überwärmung u.a.)

◢ Funktionalität (Extension/Flexion, Adduktion/Abduktion, Rotation jeweils nach der Neutral-0-Methode)

◢ Stabilität des Gelenkes (Zug am gestreckten Bein)

◢ Überprüfung auf klinische Lockerungszeichen (Stauchungsschmerz des gestreckten Beines als Hinweis auf eine Pfannenproblematik; diadochokinetisches Rütteln bzw. Rotieren des im Knie gebeugten Beines bzw. einbeiniges Hüpfen als möglicher Hinweis auf eine Problematik des Femurstieles)

◢ Muskuläre Kraftentfaltung (sicherer Einbeinstand, Trendelenburg- bzw. Duchenne-Zeichen, Kraftentfaltung der Abduktoren, der Flexoren und des M. quadriceps femoris)

◢ Umfangsmessung im Seitenvergleich (10 und 20 cm bzw. 15 cm oberhalb des inneren Kniegelenksspaltes)

◢ Durchblutungssituation (Leisten- und Fußpulse)

◢ Grobneurologische Prüfung (N. femoralis, N. peronaeus)

◢ LWS-Funktion im Stehen (FBA, Schobersches Zeichen).

Bei der **speziellen klinischen Befunderhebung des Kniegelenkes** werden erfasst:

◢ Inspektion (normale/valgische/varische Beinachse, Narbenverhältnisse, Streckdefizit, Kapselschwellung, lokale Rötung, Muskelminderung)

◢ Palpation (Druckdolenz der Kapsel- bzw. Bandansätze, Gelenkspalte, Lig. patellae, Gelenkerguss)

◢ Funktionalität (Extension/Flexion nach der Neutral-0-Methode, eingeschränktes/freies/schmerzhaftes Patellaspiel)

▵ Stabilität des Gelenkes (Varus-/Valgus-stress, Lachmann-Test)

▵ Überprüfung auf klinische Lockerungs-zeichen (Stauchungsschmerz des ge-streckten Beines, Kantungs- bzw. Rüttel-schmerz, einbeiniges Hüpfen u.a.)

▵ Muskuläre Kraftentfaltung (sicherer Ein-beinstand, M. quadriceps femoris, Waden-muskulatur, Fuß- und Großzehenheber)

▵ Knieumfangsmessung im Seitenvergleich (in Höhe der Patella)

▵ Wadenumfangsmessung im Seitenver-gleich 15 cm unterhalb des inneren Knie-gelenkspaltes)

▵ Durchblutungssituation (Fußpulse)

▵ Grobneurologische Prüfung (N. perona-eus).

Eine **Gelenkpunktion (Hüfte/Knie)** – grund-sätzlich nur unter strengen sterilen Bedin-gungen – ist allenfalls bei dringendem Ver-dacht auf eine Infektion erforderlich, dann mit Leukozytenzählung im Schnellausstrich sowie Resistenzbestimmung.

18.1.2 Apparative Diagnostik

▵ Zwingend erforderlich ist im Rahmen der Nachuntersuchung eine **radiologische Abklärung** und ein Vergleich mit den je-weiligen Voraufnahmen. Die Röntgendi-agnostik sollte, um die realen Verhältnis-se exakt wiederzugeben, im a.-p.-Strah-lengang immer im Stehen erfolgen, die übrigen Ebenen im Liegen:

  – **Hüfte** möglichst in 2 Ebenen (Becken-übersicht im Stehen, betroffenes Hüft-gelenk axial im Liegen): Implantatsitz (Migration von Pfanne und Stiel? – s. Abb. 18.2; Exzentrifikation des Hüft-kopfes in der Pfanne als Ausdruck eines fortgeschrittenen Materialabriebes? Varische Abkippung des Stieles?) Asep-tische Implantatlockerung (Fremdkör-pergranulome, Radiolucent Zones – s.

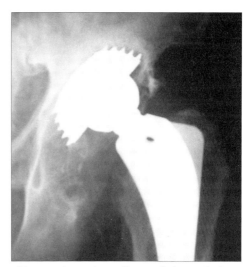

Abb. 18.2: Röntgenkontrolle einer linken Hüfte (a.-p.-Strahlengang, Ausschnitt) mit deutlicher krania-ler Migration einer sphärischen Metall-Schraub-pfanne mit erheblicher Destruktion des knöcher-nen Lagers; außerdem besteht eine kraniale Exzentrifikation des metallischen Hüftkopfes

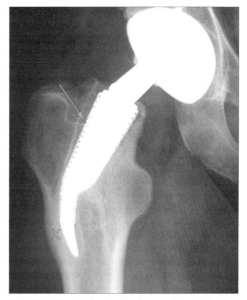

Abb. 18.3: Röntgenkontrolle einer rechten Hüfte (a.-p.-Strahlengang, Ausschnitt) mit deutlicher aseptischer Lockerung des Cut-Stieles (Lysezonen; →) so-wie lateraler knöcherner Kortikalishypertrophie in-folge vermehrter Druckbelastung (x)

Abb. 18.3; Stress-Protection der femoralen Kortikalis? – s. Abb. 18.4)? Infektzeichen? Osteoporose? Periartikuläre Ossifikation?

– **Knie** möglichst in 3 Ebenen (lange a.-p.-Aufnahme im Stehen, seitliches Bild im Liegen, Axialaufname der Patella): Beinachsenstellung? Implantatsitz? Gelenkspalthöhe (symmetrisch, asymmetrisch)? Aseptische Implantatlockerung (Fremdkörpergranulome, Radiolucent Zones)? Infektzeichen? Osteoporose? Patella-Alignment?

◢ Eine **Sonographie** ist nur in Ausnahmefällen sinnvoll, z.B. zur Beurteilung der lateralen proximalen Weichteile der Hüfte (Bursitis trochanterica?) bzw. der Kniekehle (Ganglion?), auch zur Erfassung eines Kniegelenksergusses.

◢ Als Minimaldiagnostik werden bei den **Laborwerten** empfohlen: BSG, CRP, BB (Entzündungsparameter).

◢ Eine **Szintigraphie** ist bei Verdacht auf eine entzündliche Irritation bzw. eine aseptische/septische Implantatlockerung (z.B. schleichender Infekt; s. Abb. 18.5) sinnvoll (unspezifisch).

◢ Die Veranlassung eines **EMG** kommt allenfalls bei persistierenden neurologischen Störungen in Frage (z.B. im Fall ei-

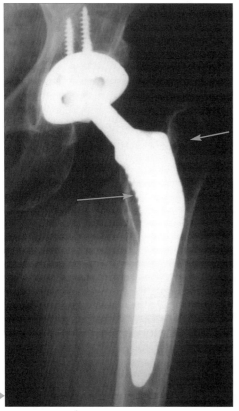

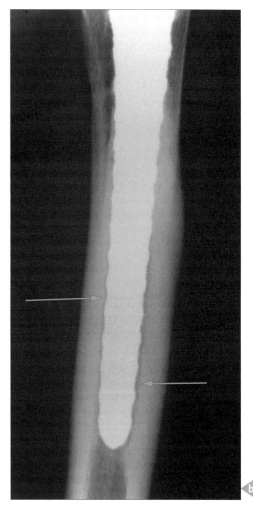

Abb. 18.4: Typische radiologische Veränderungen im Langzeitverlauf nach Implantation einer zementfreien TEP (jeweils a.-p.-Strahlengang) **a)** Stress-Protection der proximalen medialen Femurschaftkortikalis (→) bei distaler Krafteinleitung **b)** Verdickung der distalen Femurschaftkortikalis im Bereich der Prothesenstielspitze (→; Kraftaufnahmezone)

ner Femoralis-, Ischiadikus- oder Peroneussschwäche), z.B. zur Überprüfung der Reinnervation bei operationsimmanenter Funktionsstörung.

18.2 Weitere sinnvolle Behandlungsmaßnahmen

Unter dem Motto „Eine gesunde gelenkumspannende Muskulatur schützt das Implantat vor unvorgesehener Überlastung" sollte zum bestmöglichen Erhalt der wichtigen muskulären Gelenkführung und -stabilität (s. Abb. 18.6) ein möglichst regelmäßiges und v.a. gleichmäßiges funktionelles Ausdauertraining erfolgen mit Vermeidung kinetischer Kraftspitzen. Hierfür stehen die Strategien der **MTT** (z.B. regelmäßiges Ergometertraining mit allenfalls 40% der Maximalkraft; täglich 1- bis 2-mal 10–15 min) bzw. des **therapeutischen Sports** (Eigenregie, Hüft- bzw. Kniegruppen über die Gesetzlichen Krankenkassen, Physiotherapiezentrum) zur Verfügung. Der betroffene Patient sollte sich regelmäßig und viel bewegen (Spazieren gehen, evtl. ebenerdiges Walken, Schwimmen u.Ä.; 1- bis 2-mal/Woche über 30–60 min).

In Abhängigkeit vom individuellen subjektiven und klinischen Bild können bei Bedarf auch Verordnungen **medikamentöser**, **krankengymnastischer** oder **physikalischer Maßnahmen** auf einem Arztrezept erfolgen.

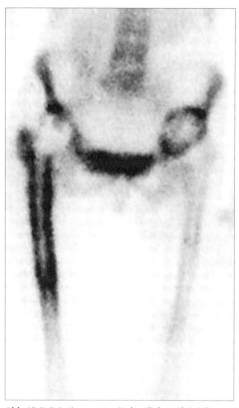

Abb. 18.5: Szintigramm mit deutlicher Aktivitätsanreicherung im Bereich der rechten Hüfte als Ausdruck einer entzündlichen Implantatlockerung (Stiel)

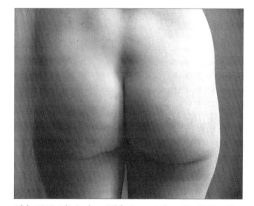

Abb. 18.6: Klinisches Bild einer stehenden Patientin 6 Monate nach Hüft-TEP links mit noch deutlicher homolateraler Atrophie der hüftumspannenden Muskulatur (v.a. M. gluteus medius)

19 Begutachtungsrichtlinien

Nach endoprothetischem Ersatz des Hüft- und Kniegelenkes resultieren nicht selten mehr oder weniger stark ausgeprägte bleibende Funktionsstörungen, vor allem implantatbedingte qualitative Restriktionen der körperlichen Belastbarkeit und Leistungsfähigkeit. Diese Umstände werfen häufig – einerseits im Rahmen der Gesetzlichen und Privaten Krankenversicherung, vor allem aber im Rahmen der Gesetzlichen Rentenversicherung, der Privaten bzw. Gesetzlichen Unfallversicherung sowie des Schwerbehindertenrechtes – gutachterliche Fragestellungen auf.

Basierend auf zahlreichen Gesetzen und Vereinbarungen sind für die einzelnen Versicherungszweige unterschiedliche Anspruchsvoraussetzungen zu klären. Das Ausmaß der jeweiligen Versicherungsleistungen richtet sich in aller Regel nach dem objektivierbaren Funktionsausfall sowie der (röntgen)morphologischen Gelenksituation ohne wesentliche Berücksichtigung des individuellen subjektiven Leidensdruckes.

19.1 Gesetzliche Krankenversicherung

Im Fall einer **Arbeitsunfähigkeit** hat der gesetzlich Krankenversicherte Anspruch auf eine Lohnfortzahlung durch den Arbeitgeber von bis zu 6 Wochen; ist nach dieser Zeit immer noch keine Arbeitsfähigkeit gegeben, wird von der jeweiligen Krankenkasse – bei regelmäßiger Überprüfung der gesundheitlichen Situation durch seinen medizinischen Dienst (MdK) – bis zu 18 Monate Übergangsgeld gewährt. Entscheidend für die Beurteilung der Arbeitsfähigkeit ist die Frage, ob der betroffene Patient in seiner zuletzt ausgeübten Tätigkeit wieder voll leistungsfähig ist oder nicht; die Möglichkeit einer teilweisen (evtl. nur stundenweisen) Arbeitsfähigkeit existiert nicht.

Nach **endoprothetischem Ersatz des Hüft- oder des Kniegelenkes** können die engmaschige ärztliche Behandlung und auch die Rehabilitation im Regelfall nach etwa 4–5 postoperativen Monaten abgeschlossen werden. Es liegt dann meist ein klinischer Endzustand vor. Unter Zugrundelegung der zu diesem Zeitpunkt gegebenen Restbeeinträchtigungen im Bereich der Haltungs- und Bewegungsorgane (funktionelle Defizite, muskuläre Kraftentfaltung, fortbestehende Umlaufstörungen, Gelenkstabilität, Abhängigkeit von Hilfsmitteln u.a.m.) wird überprüft, ob die zuletzt ausgeübte berufliche Tätigkeit wieder vollschichtig ausgeübt werden kann oder nicht.

In Einzelfällen kann über den Rentenversicherungsträger ein Stufeneinstieg, evtl. auch eine temporäre oder dauerhafte Umsetzung am Arbeitsplatz in die Wege geleitet werden. Ist eine Wiederaufnahme der letzten Tätigkeit – evtl. unter Modifikationen des Arbeitsplatzes – nicht möglich, verbleibt der Patient arbeitsunfähig.

19.2 Private Krankenversicherung

Die Private Krankenversicherung gewährt, je nach individuell abgeschlossenem Vertrag, **Tagegeldzahlungen** in unterschiedlicher

Höhe bis zum Wiedereintritt der Arbeitsfähigkeit, wobei für die ärztliche Beurteilung hier in erster Linie die körperlichen Belastungen in der zuletzt ausgeübten beruflichen Tätigkeit zugrunde gelegt werden. Die sozialmedizinische Bewertung wird – bei auftretenden Zweifelsfällen – durch eine gutachterliche Einschätzung beratender Fachärzte vorgenommen. Nicht selten wird eine Weitergewährung von Tagegeldzahlungen abgelehnt, wenn der betroffene Patient seine letzte berufliche Tätigkeit zumindest teilweise wiederaufnehmen kann. Ähnlich wie bei der Gesetzlichen Krankenversicherung wird die gutachterliche Überprüfung nach Abschluss der Rehabilitation 4–5 Monate postoperativ in die Wege geleitet.

Nach endoprothetischem Ersatz des Hüft- oder Kniegelenkes verbleiben in der Regel qualitative Beeinträchtigungen des körperlichen Restleistungsvermögens. Unter diesem Gesichtspunkt ist der Gutachter angehalten, eine sehr sorgfältige Berufsanamnese zu erheben, um das körperliche Restleistungsvermögen des betroffenen Patienten auch unter individuellen quantitativen Gesichtspunkten exakt einschätzen zu können.

Ist eine berufliche Reintegration in absehbarer Zeit aufgrund erheblicher persistierender Beeinträchtigungen ausgeschlossen, ist der Erkrankte nicht mehr in der Lage, zumindest 50% seiner letzten beruflichen Tätigkeiten auszuüben, so wird in nicht wenigen Fällen von ärztlicher Seite **Berufsunfähigkeit** attestiert, was dann die Weiterzahlung von Krankentagegeld ausschließt.

19.3 Gesetzliche Rentenversicherung

Die Gesetzliche Rentenversicherung (DRV Bund, DRV Länder, Bundesknappschaft u.a.) leistet **vorzeitige Rentenzahlungen**, wenn ein erkrankter Patient in einer überschaubaren Zeitspanne nicht mehr sinnvoll in das allgemeine Erwerbsleben reintegriert werden kann. Finanzielle Leistungen können dann vorübergehend (auf Zeit) oder auf Dauer gewährt werden.

Die hierfür zugrunde liegende individuelle sozialmedizinische Bewertung wird normalerweise im Rahmen eines **fachärztlichen Gutachtens** vorgenommen. Auch hier ist die aktuelle klinische Gesamtsituation der Haltungs- und Bewegungsorgane mit evtl. gegebenen funktionellen Defiziten, muskulären Schwächen, lokalen oder multilokulären Reizzuständen oder entzündlichen Prozessen, Zirkulationsstörungen, Einschränkungen des Gehvermögens u.a. ausschlaggebend. Eingeschätzt wird, ob im zuletzt ausgeübten Beruf wieder eine teilweise oder volle Belastbarkeit gegeben ist oder nicht. In vielen Fällen ist allerdings bei persistierenden Störungen von einer Verweisbarkeit auf den sog. allgemeinen Arbeitsmarkt auszugehen, vor allem dann, wenn kein erlernter Beruf mit Abschluss vorliegt.

Der Fachgutachter gibt eine Bewertung des verbliebenen Restleistungsvermögens ab: Hier wird zunächst überprüft, ob **zeitliche (quantitative) Beeinträchtigungen** gegeben sind (vollschichtig, d.h. über 6 Stunden tgl. körperlich einsetzbar/nur noch teilschichtig 3–6 Stunden tgl. belastbar/nur noch weniger als 3 Stunden tgl. auf dem Arbeitsmarkt belastbar). Im Weiteren erfolgt eine sozialmedizinische Überprüfung, ob vorübergehend oder auf Dauer von **qualitativen Beeinträchtigungen** des Leistungsvermögens auszugehen ist (schwere/mittelschwere/leichte Tätigkeiten; spezielle Einschränkungen der Körperhaltung, des Hebens und Tragens von Lastgewichten oder des beruflichen Umfeldes, mögliche Notwendigkeit längerer Arbeitspausen u.a.m.). Abgegeben wird die Einschätzung des **negativen Leistungsbildes** (Was kann der Patient nicht mehr?) sowie eines **positiven Leistungsbildes** (Was ist dem Patienten nicht nur vorübergehend noch zuzumuten?). Hier spielen auch die Befunde der bildgebenden Diagnostik eine wichtige Rolle. Letztendlich ebenfalls wesentlich ist die **Wegefähigkeit** des Betroffenen; liegt diese unter 500 m (4-mal tgl. gefordert) und kann dies anderweitig nicht kompensiert werden, so ist von **Erwerbsunfähigkeit** auszugehen.

Nach hüft- bzw. knieendoprothetischem Gelenksersatz ist grundsätzlich auf Dauer von qualitativen Beeinträchtigungen auf dem allgemeinen Arbeitsmarkt auszugehen: Schwere und ausschließlich mittelschwere Arbeitsabläufe sind nicht mehr zumutbar, auch keine Tätigkeiten in körperlichen Zwangshaltungen, keine Arbeiten in ausschließlich stehender/gehender Körperhaltung, keine Arbeiten auf unebenem Gelände, Leitern oder Gerüsten. Im Fall einer einliegenden Knie-TEP sind Arbeitshaltungen im Knien bzw. in Hockstellung nur noch sehr begrenzt zumutbar. Positiv ausgedrückt besteht im Fall einer reizfrei einliegenden monoartikulären Endoprothese wieder ein vollschichtiges Leistungsvermögen für leichte bis gelegentlich mittelschwere Arbeitsabläufe mit wechselnder Körperhaltung (Anteil im Sitzen etwa 50%). Die Wegefähigkeit ist in den meisten Fällen nicht sozialmedizinisch relevant beeinträchtigt.

Bestehen auch ausgeprägte kontralaterale degenerative Gelenkveränderungen im Bereich der unteren Extremitäten bzw. ein mehrfacher endoprothetischer Gelenksersatz, liegt darüber hinaus evtl. noch eine deutlich übersteigerte degenerative Abnutzung der Rumpfwirbelsäule vor mit evtl. fixierter Fehlhaltung – was dann länger andauernde sitzende Arbeitsabläufe limitieren würde –, ist in Einzelfällen auch von einer quantitativen Beeinträchtigung des körperlichen Restleistungsvermögens auf dem sog. allgemeinen Arbeitsmarkt auszugehen.

19.4 Gesetzliche Unfallversicherung

Die noch auf Bismarck zurückgehende Gesetzliche Unfallversicherung (Träger: Berufsgenossenschaften) entschädigt im Fall eines Unfallgeschehens während der Arbeit oder auf dem Hin- bzw. Rückweg zur/von der Arbeitsstelle unfallbedingte bleibende funktionelle Defizite. Deren Gradierung erfolgt grundsätzlich prozentual (meist in 10er Schritten) als sog. **Minderung der Erwerbsfähigkeit (MdE)**; die jeweilige Höhe ist körperregionenspezifisch tabellarisch vorgegeben.

Nach erfolgtem **hüft- bzw. knieendoprothetischem Ersatz als Traumafolge** werden in erster Linie dauerhaft fortbestehende Funktionseinschränkungen des betroffenen Gelenkes berücksichtigt, des Weiteren persistierende Instabilitäten, eine reduzierte muskuläre Kraftentfaltung, neurologische Defizite, periphere Umlaufstörungen, Beeinträchtigungen der Gesamtmobilität, eine Abhängigkeit von Hilfsmitteln (z.B. das Tragen besonderen Schuhwerkes, Orthesen, Gehhilfen u.a.m.) sowie schließlich die radiologische Situation der einliegenden Alloarthroplastik. Das subjektiv berichtete Ausmaß fortbestehender Beschwerdebilder in Ruhe oder unter Belastungsbedingungen spielt ebenso wenig eine Rolle wie die Art der beruflichen Tätigkeit (maßgeblich ist der sog. allgemeine Arbeitsmarkt).

Unterschieden werden eine (meist großzügigere) Einschätzung der MdE zum Zeitpunkt des Abschlusses des Heilverfahrens mit dem erstmaligen Wiedereintritt der Arbeitsfähigkeit und die oft strengere Bewertung unter sog. Dauerrenten-Gesichtspunkten 3 Jahre nach dem Unfallgeschehen. Die MdE im Fall einer einliegenden Hüftendoprothese beträgt minimal immer 20% (d.h. sie ist rentenrelevant und wird ausbezahlt), im Fall einer Knieendoprothese mindestens 30% (s. Tab. 19.1–19.3).

Zu späteren Zeitpunkten muss bei beabsichtigter Höherstufung bzw. Reduzierung der MdE für den weiteren Verlauf jeweils eine wesentliche Verschlechterung bzw. Verbesserung der klinischen Situation gutachterlich belegt werden. Die finanzielle Entschädigung erfolgt durch eine monatliche Rententeilzahlung, deren Höhe sich am zuletzt verdienten Gehalt orientiert. Eine zeitliche begrenzte oder dauerhafte Abfindung ist möglich.

19.5 Private Unfallversicherung

Im Rahmen des Privaten Unfallversicherungsrechtes wird für die Haltungs- und Bewegungsorgane die sog. **Invalidität** im Sinne dauerhaft fortbestehender postakzidenteller körperlicher Beeinträchtigungen oder Behinderungen der körperlichen Leistungsfähigkeit eingeschätzt, wobei – je nach Versicherungsvertrag – evtl. die letzte berufliche Tätigkeit zugrunde gelegt werden kann. Für die Extremitäten gilt hier in der Regel die sog. **Gliedertaxe** (Angabe des bleibenden Funktionsdefizits als Bruch, z.B. $1/7$, $2/3$, $3/4$ Beinwert), nur für die Wirbelsäule gilt eine prozentuale Gradierung.

Die gutachterliche Bewertung sollte nicht vor einem Jahr und nicht später als 2 Jahre nach dem Unfallgeschehen in die Wege geleitet werden. Die gewährte finanzielle Entschädigung erfolgt für gewöhnlich als einmalige pauschale Abfindung (auch im Hinblick auf möglicherweise sich zukünftig noch ergebende Spätfolgen), nicht als monatliche Rentenzahlung.

Die gutachterlich relevanten Kriterien entsprechen denen der Gesetzlichen Unfallversicherung (maßgeblich sind in erster Linie objektiv fassbare Störungen). Im Fall eines **posttraumatisch erforderlich gewordenen endoprothetischen Gelenksersatzes** sollte unter Berücksichtigung des Lebensintegrales des betroffenen Patienten im Bereich der *Hüfte* von einem Invaliditätsfaktor (Beinwert) von mindestens $3/7$, im Bereich des *Knies* von mindestens $1/2$ ausgegangen werden (s. Tab. 19.1–19.3).

19.6 Schwerbehindertengesetz

Das Schwerbehindertengesetz regelt die Voraussetzungen einer Inanspruchnahme spezieller Vergünstigungen für bleibend Behinderte, so z.B. der Kündigungsschutz, die Einkommensteuerersparnis, der KFZ-Steuernachlass, evtl. unentgeltliche Beförderung im Nahverkehr, Zusatzurlaub u.a.m.

Von einer Schwerbehinderung ist dann auszugehen, wenn der sog. GdB (**Grad der Behinderung** als absolute Zahl, nicht als Prozentangabe!) 50 oder mehr beträgt. Bei einem GdB von 30 besteht die Möglichkeit der sog. Schwerbehinderten-Gleichstellung, um den Arbeitsplatz durch das Arbeitsamt zu sichern, wenn infolge der gegebenen Behinderung ein geeigneter Arbeitsplatz ansonsten nicht mehr gefunden oder erhalten werden kann.

Die Einschätzung des GdB – abgestuft in 10er-Schritten – erfolgt durch die Versorgungsämter bzw. Landesversorgungsämter individuell, wobei hierfür vom Bundesministerium für Arbeit und Sozialordnung tabellarisch aufgelistete Anhaltspunkte publiziert wurden. Diese berücksichtigen – basierend auf den schriftlichen Mitteilungen der behandelnden Ärzte – nach endoprothetischem Gelenksersatz von Hüfte bzw. Knie in erster Linie persistierende (nicht nur vorübergehende) funktionelle Defizite, Instabilitäten, die muskuläre Kraftentfaltung sowie die radiologische Situation (Implantatsitz), nicht den Ausprägungsgrad subjektiv empfundener Beschwerdebilder. Im Fall einer korrekt einliegenden *Hüftendoprothese* ohne wesentliche bleibende Defizite liegt der GdB bei mindestens 20, bei einer *Knieendoprothese* bei 30 (s. Tab. 19.1–19.3).

Eine Addition der jeweiligen Behinderungsgrade (obere Extremitäten, Wirbelsäule, untere Extremitäten) ist nicht zulässig. Entscheidend für den Gesamtgrad ist das globale Ausmaß der Behinderung im täglichen Leben, unabhängig von der speziellen beruflichen Belastung.

Ein **Nachteilsausgleich** (sog. **Merkzeichen**) mit weiteren Vergünstigungen kann – neben dem GdB – im Fall spezieller Behinderungen zugebilligt werden:

- **Erhebliche Gehbehinderung ("G"):** Die Bewegungsfähigkeit (Geh- und Stehfähigkeit) im Straßenverkehr ist so stark beeinträchtigt, dass der Antragsteller nicht ohne erhebliche Schwierigkeiten oder nicht ohne Gefahr für sich und andere in der Lage ist, Wegstrecken im Ortsverkehr zurückzulegen, die üblicherweise noch zu Fuß bewältigt werden können. Die Voraussetzungen sind dann erfüllt, wenn aufgrund von Beeinträchtigungen der unteren Gliedmaßen und/oder der Wirbelsäule ein Einzel-GdB von zumindest 50 vorliegt. Nach der sozialgerichtlichen Rechtsprechung ist dies auch dann der Fall, wenn es dem Behinderten nicht mehr möglich ist, etwa 2 km in 30 Minuten zu Fuß zu bewältigen.
  - Im Fall eines **monoartikulären Gelenksersatzes** der unteren Extremität ist bei ausreichender Kompensation durch das kontralaterale Bein von einer derartigen Limitierung nicht auszugehen. Liegt eine endoprothetische Versorgung im Bereich beider unterer Extremitäten vor, so sind die Voraussetzungen nur bei einer nicht befriedigenden funktionellen Situation gegeben.
- **Außergewöhnliche Gehbehinderung ("aG"):** Diese liegt dann vor, wenn der Betroffene aufgrund der Schwere seines Leidens mit entsprechenden erheblichen funktionellen Defiziten außerhalb eines Kraftfahrzeuges auf Dauer nur mit fremder Hilfe oder nur mit großer Anstrengung bewegungsfähig ist. Unter sozialmedizinischem Aspekt ist dies dann gegeben, wenn die eigenständige Gehleistung unter 100 m liegt; dies trifft in der Regel lediglich für Schwerstbehinderte zu mit einem Gesamt-GdB von 80 und mehr aufgrund von Beeinträchtigungen im Bereich der unteren Extremitäten und/oder der Wirbelsäule, etwa für Doppelamputierte, Querschnittsgelähmte u.Ä. Nur für diese Fälle sind vom Versorgungsamt spezielle Parkerleichterungen vorgesehen.
  - Nach **endoprothetischem Gelenksersatz** im Bereich der unteren Extremitäten sind die Voraussetzungen für die Zubilligung dieses Merkzeichens nur in wenigen Ausnahmefällen gegeben.
- **Notwendigkeit ständiger Begleitung ("B"):** Dieses Merkzeichen gilt für Betroffene zur Vermeidung von Gefahren für sich und andere bei Benutzung öffentlicher Verkehrsmittel, wenn sie ständig auf fremde Hilfe angewiesen sind.
  - Auch hierfür sind nach einem **endoprothetischem Gelenksersatz** im Bereich der unteren Extremitäten die Voraussetzungen nur in wenigen Ausnahmefällen gegeben.
- **Befreiung von der Rundfunk- und Fernsehgebührenpflicht ("RF"):** Hier muss der Gesamt-GdB mindestens 80 betragen; der Behinderte ist aufgrund seines Leidens ständig an die Wohnung gebunden; es ist ihm unmöglich, an öffentlichen Veranstaltungen teilzunehmen (z.B. bei schweren Bewegungsstörungen).
- **Hilflosigkeit ("H"):** Bei dieser Kategorie werden unterschiedliche Einstufungen differenziert (I–V), wobei das Bundesversorgungsgesetz die jeweilige Prüfung der Hilflosigkeit und der Notwendigkeit konsequenter Pflege durch einen Arzt (z.B. des MdK) voraussetzt.

Tab. 19.1: MdE und GdB nach endoprothetischem Hüftgelenksersatz

Klinische Situation	Private Unfallversicherung (Beinwert)	Gesetzliche Unfallversicherung (MdE in %)	Bundesversorgungsgesetz (GdB)
Gute Funktion, stabiles Gelenk	$^3/_7$	20	20
Schlechte Funktion, stabiles Gelenk	$^1/_2$–$^4/_7$	30–50	30–50
Schlechte Funktion, nicht entzündliche Lockerung	$^2/_3$–$^3/_4$	40–60	50–60
Schlechte Funktion, tiefe Infektion	$^6/_7$–$^1/_1$	50–70	60–70

Tab. 19.2: MdE und GdB nach endoprothetischem Kniegelenksersatz

Klinische Situation	Private Unfallversicherung (Beinwert)	Gesetzliche Unfallversicherung (MdE in %)	Bundesversorgungsgesetz (GdB)
Gute Funktion, stabiles Gelenk	$^1/_2$	30	30
Schlechte Funktion, stabiles Gelenk	$^1/_2$–$^4/_7$	40–50	40–50
Schlechte Funktion, nicht entzündliche Lockerung	$^2/_3$–$^3/_4$	(50)–60	50–60
Schlechte Funktion, tiefe Infektion	$^6/_7$–$^1/_1$	60–70	60–70

Tab. 19.3: Zusätzliche gutachterliche Bewertung einer (evtl. operationsimmanenten) Beinlängendifferenz

Klinische Situation (Beinverkürzung)	Private Unfallversicherung (Beinwert)	Gesetzliche Unfallversicherung (MdE in %)	Bundesversorgungsgesetz (GdB)
Bis 1,0 cm	0	0	0
Bis 2,5 cm	$^1/_{20}$	0–5	0–5
Bis 4,0 cm	$^1/_{10}$	10	10
Bis 6,0 cm	$^1/_{10}$–$^1/_3$	20	20
Über 6,0 cm	$^2/_5$–$^1/_2$	30	30

Literatur

Abitbol JJ et al., Gluteal nerve damage following total hip arthroplasty. A prospective analysis. J Arthroplasty (1990), 5, 319

Agneskirchner JD, Lobenhoffer P, Endoprothetik des Kniegelenks. Unfallchirurg (2004), 107, 219

Aigner C, Windhager R, Die postoperative Fraktur des Femur bei liegender Hüfttotalendoprothese. Z Orthop (2004), 142, R1

Amelung W, Hildebrandt G (1985) Balneologie und medizinische Klimatologie, Bd. I–III. Springer, Berlin, Heidelberg, New York

Arcq M, Ectopic ossifications: A complication after total hip replacement. Arch Orthop Unfallchir (1973), 77, 106

Aschner B (1986) Lehrbuch der Konstitutionstherapie, 8. Aufl. Hippokrates, Stuttgart

Baumgaertner MR et al., Arthroscopic debridement of the arthritic knee. Clin Orthop (1990), 253, 197

Blaum W (2007) Ergebnisse von vorerst 4687 stationären AHB-Patienten nach Hüft-TEP-Implantation anhand des reha-spezifischen Staffelstein-Hüft-Scores. April 2007, Vortrag VSO-Kongress Baden-Baden

Blümlein H, Brusattis F (1990) Knieendoprothetik – Historie und Indikationsabgrenzung. In: Springorum HW, Katthagen BD (Hrsg), Aktuelle Schwerpunkte der Orthopädie, 184. Georg Thieme, Stuttgart, New York

Bold RM, Grossmann A, Block R (Hrsg) (1989) Stemmführung nach R. Brunkow, 5. Aufl. Enke, Stuttgart

Brankamp J et al., Bisphosphonatwirkungen in der Endoprothetik. Z Orthop (2006), 144, 187

Brooker A et al., Ectopic ossification following total hip replacement. J Bone Joint Surg (1973), 55 A, 1629

Brüggemann W (1986) Kneipp-Therapie. 2. Aufl. Springer, Berlin

Brügger A (1980) Die Erkrankungen des Bewegungsapparates und seines Nervensystems. Fischer, Stuttgart, New York

Buchholz K, v Foerster G, Heinert K (1987) Prophylaxe und Therapie postoperativer Ossifikationen nach totaler Hüftgelenkprothese – eine orientierende retroelektive Studie mit dem Antiverknöcherungsschema der Endoklinik Hamburg. In: 10 Jahre Endoklinik Hamburg (Hrsg.), Primär- und Revisions-Alloarthroplastik Hüft- und Kniegelenk, 171. Springer, Berlin, Heidelberg, New York

Bundesgeschäftsstelle Qualitätssicherung GmbH (2006) Qualität sichtbar machen. BQS – Qualitätsreport. BQS Bundesgeschäftsstelle, Düsseldorf

Charnley J, The long-term results of low-friction arthroplasty of the hip performred as a primary intervention. J Bone Jt Surg (1972), 54, B 61

Cotta H et al. (Hrsg) (1986) Krankengymnastik, Bd. 3. Georg Thieme, Stuttgart, New York

Danielsson LG, Incidence and prognosis of coxarthrosis. Acta Orthop Scan (1964), Suppl. 66

Debrunner AM (2002) Orthopädie – Orthopädische Chirurgie. 4. Aufl. Huber, Bern, Göttingen, Toronto, Seattle

DeHart MM, Riley LHJ Nerve injury and total hip arthroplasty. J Amer Acad Orthop Surg (1999), 7, 101

Delbrück H, Haupt E (Hrsg) (1998) Rehabilitationsmedizin – Ambulant – Teilstationär – Stationär, 2. Aufl. Urban & Schwarzenberg, München, Wien, Baltimore

Dicke E, Schliack H, Wolff A (1982) Bindegewebsmassage. Hippokrates, Stuttgart

Dirschauer A, Dirschauer U, Hohenhöfel J (1986) Physikalische Therapie in Klinik und Praxis, 4. Aufl. Kohlhammer, Stuttgart

Drabiniok T et al., Möglichkeiten und Grenzen der ambulanten Rehabilitation – Erste klinische Ergebnisse. Orth Prax (1997), 33, 718

Drabiniok T, Sonnekalb U, Heisel J Stationäre Anschlussheilbehandlung nach alloarthroplastischem Hüftgelenksersatz bei älteren Menschen. Orth Prax (2001), 38, 794

Drexel H, Becker-Casademont R, Seichert N (1988) Elektro- und Lichttherapie. Hippokrates, Stuttgart

Drexel H et al. (1993) Physikalische Medizin Bd. 4, 2. Aufl. Hippokrates, Stuttgart

Eder M, Tilscher H (1991) Infiltrationstherapie, 2. Aufl. Hippokrates, Stuttgart

Effenberger H et al., Qualitätsmanagement in der Hüft- und Knieendoprothetik. Orthopäde (2001), 30, 332

Egger K, Pirlet A, Probst H (1997) Trainingstherapie. Georg Thieme, Stuttgart, New York

Ender SA et al., Mittelfristige Ergebnisse der zementfreien Schenkelhals-Endoprothese Typ CUT. Z Orthop (2006), 144, 477

Eriksson MBE, Sjölund BA (1989) Transkutane Nervenstimulation, 3. Aufl. Fischer, Heidelberg

Erler K et al., Rehabilitationsergebnisse nach Knie-TEP-Implantation – objektiv dargestellt. Med Orth Techn (2004), 124, 61

Eulert J, Knelles D, Barthel T, Heterotope Ossifikationen. Orthopäde (1997), 25, 399

Ewald FC et al., Kinematic total knee replacement. J Bone Jt Surg (1984), 66 A, 1032

Fass V, Müller W, Postoperative Rehabilitation und Physiotherapie des älteren Patienten nach totalendoprothetischer Versorgung. Orth Prax (1994), 30, 211

Findeklee R, Büttner K, Knieendoprothetik – Ergebnisse der stationären Rehabilitation (AHB) bei 1111 Patienten nach Knie-TEP-Implantation. Orth Prax (2000), 36, 280

Finkbeiner GF, Rehabilitation von Erkrankungen und Behinderungen der Haltungs- und Bewegungsorgane. BV Orthopädie (1992), 23

Fleischmauer M, Hermann D, Hinkelmann U (1992) Leitfaden Physiotherapie in der Orthopädie und Traumatologie. Urban & Fischer, München, Jena

Földi M, Kubik S (1999) Lehrbuch der Lymphologie für Mediziner und Physiotherapeuten, 4. Aufl. Fischer, Stuttgart

Freeman MAR, Sculco T, Todd RC, Replacement of the severely damaged arhritic knee by the ICLH (Freeman-Swanson) arhroplasty. J Bone Jt Surg (1977), 59 B, 64

Frisch H (2003) Programmierte Therapie am Bewegungsapparat. Chirotherapie – Osteopathie – Physiotherapie, 4. Aufl. Springer, Berlin, Heidelberg, New York

Frisch H (1995) Programmierte Untersuchung des Bewegungsapparates, 6. Aufl. Springer, Berlin, Heidelberg, New York

Fritsch E, Heisel J, Endoprothesen bei Rheuma. Möglichkeiten des totalendoprothetischen Gelenkersatzes bei Erkrankungen des rheumatischen Formenkreises. Z Allg Med (1996), 72, 1082

Fröhlich D, Fröhlich R, Das Piriformissyndrom: eine häufige Differentialdiagnose des lumboglutäalen Schmerzes. Man Med (1995), 33, 7

Gabel M, Springorum HW, Kupfer HJ, Sofortbelastung nach zementfreiem Kniegelenkersatz. Orth Prax (1995), 31, 668

Gersh MR (Ed) (1992) Electrotherapy in Rehabilitation. Davies, Philadelphia

Gillert O, Rulffs W (1995) Hydrotherapie und Balneotherapie, 12. Aufl. Pflaum, München

Gillert O, Rulffs W, Boegelein K (1995) Elektrotherapie, 3. Aufl. Pflaum, München

Gläser D, Dalicho WA (1972) Segmentmassage, 4. Aufl. Georg Thieme, Stuttgart, New York

Grifka J et al. Update der Thromboseprophylaxe in Orthopädie und Unfallchirurgie. Orthopäde (2004), 33, 762

Grossmann P, Braun M, Becker W, Luxation nach Hüft-TEP-Implantation: Abhängigkeit vom operativen Zugang und anderen Faktoren. Z Orthop (1994), 132, 521

Günther R, Jantsch H (1986) Physikalische Medizin, 2. Aufl. Springer, Berlin, Heidelberg, New York

Gutenbrunner C, Hildebrandt G (Hrsg) (1998) Handbuch der Balneologie und medizinischen Klimatologie. Springer, Berlin, Heidelberg, New York

Haarer-Becker R, Schoer D (1998) Physiotherapie in Orthopädie und Traumatologie, 2. Aufl. Georg Thieme, Stuttgart, New York

Harris WH, Traumatic arthritis of the hip after dislocation and acetabular fractures: treatment by Mold arthroplasty. An end result study using a new method of result evaluation. J Bone Jt Surg (1969), 51 A, 737

Heinz BC, v Mallek D, Vorkommnisse bei Hüft- und Knieendoprothesen. Orthopäde (2005) 34 N, 47

Heisel J, Dynamische Hüftorthese zur Behandlung der postoperativen Instabilität nach Hüft-TEP. Orth Prax (2006a), 42, 493

Heisel J, Geschichte der Hüftendoprothetik. Med Orth Techn (2006b), 126, 67

Heisel J (2005a) Physikalische Medizin. Georg Thieme, Stuttgart, New York

Heisel J, Klinische Anwendungsbeobachtung einer dynamischen Hüftorthese nach postoperativen Hüftluxationen bei TEP. Med Orth Techn (2005b), 125, 67

Heisel J, Rehabilitation nach Knieendoprothese. Z Orthop (2004), 142, R 1

Heisel J (2003a) Rehabilitation nach operativen knorpelsanierenden Maßnahmen. In: Jerosch J, Heisel J, Imhoff A (Hrsg), Fortbildung Orthopädie – Traumatologie 7, 119. Steinkopff, Darmstadt

Heisel J, Richtlinien der Rehabilitation nach endoprothetischem Hüftgelenksersatz. Orth Prax (2003b), 39, 436

Heisel J (2002a) Rehabilitation des Hüftgelenkes. In: Stahl CH et al. (Hrsg), Klinische Arthrologie. Ecomed, Landsberg/Lech IV –9.1

Heisel J, Rehabilitation nach endoprothetischem Kniegelenksersatz. Orth Prax (2002b), 38, 434

Heisel J (2001a) Rehabilitation und Belastbarkeit von Hüftendoprothesenpatienten mit Gelenkgleitpaarung Keramik/Keramik: Was gilt zu beachten? In: Toni A, Willmann G (Hrsg), Bioceramics in Joint Arthroplasty, 45. Georg Thieme, Stuttgart, New York

Heisel J (2001b) Konservative Behandlungsstrategien bei Gelenkknorpelschäden. In: Erggelet C, Steinwachs M (Hrsg), Gelenkknorpeldefekte, 189. Steinkopff, Darmstadt

Heisel J (1998) Rehabilitationsergebnisse und berufliche Reintegration nach orthopädischer Rehabilitation. Rehabilitation 1998, 46. BfA Berlin

Heisel J, Infektionen in der Hüft- und Kniegelenksendoprothetik. Med Welt (1997), 48, 199

Heisel J, Der künstliche Hüftgelenksersatz – historische Entwicklung und aktueller Stand. Magazin Forschung (1993), 2, 22

Heisel J (1992) Entzündliche Gelenkerkrankungen. Bücherei des Orthopäden. Bd. 58. Enke, Stuttgart

Heisel J, Intra- und postoperative Frakturen bei alloarthroplastischem Kniegelenksersatz. Akt Traumatol (1988), 18, 76

Heisel J, Prophylaktischer Antibiotikaeinsatz bei orthopädischen Eingriffen. Krankenhausarzt (1984), 57, 317

Heisel J, Bork H (1996) Moderne Hüftendoprothetik – gibt es heute noch eine Altersindikation. In: Jerosch J, Effenberger H, Fuchs S (Hrsg) Hüftendoprothetik. Biomaterialien, Design, Spätinfektion, Qualitätssicherung und Dokumentation, 104. Georg Thieme, Stuttgart, New York

Heisel J, Drabiniok T, Bork H, Postoperative Belastungsstrategie nach alloarthroplastischem Hüftgelenksersatz. Med Orth Techn (1998), 118, 170

Heisel J, Hesselschwerdt HJ, Endoprothetischer Gelenkersatz beim Morquio-Brailsford-Syndrom. Z Orthop (1996), 134, 189

Heisel J, Jerosch J (1998) Das künstliche Hüftgelenk. Wichtige Fragen und Antworten. Broschüre CeramTecAG Plochingen, Plochingen

Heisel J, Jerosch J, Rehabilitationsmaßnahmen nach künstlichem Hüftgelenkersatz – eine notwendige Maßnahme? Orth Prax (1996), 32, 683

Heisel J, Peters P, Spätergebnisse der konventionellen zementierten Hüft-Alloarthroplastik. Orth Prax (1992), 28, 665

Heisel J, Aktuelle Endoprothetik des Hüftgelenkes. Klinik Magazin (1992), 8, 48

Heisel J, Schmitt E, Ergebnisse des Hüftgelenkersatzes mit Keramik-Teilendoprothesen. Akt Traumatol (1990), 20, 129

Heisel J, Schmitt E, Implantatbrüche bei Keramik-Hüftendoprothesen. Z Orthop (1987), 125, 480

Heisel J, Schwarz B, Implantatwechsel bei Schlittenendoprothesen. Akt Traumatol (1987), 17, 163

Heisel J, Schwarz B, Mittelmeier H, Mittelfristige Ergebnisse der Kniegelenksalloarthroplastik. SÄB (1984), 37, 20

Hernigou P, Goutallier D, GUEPAR inicompartmental locus prosthesis for single-compartment femorotibial arthrosis. A five- to nine-year follow-up study. Clin Orthop (1988), 230, 186

Hipp EG, Plötz W, Thiemel G (Hrsg) (2003) Orthopädie und Traumatologie. Georg Thieme, Stuttgart, New York

Hoffmann J, Heisel J, Die Medizinische Trainingstherapie als Baustein der Endoprothesenschule. Orth Prax (2001), 37, 243

Hoffmann J, Heisel J, Indikation zur orthetischen Versorgung nach knieendoprothetischer Versorgung. Phys Rehab Kur Med (1998), 8, 135

Hoffmann J, Heisel J, Effizienz einer stationären Anschlußheilbehandlung nach primärem endoprothetischen Kniegelenksersatz. Orth Prax (1997a), 33, 173

Hoffmann J, Heisel J, Rehabilitationsergebnisse nach primärem endoprothetischem Kniegelenksersatz unter Einbeziehung poststationärer Ergebnisse ein Jahr nach Beendigung der AHB. Orth Prax (1997b), 33, 764

Hofman AA et al., Total knee arthroplasty. Two- to four-year experience using an asymetric tibial tray and a deep trochleargrooved femoral component. Clin Orthop (1991), 269, 78

Holz U, Kraner F, Weller S, Periartikuläre Verknöcherungen nach Hüfttotalendoprothese. Z Orthop (1977), 155, 146

Hube R, Schietsch U, Hein W, Heutiger Stand der Kniegelenkendoprothetik. Med Orth Tech (2001), 121, 123

Huber F, Die Rehabilitation des geriatrischen Patienten. Orthopäde (1994), 23, 60

Huber JF et al., Klinische Resultate 2 Jahre nach Hüfttotalendoprothese (WOMAC/SF-36) und Vergleich mit der Normalbevölkerung (SF-36). Z Orthop (2006), 144, 296

Hüter-Becker A, Schewe H, Heipertz W (Hrsg) (1997) Physiotherapie. Bd. 5 – Praxis der physikalischen Therapie. Georg Thieme, Stuttgart, New York

Hungerford DS, Kenna RV, Krackow KA, The porous-coated anatomic total knee. Orthop Clin North Am (1982), 13, 103

Insall JN et al., Rationale of the knee society clinical rating system. Clin Orthop (1989), 248, 13

Insall JN et al., A comparison of four models of total knee-replacement prosthesis. J Bone Jt Surg (1976), 58 A, 754

Ito T et al., Distraction arthroplasty of the hip by bicentric femoral head prosthesis. Clin Orthop (1990), 255, 186

Ivanic GM et al., Die intermittierende Impulskompression zur Abschwellung und Thromboseprophylaxe – Pilotstudie nach Hüft-TEP. Unfallchirurg (2006), 109 N, 786

Jenrich W (2000) Grundlagen der Elektrotherapie. Urban & Fischer, München, Jena

Jerosch J, Minimalinvasive Hüftendoprothetik. Dtsch Ärztebl (2007), 103, B 2901

Jerosch J, Fuchs S, Heisel J, Knieendoprothetik – eine Standortbestimmung. Dtsch Ärztebl (1997), 94, A 449

Jerosch J, Heisel J, Endoprothesenschule. Leben mit einem künstlichen Gelenk. 3. Aufl. Schüling, Münster (2006)

Jerosch J, Heisel J (2004) Rehabilitation nach Knieverletzungen. Pflaum, München

Jerosch J, Heisel J (2001) Künstlicher Gelenkersatz Hüfte – Knie – Schulter. Pflaum, München

Jerosch J, Heisel J (1999) Knieendoprothetik. Indikationen, Operationstechnik, Nachbehandlung, Begutachtung. Springer, Berlin, Heidelberg, New York

Jerosch J, Heisel J (1996) Endoprothesenschule. Rehabilitations- und Betreuungskonzepte für die ärztliche Praxis. Deutscher Ärzte-Verlag, Köln

Jerosch J, Heisel J, Fuchs S, Postoperative Entlastung und Sportfähigkeit nach endoprothetischem Hüftgelenksersatz. Krankengymnastik (KG) (1997), 49, 1135

Jerosch J, Heisel J, Fuchs S, Sport nach Endoprothese. MOT (1996), 116, 180

Jerosch J, Heisel J, Fuchs S, Sport mit Endoprothese. Dtsch Z Sportmed (1995), 46, 205

Johanson NA et al., Nerve injury in total hip arthroplasty. Clin Orthop (1983), 179, 214

Judet R, Judet J, Technique and results with the acrylic femoral head prosthesis. J Bone Jt Surg (1952), 34 B, 173

Jung K (1992) Bewegungstherapie – Prinzipien therapeutischen Sports. Hippokrates, Stuttgart

Kaiser JH (1983) Kneippsche Hydrotherapie. Kneipp-Verlag, Bad Wörishofen

Kavanagh BF, Fitzgerald RH, Clinical and roentgenographic assessment of total hip arthroplasty. A new hip score. Clin Orthop (1985), 193, 133

Kladny B et al., Stationäre Rehabilitation nach Hüftendoprothetik. – eine Verlaufsbeobachtung mit dem Harris-Hip-Score. Z Orthop (2001), 139, 536

Kladny B et al., Ergebnisevaluation der stationären Rehabilitation nach Knieendoprothetik mit dem HSS-Score. Z Orthop (2002), 140, 37

Klein-Vogelbach S (2000) Funktionelle Bewegungslehre. Bewegung lehren und lernen, 5. Aufl. Rehabilitation und Prävention 1. Springer, Berlin, Heidelberg, New York

Knahr K, Krugluger J, Pluschnig U, Periphere Nervenläsion nach Hüft-Totalendoprothese. Z Orthop (1999), 137, 140

Knoch HG, Huhn K (1991) Therapie mit Ultraschall, 4. Aufl. Fischer, Jena

Kober L, Krölling P, Grüninger M, Einfluß von Kaltluft und Kältepackung auf die Schmerzschwelle und Mobilität bei der KG-Kontrakturbehandlung des Kniegelenkes. Phys Rehab Kur Med (1995), 5, 125

Kohlrausch A et al. (1983) Indikations- und Verordnungshinweise für die Physikalische Therapie; 3. Aufl. Deutscher Ärzte-Verlag, Köln

Kohn D, Ruehmann O, Wirth CJ, Die Verankerung der Hüfttotalendoprothese unter besonderer Beachtung verschiedener Zugangswege. Z Orthop (1997), 135, 40

Kohn D, Rupp S, Alloarthroplastik des Kniegelenkes. Orthopäde (1999), 28, 975

Kolster B, Ebelt-Paprotny G (Hrsg) (1998) Leitfaden Physiotherapie, 3. Aufl. Fischer, Lü-
beck, Stuttgart, Jena, Ulm

Kolster BC (2003) Massage. Springer, Berlin,
Heidelberg, New York

Kottke FJ, Lehmann JF (Ed) (1990) Krusens
Handbook of Physical Medicine and Rehabilitation, 4. ed. Saunders, Philadelphia

Knutson K et al., The swedish knee arthroplasty register. Acta orth Scand (1994), 65, 375

Krämer KL, Maichl FP (1993) Scores, Bewer-
tungsschemata und Klassifikationen in
Orthopädie und Traumatologie. Georg
Thieme, Stuttgart, New York

Kraft K, Naturheilkunde in der Rehabilitation –
eine sinnvolle Option im deutschen Gesundheitswesen. Versicherungsmedizin
(2004), 56, 76

Krauss H (1990) Hydrotherapie. Fischer, Stuttgart

Krölling P, Gottschild S, TENS hebt die Druck-
schmerzschwelle in Abhängigkeit von
elektrischen und topischen Parametern.
Phys Rehab Kur Med (1999), 9, 48

Lange A (2003) Physikalische Medizin. Springer, Berlin, Heidelberg, New York

Larson CB, Rating sclae for hip disabilities.
Clin Orthop (1963), 31, 85

Larson KR et al., Total knee arthroplasty in pa-
tients after patellectomy. Clin Orthop
(1991), 264, 243

Leibfritz H, Heisel J, Häufigkeit und Ursache
postoperativer periartikulärer Ossifikationen nach primärem Hüftgelenkersatz.
Orth Prax (2000), 36, 708

Lein T, Hohaus T, Bonnaire F, Implantation einer Duokopfprothese. Planung, Intervention, Nachsorge. Unfallchirurg (2005),
1008 N, 401

Lequesne MG et al., Indexes of severity for osteoarthritis of the hip and knee. Validati-
on-Value of the hip and knee. Validation-
Value compared with other assessment
tests. Scand J Rheumatology (1987),
Suppl. 65, 85

Lotke PA, Ecker ML, Influence of positioning
of prosthesis in total knee replacement. J
Bone Jt Surg (1977), 59, 77

Mackinnon J, Young S, Baily RAJ, The St.
Georg Sledge for unicompartimental replacement of the knee. A prospective study of 115 cases. J Bone Jt Surg (1988), 70
B, 217

McCutchen JW, Collier JP, Mayor MB, Osseoin-
tegration of titanium implants in total hip
arthroplasty. Clin Orthop (1990), 261, 114

Mahoney FI, Barthel DW, Functional Evaluation: The barthel-Index. Maryland Stae Med
L (1965), 14, 61

Maloney WJ et al., The Influence of Continuous Passive Motion on Outcome in Total
Knee Arthroplasty. Clin Orth (1990), 256,
162

Matthews LS et al., Sherocentric arthroplasty
of the knee. A long-term and final follow-
up evaluation. Clin Orthop (1986), 205,
58

Menke W, Schneider T, Michiels I, Die postoperative Luxation als Frühkomplikation
der Hüft-TEP. Zbl Chir (1991), 18, 1071

Merkel KD, Johnson EW, Supracondylar fractu-
re after total knee arthroplasty. J Bone Jt
Surg (1986), 68 A, 29

Merle d'Aubigné R, Postel M, Functional results of hip arthroplasty with acrylic prosthesis. J. J Bone Jt Surg (1954), 36 A, 451

Middeldorf S, Casser HR, Verlaufs- und Ergebnisevaluation stationärer Rehabilitationsmaßnahmen nach alloarthroplastischem
Hüft- und Kniegelenkersatz mit dem Staffelstein-Score. Orth Prax (2000), 36, 230

Miehle W (1999) Rheumatoide Arthritis. Klinik
– Diagnostik – Therapie, 2. Aufl. Georg
Thieme, Stuttgart, New York

Miehle W et al. (1999) Rheumatologie in Praxis und Klinik, 2. Aufl. Georg Thieme,
Stuttgart New York

Milz F et al. (1998) Naturheilverfahren bei orthopädischen Erkrankungen. Hippokrates,
Stuttgart

Mittelmeier H, Heisel J, Sixteen-years' experience with ceramic hip prostheses. Clin.
Orthop. 282 (1992) 64.

Mittelmeier H, Heisel J, Hüftgelenksersatz mit
Endoprothesen. Entwicklung und aktueller Stand. MMW (1989), 131, 81

Mittelmeier H, Heisel J, Hüftgelenksersatz mit
Keramik-Teilprothesen. Orth Prax (1984),
20, 656

Mittelmeier H, Heisel J, Schmitt E, Hüftgelenkersatz bei jungen Menschen unter 40 Jahren. Z Orthop (1988), 126, 304

Mittelmeier H, Heisel J, Schmitt E, Erste klinische Erfahrungen mit der substrukturierten zementfreien Hüftprothese Autophor 900 S. Orth Prax (1986), 22, 196

Mittlmeier T et al., Periphere Frakturen nach Knietotalendoprothetik. Unfallchirurg (2005), 108, 481

Müller RT, Schürmann N, Lichtinger T, Nervenläsion nach Hüftprothesenimplantation – Schicksal oder Behandlungsfehler. Z Orthop (1999), 137, 136

Muschinsky B (1992) Massagelehre in Theorie und Praxis. Klassische Massage – Bindegewebsmassage – Unterwasserdruckstrahlmassage. Fischer, Stuttgart

Murphy SB, Tannast M, Herkömmliche vs. minimal-invasive Hüftendoprothetik. Orthopäde (2006), 35, 761

Nemec H, Der interfero-dynamische Strom in der komplexen Interferenz-Therapie. Physiotherapy (1973), 64, 581

Nemec H (1941) Die Elektrogymnastik. Springer, Wien

Oldenburg M, Müller RT, The Frequency, prognosis and significance of nerve injuries in total hip arthroplasty. Int Orthop (1997), 21, 1

Otto S et al., Wird die Häufigkeit von Nervenläsionen nach totalendoprothetischem Hüftgelenkersatz (Hüft-TEP) unterschätzt? Orth Prax (2000), 36, 696

Paes P, Maßnahmen zur Rehabilitation von Patienten mit Hüftarthroplastiken. BV Orthopädie (1992a), 80

Paes P, Maßnahmen zur Rehabilitation von Patienten mit Kniearthroplastiken. BV Orthopädie (1992b) 129

Partsch H, Blättler W, Leitlinien zur Thromboembolie-Prophylaxe. Phlebologie (2000), 4, 1

Pelicci PM et al., Long-term results of revision total hip replacement. A follow-up report. J Bone Jt Surg (1985), 67 A, 513

Perka C, Paul C, Matziolis G, Einflussfaktoren auf die perioperative Morbidität und Mortalität in der primären Hüftendoprothetik. Orthopäde (2004), 33, 715

Peters KM, Schneider S, Frühfunktionelle Behandlung nach Hüft-TEP-Luxation während stationärer Rehabilitation. Orth Prax (2000), 36, 343

Polter TA, Weinfeld MS, Thomas WH, Arthroplasty of the knee in rheumatoid arthritis and osteoarthritis. A follow-up study after implantation of the McKeever and McIntosh prostheses. J Bone Jt Surg (1972), 54 A, 1

Pothmann R (Hrsg) (1991) TENS – Transcutane elektrische Nervenstimulation. Hippokrates, Stuttgart

Protz W et al., Therapieziele in der medizinischen Rehabilitation. Rehabilitation (1998), 37 (Suppl. 1), S 24

Quilitzsch G (1986) Manuelle Segmenttherapie. Müller & Steinicke, München

Radmer S, Andresen R, Sparmann M, Einzeitiger bilateraler Kniegelenkersatz bei Patienten mit Rheumatoider Arthritis. Z Orthop (2006), 144, 472

Ranawat CS, Shine JJ, Duocondylar total knee arthroplasty. Clin Orthop (1973), 94, 185

Rand JA (Ed) (1993) Total knee arthroplasty. Raven Press, New York

Raunest J, Löhnert J, Arthroscopic cartilage debridement by excimer laser in chondromalacia of the knee joint. A prospective randomized clinical study. Arch Orthop Trauma Surg (1990), 109, 155

Reichelt A (1989) Therapie orthopädischer Erkrankungen. Enke Verlag, Stuttgart

Rentsch W (1985) Kurzwellen- und Mikrowellentherapie. Fischer, Jena

Ritter MA, Gandolf VS, Continuous Passive Motion Versus Physical Therapy in Total Knee Arthroplasty. Clin Orthop (1989), 244, 239

Romness DW, Rand JA, The role of continuous passive motion following total knee arthroplasty. Clin Orthop (1988), 226, 34

Rompe G, Erlenkämper A (1992) Begutachtung der Haltungs- und Bewegungsorgane, 2. Aufl. Georg Thieme, Stuttgart, New York

Rospert B, Heisel J, 10jährige Erfahrungen mit der dritten Generation des zementfreien AUTOPHOR-Hüftendoprothesenstieles – klinische Beobachtungen im zeitlichen Längsschnitt. Orth Prax (1999), 35, 106

Sachse J (1992) Massage. Ullstein und Mosby, Berlin

Salter RB, The Biologic Concept of Continous Passive Motion on Synovial Joints. Clin Orth (1989), 242, 12

Schätzler A et al., Arterielle Gefäßläsionen nach totalem Hüftgelenkersatz. Unfallchirurg (1997), 100, 531

Scheepers C, Steding-Albrecht U, Jehn P (1999) Ergotherapie – vom Behandeln zum Handeln. Georg Thieme, Stuttgart, New York

Schian HM, Die Einschätzung von Fähigkeiten und Arbeitsplatzanforderungen an der

Schnittstelle zwischen medizinischer und beruflicher Rehabilitation. Rehabilitation (1996), 35, 19

Schliephake E (1960) Kurzwellentherapie, 6. Aufl. Fischer, Stuttgart

Schmalzried TP, Noordin S, Amstutz HC, Update on nerve palsy associated with total hip replacement. Clin Orthop (1977), 344, 188

Schmalzried TP, Amstutz HC, Dorey FJ, Nerve palsy with total hip replacement. J Bone Jt Surg (1991), 73 A, 1074

Schmidt KL, Drexel H, Jochheim KA (Hrsg) (1995) Lehrbuch der Physikalischen Medizin und Rehabilitation. Fischer, Stuttgart

Schmidt-Kessen A, Adam A, Wirkungsmechanismus der „Heißen Rolle". Z Krankengymnastik (1980), 32, 648

Schmitt E, Heisel J, Die operative Behandlung der Gonarthrose. SÄB (1988), 41, 521

Schoellner C, Schoellner D, Nervenläsionen bei der Hüft-TEP-Implantation – Strategien zur Lähmungsprophylaxe. Z Orthop (2003), 141, 289

Schörle CM, Fuchs G, Manolikakis G, Endoprothetischer Hüftgelenkersatz bei zerebralparetischen Patienten. Orthopäde (2006), 35, 823

Schröck R, Prüfstand „Reha". Dtsch Ärztebl (1996), 93, B 1873

Schröder D, Anderson M (1995) Kryo- und Thermotherapie. Fischer, Stuttgart, Jena

Schüle K, Huber G (2000) Grundlagen der Sporttherapie. Urban & Fischer, München, Jena

Schürmann N, Müller RT, Primäre Endoprothetik am Hüft- und Kniegelenk – Vergleich der Ist-Kosten mit den australischen Diagnosis Related Groups (DRG). Z Orthop (2002), 140, 589

Schwarz B, Heisel J, Postoperative Femurfrakturen bei Totalendoprothesen des Hüftgelenkes. Unfallheilk (1984), 87, 102

Schwarz B et al., Medikamentöse Thromboseprophylaxe in der operativen Orthopädie. Med Welt (1987), 38, 1459

Schwenk W, Spies C, Müller JM, Beschleunigte Frührehabilitation in der operativen Medizin. „Fast-track"-Rehabilitation. Dtsch Ärztebl (2005), 102, B 1270

Senn E (1990) Elektrotherapie. Georg Thieme, Stuttgart, New York

Shepherd MM, Assessment of function after arthroplasty of the hip. J Bone Jt Surg (1954), 36 B, 354

Siebel T et al., Experimental study of knee stability after arthroplasty with LCS (ACL-sacrificing version) versus a Genesis prothesis (PCL-retaining version). J Orth Rheumatol (1995a), 8, 26

Siebel T et al., Experimental study of the stability of the knee after total knee replacement with a low contact stress prostesis. The Knee (1995b), 2, 33

Siebel T et al., In vitro Biokompatibilitätstest des polymeren Implantatwerkstoffes CHIRULEN nach Gas- bzw. Strahlensterilisation. MOT (1994), 114, 250

Siebel T, Heisel J, Femoropatellare Problematik beim alloplastischen Kniegelenksersatz mit der TRICON-Endoprothese. Klinikarzt (1995), 24, 243

Solheim LF, Hagen R, Femoral and sciatic neuropathies after total hip arthroplasty. Acta Orthop Scand (1980), 51, 531

Springorum HW (1990) Differentialindikation für verschiedene Endoprothesentypen am Kniegelenk. In: Springorum HW, Katthagen BD (Hrsg), Aktuelle Schwerpunkte der Orthopädie, 194. Georg Thieme, Stuttgart, New York

Steinberg M (1991) The Hip and ist Disorders. Saunders, Philadelphia

Stöhr M et al., Nervenläsionen beim totalen Hüftgelenkersatz und anderen Operationen am Hüftgelenk. Dtsch Med Wschr (1975), 100, 1368

Stone R et al., Evaluation on sciatic nerve compromise during total hip arthroplasty. Clin Orthop (1985), 201, 26

Sutherland CJ et al., A ten-year follow-up of one hindred consecutive Müller curved-stem total hip-replacement arthroplasties. J Bone Jt Surg (1982), 64 A, 970

Swanson RL, Evarts CM, Dual-Lock total hip arthroplasty. A preliminary experience. Clin Orthop (1984), 191, 224

Szell M et al., Perioperative antibiotische Prophylaxe. Einsatz in der Orthopädie. Orthopäde (2006), 35, 805

Theil J, Drabiniok T, Heisel J, Konzeption der orthopädischen Schmerztherapie innerhalb der orthopädischen Rehabilitation. Orth Prax (1999), 35, 756

Theil J, Heisel J, Praktische Aspekte der Thromboembolieprophylaxe in der orthopädischen Rehabilitation. Orth Prax (2006), 42, 116

Theil J, Zimmermann R, Heisel J, Häufigkeit und Management von Hüft-TEP-Luxationen im Rahmen der orthopädischen Früh-rehabilitation. Orth Prax (2001), 37, 251

Thom H, Physikalische Therapie von posttrau-matischen Gelenksteifen. Unfallchirurgie (1982), 8, 334

Trnavsky G (1985) Kryotherapie. 2. Aufl. Pflaum, München

Vince KG et al., Continuous passive motion af-ter total knee arthroplasty. J Arthroplasty (1987), 2, 281

Vogler P (1983) Physiotherapie, 3. Aufl. Georg Thieme, Stuttgart, New York

Vossius G, Der Einsatz der funktionellen Elek-trostimulation in der klinischen Rehabili-tation. Med Orth Techn (1990), 110, 244

Wang WN, Clinical observations and Blauth's total endoprosthesis of the knee joint. Arch Orthop Trauma Surg (1984), 103, 263

Weber ER, Daube JR, Coventry MB, Peripheral neuropathies associated with total hip ar-throplasty. J Bone Jt Surg (1976), 58 A, 66

Weber U, Hackenbroch MH, Zwingers TH (1985) Ergebnisse (der Endoprothetik am Kniegelenk). Arbeitstagung, Köln. Georg Thieme, Stuttgart, New York

Wenk W (1989) Der Schlingentisch in Praxis und Unterricht. Pflaum, München (1989)

Wetzel R, Dorsch M, Der minimal-invasive Zu-gang zur Implantation der Hüftendopro-these. Orthopäde (2006), 35, 738

Wilson PD et al., Total hip replacement with fixation by acrylic cement. A preliminary study of 100 consecutive McKee-Farrar prosthetic replacements. J Bone Jt Surg (1972), 54 A, 207

Wilson FC, Venters GC, Results of knee replace-ment with the Walldius prosthesis. An in-terim report. Clin Orthop (1976), 120, 39

Wirth CF, Bischoff HP (2000) Praxis der Ortho-pädie, 3. Aufl. Georg Thieme, Stuttgart, New York

Wohlrab D, Hagel A, Hein W, Vorteile der mi-nimalinvasiven Implantation von Hüftto-talendoprothesen in der frühen postope-rativen Rehabilitationsphase. Z Orthop (2004), 142, 685

Wollmerstedt N et al., Vergleichende Analyse des patientenzentrierten Outcome nach totalendoprothetischem Ersatz von Hüft- und Kniegelenk. Z Orthop (2006), 144, 464

Stichwortverzeichnis

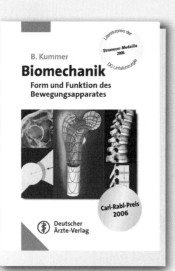

B. Kummer

Biomechanik

Form und Funktion des
Bewegungsapparates

Deutscher
Ärzte-Verlag

2005, 619 Seiten,
744 vierfarbige Abbildungen
ISBN 978-3-7691-1192-7
gebunden € **149,–**

Biomechanik ist gar nicht so schwer!

Benno Kummer hat sich viele Jahre forschend und
lehrend mit der Biomechanik des menschlichen Bewegungsapparates beschäftigt.

- Lassen Sie sich von ihm die Grundlagen der Biomechanik anschaulich und leicht verständlich erklären.
- Erwerben Sie das notwendige biologische und physikalische Wissen.
- Begreifen Sie die prinzipiellen Zusammenhänge und
  die enge Verknüpfung von Biomechanik und Biologie.

Alle Abbildungen aus „Biomechanik" auf einer CD-ROM

B. Kummer
Biomechanik
Form und Funktion des
Bewegungsapparates
Collection -
Die Bild-CD-ROM, 2005,
ISBN 978-3-7691-0502-5
€ **79,95**

- Veranschaulichung von Vorträgen
  und Unterricht
- Ausdruck und Übernahme in ande[r]
  Anwendungen (z.B. Präsentatione[n]
- Komfortable Volltextsuche in den
  Abbildungslegenden

M. Schiltenwolf / P. Henningsen

Muskuloskelettale
Schmerzen

Diagnostizieren und Therapieren
nach biopsychosozialem Konzept

Deutscher
Ärzte-Verlag

2006, 339 Seiten, 95 Abbildungen
in 150 Einzeldarstellungen,
34 Tabellen
ISBN 978-3-7691-0475-2
gebunden € **59,95**

Akutschmerz behandeln –
chronischen Schmerz lindern

Für Schmerzen, die sich an den Stütz- und Bewegungs-
organen manifestieren, gibt es ein breites Spektrum an
möglichen Ursachen. Entsprechend umfangreich und
interdisziplinär stellen sich Diagnostik und Therapie dar.

Dieses Buch
- vermittelt das aktuelle Verständnis von Schmerz und
  Schmerz chronifizierenden Abläufen
- zeigt die diagnostischen und therapeutischen
  Möglichkeiten
- hilft bei der Auswahl geeigneter „Bausteine" für eine
  multimodale Therapie.

Erfolgreich gegen den Schmerz!

**Deutscher
Ärzte-Verlag**

Bestellungen bitte an Ihre Buchhandlung oder Deutscher Ärzte-Verlag,
Versandbuchhandlung:
Postfach 400244, 50832 Köln; Tel. (0 22 34) 7011-314 / Fax 7011-476
E-Mail: vsbh@aerzteverlag.de

Irrtümer und Preisänderungen vorbehalten. Preise zzgl. Versandspesen € 4,50.

Mehr Information: aerzteverlag.de